致力于中国人的教育改革与文化重建

人类有两套生命系统

李卫东 ◎ 著

生命终极之门

《黄帝内经》谜局大揭底

【增补本】

华夏出版社

HUAXIA PUBLISHING HOUSE

什么是打开中医药学的钥匙？

（代序）

关于中医药学与中华优秀传统文化之间的关系，近年来最著名最重要的一个论述，就是"中医药学是打开中华文明宝库的钥匙"。

那么，什么是打开中医药学的钥匙呢？

我们认为，只有找到了打开中医药学宝库的这把钥匙，当我们打开了中医药学这个宝库的大门，才能进而用中医药学这把钥匙打开中华文明的宝库。

本书作者早在二十年前就静思独悟，首先提出了人有两套生命体系的学说。也就是说，人类的生命是由两个系统构成的，一个是"解剖生理系统"，一个是"藏象生命系统"。

作者明确提出，中医药学的核心秘密就是"藏象生命体系"。中医药学公认的古代经典《黄帝内经》，就是在论述这个"藏象生命体系"，以及其与"生理解剖体系"的关系，与"宇宙生命素"的关系。

　　随着近现代科技发展起来的西医学，只是研究人类"生理解剖体系"的。而真正的古典中医学，就是站在"藏象生命体系"的角度，论述"藏象生命体"与"生理解剖体系"的关系、"藏象生命体"与"宇宙生命素"的关系的。本书的全部内涵，就在于详尽论述了"藏象生命体"及其有关的这两种关系。

　　人类既然有两套不同的生命体系，那么就该也相对应地有着两套不同的认知方法。相对西医学的"人体解剖体系"（后文称之为"第一套生命体系"），应该是以近现代物理 - 化学的"还原论"方法发展起来的现代西方科技方法（后文称之为"第一套认知方法"）。而相对中医学的"藏象生命体系"（后文称之为"第二套生命体系"），则应该是以中国古代虚静直觉的"整体论"方法发展起来的中国古典认知方法（后文称之为"第二套认知方法"）。

　　中医学是中国古圣先贤在虚静状态下，运用"直觉"与"内观"的认知方法的一种智慧成果。这种认知方法，也许相当于《易经》的"寂然不动，感而遂通"；《道德经》的"致虚极，守静笃，万物并作，吾以观其复"；《黄帝内经》的"恬淡虚无，真气从之，精神内守，病安从来"；等等。以及战国时期的扁鹊的"以其言饮药三十日，识见垣一方人，以此视病，尽见五脏症结"（见《史记》）；南北朝时期的陶弘景的"坐常欲闭目内视，存见五脏肠胃，久久行之，自得分明了了也"（见《登真隐诀》）；明朝时期的李时珍的"内景隧道，唯返观者能照察之"（见《濒湖脉学》）；等等。

《黄帝内经》最重要的是开始一章《上古天真论》，在这篇大论的最后特别提出了上古时代的四种人——真人、圣人、至人、贤人。其中的上古真人，是可以"提挈天地，把握阴阳，呼吸精气，独立守神"的。上述这四种人，也可以统称为不同程度的"真人"。那么，相对于这四种"真人"之外的其他人，应该就是"假人"了。

现在已经不是那个上古时期了，那么是否过了那个上古时期，就没有"真人"了？上古时期的"真人"，可能是自然的，是无为的；上古时期以后的古代、近现代，乃至当代，一个普通人要成为"真人"，一般是要经过有为的、修炼的方式才能达到。关于上古时期以后的一个普通人士，如何才能成为一个"真人"，后来逐渐发展起来的中国道教，有着大量的实践与理论，兹不详述。中国自古以来，就常讲"医道同源""十道九医""医者道之流""医道通仙道"等，这说明了医道两者之间关系的密切程度。

《黄帝内经》认为，只有上古的真人，"知其道者，法于阴阳，和于术数，饮食有节，起居有常，不妄作劳，故能形与神俱，而尽终其天年，度百岁乃去"。《黄帝内经》也特别指出，古代的真人是能够"通于天地之故，究乎性命之源，经络、脏腑、气血、骨脉，洞然如见"。我们认为，只有这种"真人"才能具有人类生命的第二套认知能力与方法。而一般的"假人"是没有这种第二套认知能力与方法的。因此，"假人"无论怎样极致地运用现当代最新发展的科学技术，迄今也是没有能力，也无法认知《黄帝内经》里论述的"藏象生命体"及其存在的两种关系的。

同样，人的心神世界也或许具有两种不同的"人类心神体系"。关于"真人"与"假人"，也许主要的区别在于，有道家里的"妄念识神"与"清静元神"的不同、有佛家里的"生死妄心"与"涅槃妙心"的不同。"假人"的生命状态，主要是以"妄念识神"或"生死妄心"为主宰的；而"真人"的生命状态，主要是以"清静元神"或"涅槃妙心"为主宰的。因此，人类这两种不同的"人类心神体系"，决定着人类两种不同的认知体系，也决定着人类两种不同的生命体系。

以人类的"第一套认知方法"，来研究"第二套生命体系"的，最典型的应该是中国当代科学家钱学森。他先后提出了唯象理论与人体科学，提出了人体的开放性巨型复杂系统理论，提出了系统论、控制论、信息论、人工智能等新型学说与方法。但是，迄今为止，这些方法仍然不能够解释中医药学背后的这个神秘的"第二套生命体系"。也许是因为人类的"第一套认知方法"与人类的"第二套生命体系"不能相对应的原因。以上的这些努力，正说明钱学森一直在试图寻找一把打开中医药学的钥匙。

我们认为，钱学森提出的这些新学说、新理论，本质上仍然没有脱离人类的"第一套认知方法"。无论钱学森认为人体生命是怎么样的一个"开放性巨型复杂性系统"，其认识在本质上也仍然没有脱离人类的"第一套生命体系"范畴。因此，这种研究方法与研究结果，也许是一条难以走通的道路。或许，只有当研究者本人既已是一个"真人"时，而且在人类的"第一套认知方法"再进一步有了更加飞跃的发展之后，才有可能用人类的这个"第一套认知体系"去说明这个人类的这个"第二套生命体系"。

英国著名学者李约瑟明确指出，科学并非只有一种表现形式，"中国的科学并不等同于西方的科学，西方科学采用的方法也不是获取科学知识的唯一方法，不能把西方科学当作衡量科学的唯一标准。中国有自己的科学传统，中医药就是中国传统科学最具代表性的门类之一，在几千年实践中形成了全球范围独树一帜、疗效确切、覆盖人生命全周期的医学科学"（见《中国科学技术史》）。按照李约瑟的观点，钱学森生前一直就是在认真地遵照着"把西方科学当作衡量科学的唯一标准"的宗旨，在艰苦卓绝地进行着探索与研究，而这种努力也许是不能寻找到打开中医药学的那把钥匙的。

本书是 2006 年初版的，当时本人在好友的推荐下得以先睹为快，此后不久本书就在市场上售罄。当时这个 2006 年版在编辑出版的过程中，未经作者同意被编辑人员进行了不少删改，致使我们不能看到本书的原貌。现在这个 2018 年版，是在多次建议之下由作者重新修订的。相对于那个初版，这个新版不仅恢复了原书被无辜删改掉的章节，而且又增加了作者在这十几年中许多新的参悟与研究成果。本书的作者，虽然详尽地阐述了人类的"第二套生命体系"，却没有能展开讲解人类的"第二套认知体系"。但是，我们通过阅读本书，可以提前知晓、理解了人类的"第二套生命体系"，这将有利于我们以后去开启、了解人类的"第二套的认知体系"。我们期望，不久的将来能够有机会出版一部专门阐述人类"第二套认知体系"的著作。当人类不仅仅具有"第一套认知体系"及其认知的"第一套生命体系"，而且也具有"第二套认知体系"及其认知的"第二套生命体系"时，人类的生命才是精彩的与全面的。

关于人类文明的发展史，已经历了原始文明时代、农业文明时代、工业文明时代、信息文明时代。在这四种文明的时代，人类的一个共同特征主要是利用人类的"第一套认知方法"去认知这个"显现"的自然界与"第一套生命体系"，而为人类的"第一套生命体系"进行服务，这还是一个以外在的物质型文明为主的发展时期。我们认为，人类即将开始进入一个全新的时代——生命文明时代。在这个生命文明的时代，人类将开始逐渐进入利用人类的"第二套认知方法"去认知那个"隐匿"的自然界与人类的"第二套生命体系"，而为人类的"第二套生命体系"进行服务的新时期。这一个伟大的转折，应该在人类文明发展史上更具有划时代的意义。

西医是近现代西方自然科技发展的最高成果与智慧结晶，而中医是中华文明的瑰宝，也是中华文明的重要载体。近现代以来，西医是在西方的军事、宗教、商业的渗透之中，作为先锋传入中国的。在西方的坚船利炮的轰击之下，在西方的现代科技的冲击之下，当时已经失魂落魄、并且失去文化自信的中国的思想文化界（诸如严复、梁启超、胡适、鲁迅、陈寅恪等人）也一直是完全否定与希望废止中医的。在这一百多年的中国近代史上，在这种无比惨烈的思想、文化与社会环境中，中医却一直巍然独立，并且在当代世界已被公认为中华民族优秀的文化遗产，成为真正延续中华古代文明的重要载体。

在中华古代文明中，其他的学科都已经沉没在现代西方科技冲击下的汪洋大海之中了。现在我们看到，只有中医，可以与西医在人体生命的疾病诊治上进行实证效果的较量。只有中医，可以成为代表国家水准、具有世界影响、经得起实践与历史检验的中华优秀传统文化成果，可以增强与扩大中华文化的国际影响力。只有中医，可以帮助我们树立中华优秀传统文化的真正的自信心。文化自信是更基础、更广泛、更深厚的自信，文化自信是更基本、更深沉、更持久的力量。以中医药学为代表的中华优秀传统文化是中华民族的突出优势，中华民族过去创造了源远流长的中华文化，今后也一定能够创造中华文化新的辉煌。

我们希望，本书作者提出的人类有两套生命体系的学说，可以成为打开中医药学的一把钥匙。我们认为，只有用这把钥匙先行地打开中医药学的宝库，才能进而打开中华文明的宝库。只有打开中华文明的宝库，人类社会才能真正地逐渐步入生命文明的新时代。

石沅明

2018 年 10 月 25 日

在漫长的 2000 多年里，从来没有人这样研究过《黄帝内经》，也从未有人得出过类似的观点。现在的人讲科学的多，但讲科学精神的少，甚至有些人根本就不懂得什么叫科学精神。于是会经常看到一些貌似维护科学尊严的人，在肆无忌惮踩蹦着科学精神，甚至不给人们探索与假设的权力。

人们总认为历史的进步、智慧的发展，在某种程度上可以用时间来表示，距离现在越近，历史就越进步，人类智力也就越发达。反之，距离当下越远，历史就越落后、智力就越低下。这种观点无论有多少证据，但对《黄帝内经》而言，它只能是个谬论。

阿拉伯世界曾有句名言："希腊人只有一只眼睛，唯有中国人才有两只眼睛。"为什么这么说呢？现代科学的精神起源于古希腊，那是一种自由而非功利的探索精神。说希腊人"只有一只眼睛"，其实是在说希腊人只会一种向自然提问题的方法，而且执着于这种方法。由这一方法发展起来的西方文明，其实是个独眼的文明。

在中国遥远的古代，突然有一天，中国祖先们的智慧像火山一样喷发了，它远远超越了今天的智慧水平，他们获得了"两只眼睛"。我们的祖先用多出的那只眼看"人"，看到了生命的真相，并将其记录下来，形成了《黄帝内经》。

有"两只眼睛"好，还是有"一只眼睛"好？这本来是没必要讨论的问题，可我们偏偏讨论了许多年。最后一致认为，还是有"一只眼睛"好，因为大家都是"一只眼睛"。于是乎，我们生生将自己的另一只眼刺瞎了！

今天，已经成了"独眼龙"的我们再去看《黄帝内经》，许多东西已经看不到了。后代子孙们苦苦探寻了几千年，至今无法完全通晓祖先真义。从秦汉之后，每一个对《黄帝内经》其中一句话有所感悟的人，都成了时代名医，但却没有一个人能够完整理解整个中医体系。时至今日，在中医的三大难题中，中医理论还是处于第一位，它依然是中国古代文明中的"天书"。

于是有了这样的感觉：中医理论就像是北京的故宫，金碧辉煌，美轮美奂；而我们目前的中医所有实践，就像是城中村，低矮破旧、灰头土脸。也就是说，目前的中医实践不能完全反映中医理论的成就。这就像一个家财万贯的富豪，每天只能从钱箱中倒出一个硬币一样。

无奈的中国人最终走上了中西医结合、中医现代化的道路，其实就是用西医学的理论、方法来规范中医。于是，中医的完整理论被肢解得支离破碎，她就好像是一位漂亮姑娘，正赤身裸体接受一个毫不相干人的检查。是可忍孰不可忍！照此思想研究出来的许多所谓成果，也就成了一群非驴非马的怪物。其实，高喊中医现代化的人，最终发现了一个无情的事实：尽管中药的制作可以现代化，但中医理论无论如何不能现代化，而且理论的现代化最终会消灭中医，而不是发展中医。

问题绕了一大圈，又回到了出发点。《黄帝内经》就是一座无论如何也绕不过去的大山，读不懂它，中医的实践就没有理论的指导，最后会萎缩至死。

读懂《黄帝内经》最大的障碍是：《内经》以什么为研究对象？

不少人会说：《内经》当然是以人为研究对象的。如果这样认识，那可以肯定，《内经》会把人的大脑撕裂，你会不断问自己：是《内经》疯了，还是我疯了？这种人一辈子别想摸到《内经》的门槛。

其实《内经》很简单，它只说了一个重要观点：人有两套生命系统，阴指的是解剖生理系统，阳指的是藏象生命系统，我们每个人都是一个共生体。这一重要观点，又可用三句话来说明，即"一个核心两个基本关系"。

1.《黄帝内经》是以藏象生命体为核心的医学，而不是以解剖形体为核心的医学。

2.《黄帝内经》论述了藏象生命体与宇宙精气之间的关系。

3.《黄帝内经》论述了藏象生命体与解剖形体之间的关系。解读《内经》有两把钥匙，一是阴阳，二是精气，其他的都是"象"，解剖形体是"象"，疾病是"象"，五色是"象"，脉象也是"象"，它们都是藏象生命体状态的"象"。

这三句话正是这两把钥匙，它可以概括《内经》的所有内容，毫无疑问，它就是《内经》的总纲。顺着这三句话读《内经》，一定越读越通透。

从这个角度重新读《内经》，最终会发现：一切宗教问题，本质上都是医学问题。一切宗教追求的东西，都在《黄帝内经》里。

读到这里，可能有人会误以为我们在创造什么新的中医理论。这是一个天大的误解！地球上现有的人类，还没有人能创造出新的中医理论，中医理论永远属于《黄帝内经》，直到今天它依然超级稳定，高不可攀。我们所做的工作实际上只是重新整理、重新挖掘，最多只是个还原性的工作。所谓的发现，其实早已记载于《黄帝内经》中，已经有2000多年了。

本书的内容最早见于2006年出版的《生命终极之门》，通过十几年的思考，有些问题想得更通透了一些，所以本次出版，有了一些新的修订。

《圣经》里说：通往天堂的门是道窄门。《黄帝内经》正是这样一道揭示人类生命真相的终极之门，而且在全世界所有的文明成就中，它是人类的一道通向生命文明的门。

第一章　第五大发明

　　有谁能想道：定义十分完好的科学正尴尬地面对着中国的第五大发明——中医学，因为科学既不能证明中医也无法证伪中医学，像是两个宇宙的人在相互凝视着对方。无奈的科学似乎还有另外一件事可做：那就是重新思考自己的合理性。

第二章　中医起源之谜

中医起源中有几个不容忽视的事实：其一，中医在出现的年代里没有发明中医学的社会基础？其二，书写甲骨文的人不具有发明中医的思维水平？其三，古印度的《奥义书》里为什么会有中医的内容？那么，谁能发明中医学呢？

第三章　发现共生体

当将我们的智慧变成一把手术刀，来重新"解剖"人类生命本体的时候，一个惊天的秘密就展现在我们眼前：原来我们每个人都是一个共生体，原来我们每个人都拥有两套相互独立的生命系统，原来……这就是人类生命结构的真相。

第四章　藏象食于天

两千年来，没有人真正读懂过中医，因为人们没有胆量站在宇宙的角度来理解中医、理解人类，只有当我们勇敢地站在银河系之上，重新审视地球人类的时候，才可以真正领会到"天食人以五气，地食人以五味"的高妙之处。其实人类比想象中的更伟大。

第五章　生命的大河

如果单独研究经络的存在，就像是拷问上帝的存在一样。但当我们将经络定义为藏象生命的肢体时，眼前就豁然一亮。经络对于藏象生命体就如同四肢对我们人类一样，甚至功用也有几分相似。

第六章　仰望星空

　　我们曾将"天人感应"丢进了迷信的粪坑，又将一万只臭脚踏在"命运学"之上。很可能的结果是这样的：我们是在践踏、玷污人类生命真相的尊严。其实"天人感应"每天都在发生，当你站在地球之上，地球载着你飞奔于银河系之中，此时的你就与地球同呼吸，与宇宙共命运，能够影响地球的事件，同样会影响到你。

第七章　藏象即灵魂

在人类文明中，出现的第一个不可思议的词，恐怕就是灵魂，它像石器一样古老，又像可口可乐一样新鲜。几千年来，我们在不断质疑灵魂的有无，那都是因为我们太渴望证明它的存在。其实灵魂并不神秘，它是远古人们对人类共生生命现象的一个合理解释而已，所谓的灵魂就是藏象生命体，因为它具有灵魂的一切特征。

第八章　我本神圣

中医存在的意义，可能不仅仅是让人们从另外一个角度认识了疾病、认识了健康，而在于展示人类生命的终极真相，揭示出人类存在的最高机密：利用藏象生命体，完成人类由地球生物到宇宙生物的进化，使每一个人都走向神圣。

第九章　梦者魂行

　　文明出现之后，人类用一堵逻辑的高墙隔绝了人与藏象生命体的联系，拒绝自觉沟通，沉浸在自己的文明成果中。但藏象生命体依然留下了一个后门，那就是梦。当大脑中的逻辑高墙消失这后，它就会侵入人类的意识，调控人类的精神，解答人们的疑问……都是为了平衡两套生命系统，减少形体对精气的过度消耗。

第十章　我们为什么生病

当生物进化论应用于医学时，往往会引起人们的误解：如果进化论是正确的，为什么人类8000种疾病在几百万年的进化中没有被进化掉？于是千百年来，一块阴云笼罩在人们心里：我们为什么总在生病？

第十一章　欺骗时间

生命最怕时间，再伟大的生命、再美貌的容颜都经不起时间的考验。但时间却怕中医，中医养生学可以让我们在时间的长河中多停留一会。

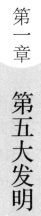

第一章

第五大发明

马克思曾说：如果希腊是正常儿童，中国则是早熟的儿童。

阿拉伯世界有句名言："希腊人只有一只眼睛，唯有中国人才有两只眼睛。"有两只眼睛的中国人，自豪地拥有最伟大的四项发明——指南针、印刷术、火药、造纸术。

我们来设想一下，假如没有这些发明，哥伦布很可能会在大西洋中兜一辈子的圈子，而不会发现美洲大陆；达尔文先生的书房里会堆满腥臭的羊皮，上面写着《物种起源》的大作；法国的风流皇后会用十辆马车拉着成捆的木片，因为上面写满热爱她的语言；当然，鸦片战争时射向虎门炮台的也不会是一发发炮弹，而是成捆的弓箭和锐利的投枪。

但世人也许并不知道，中华民族在这四项伟大的发明以外，还有一项伟大的发明，那就是中医学，这是中国人的"第五大发明"。人们更不知道的是，这项发明将彻底改革未来人类对生命的看法，进而影响人类的发展方向。

第一节　好奇的天性

任何人的一生中都有许多困惑，有人困惑于名利，有人困惑于情感，而我的最大困惑则是"我究竟是谁？"这样一个"愚蠢"的问题。

我的困惑

我的困惑是来自生活中的几次普通的体验，其实不但我曾经有过，许多人都有过类似的体验。我不想欺骗别人，更不敢欺骗自己。下面就是几个真实的事例：

例一 我18岁离家上大学，以后是工作、读研究生、工作、读博士、工作，总是生活在不同的地点，平时没有时间回家，而且回家也没有规律。当时通信技术还很落后，家里没有电话，更没有手机，平常只是不定期给家里写信。然而，每一次回家都让我很难忘。

有一次大学放假回家，事前并没有告诉家里我哪一天到。等下了火车，出了站口，看见老父在寒风中等候。我很奇怪，父亲说："你母亲今天一早就知道你要回来，非让我来接你。"回家问母亲，她只是说："我就是知道你今天要回来。"

还有一次，硕士毕业已经工作，由于工作的需要，单位决定让我临时回去一趟。这次我没有坐火车，而是搭乘顺路车。等我走到家门外的胡同口，看见父母站在路边正在张望。父亲说："你母亲知道你今天要回来，可接火车没有接着，白跑一趟。刚才她又说你肯定回来，非要出胡同来接。"

母亲的爱让我终生难忘，虽然她已经因病去世，可每当回想起来都会让我落泪。但我始终不知道母亲的每一次的感觉来自何方，她自己也说不明白。

例二 这是一个梦。1991年3月，我报考北京大学历史系隋唐专业博士生，当时张广达先生招生，这是我第二次报考这位导师了，考试日期大约是5月份，虽然拿到了准考证，但心里没有底。大约就在这一个月，有天晚上，我做了一个梦：

> 有一条浅浅的大沟，两边坡度很缓，满地的青草，绿茸茸的。我带着我儿子，顺着大沟向前走。沟的两边缓坡上，种着一排高大的核桃树，上面挂满青色的果实，每一棵树下都站着一个人，他们的身边有高高一堆从树上刚刚摘下的果实。我们一边看着大家，一边往里走，当走到沟的尽头时，那里有一棵大树，树下没有人，树上只结着两个青色的果实，但比一般的果实要大许多，像一个篮球那么大。梦里有一个提示说，这就是我的树、我的果，但它们还没有成熟。于是，我和儿子就在树下绿茸茸的草地上打滚撒欢，等着树上的果实成熟。此时梦醒。

临近考试日期，不知为什么心烦意乱，也许是害怕考不上，怎么也不想去考。联想起以上那个奇怪的梦，最终我没有参加本年度的考试。人总是这样，失去了就觉得可惜。考试的那两天，我坐立不安，总觉得没有去考试是个错误，总觉得一定能考上。

但考试日期结束后大约有一个星期的样子，我意外接到了一纸通知，此通知书是在考前由北京大学发出。通知说：我报考的那位导师因故不能招生，当年招生名额取消。

例三 这还是一个关于梦的故事。我有一位姓黄的朋友，没有工作，经常打麻将。说来难以相信，此人虽然经常征战牌桌，但居然赢多输少。

2001年春节刚过，我从内蒙古回来，有天晚上做了一个梦，正是关于我朋友打麻将的事。梦的情节很简单，我朋友正在打麻将，旁边有一个声音说：一万七！一万七！第二天一大早，我就给她打电话说：你注意！在两个月之内，你会在麻将桌上一次赢一万七千元左右，到时候可要请我吃饭啊!

话虽如此,但我并没有特别在意,过一段时间也就把这事忘记了。因为我知道,这位朋友虽然经常打麻将,但赌头都很小,一次赢上万的可能并不大。

大约是四月底的样子,突然有一天下午,我朋友打来电话,兴高采烈地要请我吃饭。一问方知,她在几个小时之内真的赢了一万八千一百,但有一部分是赌债。

我相信,在生活当中许多人都遇到过类似的经历,也曾听许许多多的朋友谈起过类似的经历,也许是个梦,也许是一种感应,或者是困境来临前莫明其妙的烦恼。只是他们可能会不以为然,更不会去深究其中的原因。

但我却不能忘怀,因为我太好奇了。为什么梦中会告诉我未来的事情?为什么母亲会感知我的归来?我的大脑天生就有这种能力吗?为什么这些经历可遇而不可求,更不能人为地重复?为什么现代科学对此没有令人满意的解释?人究竟是什么?我们为什么而活着?

也许有人会说:这是巧合!没有什么科学性。但我不相信,因为在我的一生中,每当生活发生变故之前,总有类似的梦境出现。第一次我们可以将它看成是偶然,第二次我们也可以将它看成是巧合,那么第三次、第四次呢?

然而真正让我困惑的并不是母亲的感觉和梦境,而是人类生命的真相。

其实任何一种理论或者思想,最早都是从解释一些个人的处境、困惑开始的。老实说,在"人类生命结构"这一点上,我并不相信科学的所谓"真理"。真理不仅在定义完好的"科学"概念之中,她一定也在别的什么地方。

天 问

小时候跟父亲出去打猎，猎取的对象是一种现在已成保护的动物——黄羊，那是内蒙古大草原上生存的一种野羊。好在我们枪法奇臭，转了一整天也没有打到一只羊。晚上就寄宿在一户牧民家中。在闲谈中得知，此户人家中有一个叫柴登（音）的小伙子，年方十五，据说枪法极佳。在许诺了一定的报酬之后，柴登同意帮我们打羊。

第二天，柴登领着我们悄悄来到离家不远处的一座小山上，上面有一块大大的岩石，我们就隐蔽在岩石的背后。视线越过一条窄窄的山沟，对面就是另一座小山的山顶，山顶上同样有一块突出的岩石。

等了一个多小时，一只黄羊越上了对面的岩石，此时柴登的枪响了，那只黄羊一头栽了下来。山的对面扬起了一片尘土，想必那一群黄羊听到枪声已经逃跑了。我们几个欢呼起来，正准备冲过去拾取猎物时，柴登马上摆手让我们安静。他说："这黄羊十分好奇，过一会它们肯定会回来看个究竟。"

果然没多久，一只黄羊又越上了对面的岩石……

看来，好奇是动物世界的普遍性，也是动物的某种天性，只是在不同的物种进化中，好奇心起到了不同的作用。黄羊因为好奇而送了性命，人类却因为好奇而发明了步枪，结果射杀了黄羊。生物学的研究表明，生命等级越高好奇心也就越重，一群蚂蚁的好奇心，远远不如一只大象。海豚的好奇心很强，所以它成了海洋中最聪明的动物。

在地球上所有动物当中，人类的好奇心是最重的。如果一个人在大街上呆呆地抬头看天，可能不久满大街的人都会抬头望着天，这就是好奇心。好奇心是人类走到今天的根本动力之一，因为好奇，牛顿发现了万有引力，同样是因为好奇，人类从蒸汽机时代一步步走到了原子能时代。好奇心让人类积累了无数的知识，成就了一代又一代的文明。

一切的好奇都起源于提问，在这方面任何一个孩子都是我们的老师，因为孩子是提问的高手，他们一天到晚总有问不完的问题。我们的知识就来自于不断的提问当中：为什么天是蓝的？为什么地球是圆的？为什么鱼可以在水中游？为什么宇宙中有辐射背景存在？为什么基因是双螺旋结构？……于是有了战国时期屈原的《天问》，有了现代的《十万个为什么》。

人们常用"所答非所问"来回应那些不正面回答问题的人，因为在人们的大脑逻辑中，"问"与"答"必须有某种逻辑关系，答是对问的回应。在空山之中，我们大喊一声："你好吗？"山谷会回应我们同样一句话，这就是问与答的必然关系。

换句话说，回答都来自提问，有什么样的提问，就会有什么样的回答。好吧！假如我们将这个结论扩大到人类的认知领域，必然会得出这样一个结论：人类今天的所有知识，都是自然对我们提问方式的某种回应。当我们问：人类的身体是由什么构成的？得到的结论必然是基因。我们再问：血液为什么是红色的？回答必然是血红蛋白含有一定数量的铁。等等。

然而，如果说"人类的知识都来自自然对我们提问方式的回应"，这样就会产生两个问题：

第一，由于自然只是被动地在回应提问方式，也就是说自然的回答很可能并不是自然的全部，它只回答了能够满足人们提问的一小部分。一个完整的蛋糕由奶油、面粉、巧克力、糖、水、鸡蛋等等构成。如果问蛋糕：你有多少巧克力？它会回答说：有234克巧克力。此时你知道了蛋糕中的巧克力成分，但绝不会知道其他的成分。

第二，由于提问与回答之间存在着某种必然关系，全面、准确的提问，是获得真理的前提条件，而相对于无限的宇宙而言，我们的提问总是有限的。比如，我们认识一个人，都来自我们时时的提问：这个人是男是女？品质如何？有多少潜能？发展方向如何？……但即使我们不断地提问，不断得到回答，但最终我们还是很难彻底了解这个人。这说明即使我们不断地提问，但我们的所有提问还是有限的。

1927 年，德国物理学家海森堡发现，对虚空中穿行的一个粒子，我们最终是无法全面认识的，因为粒子的位置与动量不可能同时被测量，要测准一个，另一个就完全测不准。这就是著名的"测不准原理"。

测量就是一种提问的方式，而"测不准"则是自然对我们提问的一种答复，即自然只回答提问的一部分内容，而不会完全回应提问。因此说，我们凭借所谓科学提问建立起来的知识大厦就并不是完美的，其中既有提问方式的限制，也有回答提问的制约。

好啦！我们谈提问与回答的关系，并不是想讨论哲学问题，枯燥的哲学还是留给那些所谓的哲学家吧。我们只是想从这个角度出发，考察一下目前我们究竟对自己的身体、生命结构、生命真相……究竟知道多少。我们可以不关心宇宙中的黑洞如何吞噬星系，也可以不关心地球升温以后的严重后果，但我们必须关心自己的身体。

如果用上面的角度来看目前科学对人体生命的认识，结论依然是：今天我们对生命的看法，只源于我们固有的提问。在这个结论里，自然包含着另外一种可能：我们的提问有可能是不全面的，甚至是错误的。比如说，为什么我的母亲能感应到我回家的日期？为什么梦里可以展现还没有发生的事件经过？而目前的科学提问就不能涵盖以上的事实。

事实上，从古至今，在人类生命的过程中，有许多奇异的生命现象用目前的提问方式是无法得到答案的。这些生命现象归结为一个提问：我是谁？你又是谁？

你是谁？

奥古斯都曾经说过这样一句话："神奇并不违反自然，它违反的只是我们对自然的了解。"人类异常的生命现象正是如此，它原本就真实存在，就活在我们每一个人的身体里，只是我们不知道而已。因而探索"神奇"，在任何社会都不应该是一种"罪过"。

牛顿在晚年致力于宗教研究，很多人认为他误入歧途。以牛顿那样的智慧当真是误入了吗？其实不仅是牛顿，还有许多科学大师都痴迷宗教，有些甚至中途转变了研究方向，专心致力于与宗教有关的研究。我们不能误解了这些科学巨人，他们一定是在寻找什么。

在漫长历史中，不但有人不断介入特异生命的研究，许多世界上著名的大学也曾设立过研究机构，专门研究不能用科学解释的生命现象，并形成了一门新的学科——超心理学，印度还专门给此类研究授予正式学位。

20世纪20年代，美国、英国和苏联的某些大学和研究机构，相继开始了对人体潜能的科学实验。1935年，美国杜克大学的专门实验室，首先采用"特异心理学"一词来定名人体潜能研究。1957年，在美国纽约成立了国际特异心理学联合会，并于1969年被接纳进美国科学促进会。

美国杜克大学的赖恩博士是研究超心理学的先驱，他的课题是透视或遥感之类的特异功能感知，而方法则是统计学的，比如他要求受试者从纸样的背面判断正面的图画或符号，然后对大量实验结果进行统计。赖恩将人类心灵能力分为四类：遥视、传心术、预知、心灵致动。赖恩同时发现心灵能力的显示需要有利的环境，需要处于轻松的、最自然的状态中。

1948年，美国杜克大学超心理学创始人赖恩博士，发表了《心理范畴》一书。书中第一次对人类超心理现象进行了科学研究。我们不用管他的结论是否正确，只看他在书中引证的一个真实事例：

这是一个关于梦的实例，提供人是赖恩博士的好友 L 博士。"我在少年时代，做了一个梦，这个梦，救了我的生命。我预定坐汽车到巴灵顿旅行，可是旅行前晚，我梦到汽车翻覆，我被汽车暖房压在底下——当时汽车暖房设置装的是煤炭设置——我全身重伤。梦后，我考虑结果不敢妄自旅行，同时将此事告诉别人。果然不错，当天的汽车翻覆，乘客被暖房设置烧死。"

关于梦的预见性，我们不用翻看江湖术士们写成的带有广告色彩的"梦书"，只要翻翻世界上那些最伟大的科学家们的书信、文集，就可以找到确定的答案。

爱因斯坦是当今最伟大的物理学家，他的相对论对 20 世纪的人类科学发展起到了巨大的作用。但爱因斯坦本人却将他一生的科学成就归功于一个年轻时代的梦：他梦见自己用雪橇沿着陡峭的山坡滑下，越滑越快，当他接近光速时，他意识到头顶上的星星把光折射成从未见过的光谱。这一情景，给爱因斯坦留下极为深刻的印象。在他发明了相对论以后，他曾经认为，其实自己一生的科学追求，都来自对年轻时那个梦的沉思，这个梦给他的整套理论提供了一个"思想实验"的基础。

20 世纪另外一位伟大的物理学家是波尔，他创造了量子理论，并获得诺贝尔奖。但据他自己回忆，量子理论的发现，与梦有密切的关系。当时他正在研究元素周期表的一些问题，例如为什么在氢和氢之间没有过渡元素？此时他做了一个梦：几匹马正在比赛，所有的马都在用白粉标出的道路上奔驰，只要相互保持一定的距离，马允许改变跑道。如果有一匹马沿着白线跑，踢起白粉，它就被立即罚下。他醒来时意识到，"跑道规则"象征着他的问题答案，当环绕原子核作轨道运行时，电子就像马奔驰在跑道中一样，它必须沿着规定的路线运行，而运行电子的路线则由量子来决定。在梦中经验的提示下，波尔创造了他的量子理论。

关于苯的分子结构的发明故事，我们已经很熟悉了，用不着一再重复这个传奇的梦境。值得我们钦佩的是，苯分子结构的发明人凯库勒，他在1890年的科学讨论会上说过的一句话："阁下，让我们跟梦学习，那时也许我们将获悉真知。"

以上几个事例都取自权威人士，是为了更具说服力。其实在我看来，大量平民百姓的生活中所发生的故事，远比以上这些更精彩、更具体。

因此可见，我们每一个人，都不仅仅是一堆堆有序的蛋白体，一条条结构完好的基因链。同时，我们还是别的什么"东西"。也就是说，在我们的身体里很可能还有另外一种生命结构，存在另外一种非物理性质的力量。这才是真正的"我们"。

第二节　世界奇迹

不了解，往往容易产生神话。在古代的人为宗教时期，许多神仙都是这样产生的，比如，当人们不知道雷电是怎么回事的时候，就出现了雷神。一个奇形怪状的类人生物，一手举槌，一手提锣之类的东西，槌击打锣面，那巨响就是雷声。

在西方人眼里，东方同样是神秘的，这里有许多他们搞不明白的东西。佛学精典的奥义，许多西方人是无法理解的……一根细针可以对300多种疾病产生疗效，在西方文明的词典里同样无从查考。

如果说，以西方人那种才智，还可以理解中国的前四项发明并加以利用的话，那么他们无论如何也理解不了中国人这第五项伟大的发明。

历史上，西方从来没有完整接受过中国的中医学，这就是证明。在他们看来，中医的神奇，只有在神话中才可以找得到，而不是人力可以办到的，所以他们最早将针灸视为可笑的"魔针"，不过是一种幻术而已。

但每一位中国人的一生中，都或多或少要从中医里获益，我们就是从这一次又一次的亲身体会中走进了中医。

在我上小学的时候，有一年得了感冒，父亲带我去厂医那里看病。厂医姓李，是父亲的老友，两人见面十分亲热。我记得很清楚，当时他们聊天的话题是"炸鱼"，就是用炸药抛进湖里炸鱼。

在聊天的过程中，姓李的厂医给我打了一针，当时觉得很痛。打完针往回走时，脚后跟就不能吃劲，只能踮着脚尖走路。回到家以后，腿很痛，但又说不上具体哪里痛。后来一检查，方知是一针打在坐骨神经上。神经受伤真不是个滋味，心里十分烦躁，站着难受，坐着难受，躺着也难受，但就是不知道哪里不舒服。

当时是 20 世纪 70 年代初，内蒙古的医疗条件很不好，跑了好几家大医院，都说治不好，家里很着急。大约快三个月的时候，我有一姥姥爷来访，是位祖传的中医。我母亲告诉他病情后，他对我说："你真是幸运，过了一百天，我也没办法。"结果开了一副中药，只有三味药，药是我自己去抓回来的。记得很清楚，此药一副 0.18 元，煎出来的药汤是粉红色，极其难吃。但只吃了三服药，病就好了。这么多年以来，再也没有发过病。

这是我第一次亲身感受中医，从此以后，中医的"神奇"就在心里扎下了根。以后，随着阅历增长，知道了更多关于中医的"神奇"。

2000 年春节刚过，一场罕见的流感袭击了西方国家，大约有百万人住院治疗。由于这场流感来得迅猛，而且病毒具有抗药性，一般西药效果并不理想。于是一些国家纷纷从中国空运板蓝根中药。西方人平时使用中药毕竟很少，一用之下，效果出奇的好，药到病除。此事在西方媒体曾掀起了一阵波澜。

中医之奇，首先在于它的诊法先进。看病首先得知道病，然后才能治病。知病的过程，就是一个诊断的过程。如果诊断错误，牙医就会将好牙拔掉，而留下病牙；外科医生就更可怕了，他很可能一刀下去，切除一个完好的器官。

中医则可以通过脉象、手相、面色，对病情做出迅速准确的判断。统计资料表明，中医各项诊断准确率很高，如舌诊的准确率一般在94%左右。不但如此，中医的各项诊断方法还可以预测疾病发生。

《甲乙经序》记载：汉代名医张仲景医术高超，曾著有《伤寒论》一书。有一次他遇到当时位居侍中的文学家王仲宣，此人当时年仅20有余。张仲景对他说："你有病，而且很深，现在属于潜伏期，如果现在不吃'五石汤'，你四十多岁的时候病会发作，发作时你的眉毛先掉，然后危及生命。"王仲宣凭着自己年轻身壮，根本听不进去。等他四十多岁时，果然疾病发作，眉落而死。

像如此长期的诊断预测，听起来就像神话一样，但它确是真实的。我父亲四十多岁的时候，那位姥姥爷，当时就预测我父老来会得高血压，并开出一方以求老年平安。然而当时家父工作忙，家里人也没当一回事，此事就给放下了。到家父六十多岁时，果然患高血压，并发展成了脑血栓。可见对于古书的记载，切不可存有偏见，不能以我们已有的经验否定其真实性。

《左传》成公十年记载：晋国有一个巫医，名叫桑田。晋景公得了重病，召桑田来诊断。桑田仔细诊断后说："大王呀，您这病很重，活不到吃新下来的小麦那个时候。"晋景公根本就不相信。等到小麦刚熟，景公命令赶快收割，然后命令厨房用新小麦做一顿饭。但还没有等到厨房做好，晋景公就感觉肚子发胀，急急忙忙去上厕所，后来竟然死在厕所中。

《三国志·魏书·方技传》记载，华佗曾对一病人说：你病得很重，而且病在腹部的深处，想治好你的病，就必须做手术。可是你的自然寿命仅有十年，在这十年中，病不会要了你的命，我看你还是忍着点，用不着挨这一刀。此病人果然十年后自然死亡。

不但在诊断技术上，中医远胜西医一筹，而且在治疗水平上，中医的发展程度及取得的成就，也丝毫不逊色于西医学。比如说，西医学对外损伤、细菌感染类疾病有特殊疗效，但对慢性病几乎没有什么效果，而中医学却对慢性病，甚至某些遗传性疾病都有特殊疗效。

可以这样说，中医学可以囊括西医，因为中医的治疗技术中有一部分与当代医学是相同的，比如说手术的方法。但西医学无论如何不能涵盖中医，因为在西医里根本找不到一点中医的影子。所以世界可以没有西医，但万万不能没有中医学，否则人类文明的损失就太大了。

有人说血液循环理论是 17 世纪英国人哈维发明的，其实不对。《黄帝内经·灵枢》里明确记载：人体中的营血卫气"营周不休……如环无端"，英国人哈维在一千七百多年以后，才提出了理论假设，又过了五十多年，人们才借助其他仪器，确定了血液循环概念。

免疫学是现代医学的重要支柱之一，但最早的免疫学思想和实践却诞生于中国。东晋时期的葛洪在《肘后备急方》中记载，如果用疯狗的脑髓涂在被其咬的伤口处，可以防治狂犬病，这就是典型的免疫学方法。因为研究表明，狂犬病毒几乎都聚集在脑神经组织中，因而疯狗脑髓就自然具有了免疫物质。

说起来令人伤感，人类与疾病斗争了几万年，但真正认识并治愈的疾病却少得可怜。所谓的真正认识和治愈，是指发现了疫苗，注射一次，就能终生免疫。以这个标准来衡量，大约只有二十几种疾病达到了这个程度，其中天花就是一种。天花是世界最烈性的传染病之一，以牛痘接种术消灭天花，是迄今为止人类最伟大的成就之一。

现代人一说起牛痘，都说是英国人琴纳在 18 世纪发明的，其实这是一个天大的谬误，最早的牛痘接种技术出现于公元前五百多年的印度，但后来印度将此技术失传。大约在公元 10 世纪宋代时，中国人发现了人痘接种术，到 17 世纪，中国的人痘技术已经有了极大的发展，有了旱苗法和水苗法之分，特别是水苗法，其成功率和安全性一点不亚于现代的牛痘术，当时此法传播甚广，俄国政府曾派专人来中国学习此术，后来传至现在的土耳其，并由此传向欧美。有文献资料为证，18 世纪初，英国驻土耳其钦使夫人将此术带回英国，琴纳正是在改进中国的人痘术以后，发明了牛痘术。

此外，腹腔穿刺术、清创缝合术、止血术、麻醉术等都是中国人发明，但最后发明权都没有冠以中国名字的医疗技术。现代西方国家总要求其他国家遵守知识产权保护法，但它们从来没有想过，它们自己的许多发明都是窃取东方文明成果，这笔账该怎么算呢？从中我们也可以体会到，世界上最可怕的侵略是文化侵略。

其实中国人在古代，曾经取得了令当今世界刮目相看的医疗成就，问题是怎么看待这些成就，我们试举几个例子：

《史记·扁鹊传》记载：俞跗是中国历史上的名医，但他究竟生活在什么年代，目前还不清楚，只知道他是一位很古很古的医师。此人医术极高"割皮解肌，诀脉结筋，搦髓脑……湔浣肠胃，漱涤五脏，练精易形"无所不能，其中"搦髓脑"就是做开颅手术。其实，中国古代做开颅手术的不止这一例，据记载太仓公就曾打开人的颅骨将大脑重新安排，时间大约是公元前 150 年。

这些记载真不真呢？许多人都认为它不真实，在正统的医书上没有哪一位专家认为它可信，因为人们无法想象，在遥远的古代怎么能有如此高的医术呢？为此我们再举一个例子。

1865 年在法国发现一片圆形头盖骨，属于石器时代，后经解剖学家保罗·白洛嘉教授鉴定，得出了一个震惊世界的结论：早在石器时代，人们就在进行脑外科手术。后来世界各地又发现了数百件颅骨证据。

对于这个事例人们信不信呢？大约相信的人多。因为它既有实物证据，又有专家的证词，令人不得不信。但如果法国人在石器时代可以做开颅手术，为什么中国人自己的开颅手术就不可能是真的呢？从中国古代辉煌的医学成就看，我们相信这类记载有它真实的一面，试想，一个连经络都可以在解剖学上实证的民族，做几例开颅手术还不是小菜一碟。

中国史籍中还有许多神奇的医案记载。例如，《稽神录》中就记载了一则治愈肺结核的病例："瓜村有渔人妻得劳疾，转相染着，死者数有。或云，取病者生钉棺中弃之，其病可绝。顷之，其女病，即生钉棺中，流之于江。至金山，有渔人见而异之，引之至岸，开视之，见女犹活，因取置渔舍，每多以鳗鱼食之，久之病愈，遂为渔人妻。"

以上这些记载，大多数与现代医学沾点边，为的是读者好在对比中理解。其实中国医学的伟大之处，完全与现代医学不沾边，比如说，经络学就是中医里最神奇的部分，它与现代医学根本走的就是两条路，没有丝毫可比之处。世界许多国家做了许多项实验，只证明了一点：古医书记载的经络是真实的。究竟经络是什么，到现在也没有人说得清楚。就好像在学校里，老师拿来一道题，这道题的结论是明确的——1+1=2，只要求学生证明这个结论。可是两千多年过去了，这份卷子还没有交上去，到了今天，大家只得出了一个共同的结论：老师拿来的题是正确的！

关于中医的优点，不需要专家的总结，我们从日常的接触中至少可以感受到如下几点：

第一，中药的毒副作用小。

中医从来没有说过中药无毒，祖先早就告诉我们"是药三分毒"，所以在历代本草中，都有关于中药毒性的记载。例如，在《本草纲目》中记载:"栾荆……辛,苦,温,有小毒","地胆……辛,寒,有毒"等。前一段时间,因为"龙胆泻肝"中的关木通,搞得社会上沸沸扬扬,好像中药的毒性第一次被发现一样。

然而,中药虽然有毒,但其毒副作用却明显小于西药,这也是事实。

据一项国际调查数据显示,目前世界各国住院病人药物不良反应发生率为10%-20%,其中的5%出现致残、致畸、致死、住院时间延长等严重后果,住院死亡人数中有3.6%-25%是吃药吃死的(药源性致死)——悲哀的是,许多患者家属还认为病人是生病致死的,而不知是"药"死的。

据国内的一项统计显示,药源致死的国内住院病人至少在20%以上,即每年有20万人死于药品不良反应,其中又有40%死于抗生素滥用。

中药尽管也有毒副作用的问题需要解决,但程度是很轻微的,更不会发生70年代"反应停"那样大规模的中毒事件。

第二,中医治疗对人体的伤害程度小。

大家知道,尽管中医里也有手术,但手术的应用并不普遍,中医更多的是药物、按摩、针灸等方法治疗疾病。这些方法,一般比较温和,不会对身体造成永久性伤害。而西医学却不同,许多病人都会从西医得到"手术"的建议,虽然手术的疗效可能更直接,但往往会给病人留下永久性的伤害。例如,如果有人患牙痛,中医会用清泻胃火、肝火等方法治疗,但西医一般会建议将病牙拔掉。虽然拔掉病牙,可以再装一个假牙,也不影响日常生活。但拔去一颗原属于你身体一部分的牙,总会给人留下心理上永久的遗憾,毕竟身体毛发受之父母,病人的感受不会太好。

第三,对病人的心理压力小。

中医从其理论出发,许多病并不是一定会进一步发展到危及生命的地步，可以说，中医的思想是个圆圈，最后都可以走回健康的那一点。再说，中医师在解说病情时，一般也不会令人可怕，"肾炎"与"肾阴虚"，对病人心理的压力是完全不同的。

但西医不同，由于普及教育的缘故，人们对西医的病名很是敏感，"骨头坏死""癌症""病毒传染""老年痴呆""冠心病""心脏病"等等名词，都可以给病人心理造成极大的压力，而这种压力反而可以增添新的疾病。因此许多人在检查出癌症后，迅速走向死亡，其实有部分原因是吓死的，而不是完全病死的。许多中年人也拒绝体检，因为每一次体检总会查出许多疾病，造成强大的心理压力。

第四，中医有"超值治疗效果"。

关于中医的疗效问题，一直是困扰人们完全接受中医的关键点，许多人认为中医疗效不确定、不迅速、不直接，所以对中医失去信心。其实大家并不完全了解中医。中医看病是一个系统，耳病治心治肾，上呼吸道疾病治肺等等，在这种情况下，可能疗效不直观，但病人的收益却很大。

例如，我们花1万元钱配了副近视眼镜，许多人都会说不值得，但如果眼镜店不但给你配了眼镜，而且还送你一台显微镜、一架高性能天文望远镜，甚至还为你做了视力矫正手术。这几项加起来是不是远远超过了配眼镜的价钱呢？

中医也是一样。当病人患有目赤肿痛时，中医并不只是给些眼药水消炎止痛，而是给病人清泻肝火，舒肝养肝，甚至还调和脾胃。因为肝开窍于目，目赤肿痛往往病在肝而不在目，同时，肝不舒则影响脾胃，这是一个大系统。

其实中国古代医学的伟大，并不在具体的操作技术上，而在于它深邃的思想，和切入生命极具特色的角度。这些我们在以后的章节里要具体展开，这里就不多说了。

第三节　爱情不科学

中国人说中医好话的人居多，因为它毕竟是中国传统文化的一部分，说它是国粹也不为过。但光说好话其实并不客观，在中国或者全世界，指责中医的人大有人在。

中医是伪科学？

"中医是最大的伪科学"，这大约是对中医最严厉的指责。当然这话是中国人说的。

外国人对中医的看法也大体如此，但话说得比较委婉。德国慕尼黑大学 M. 波尔克教授指出："中医的科学核心和实质有被取消的危险。在验证中，十分明显地存在着'科学标准'和'科学方法'之间的混乱。"这一说法，代表了西方世界的普遍看法。

平心而论，中医确实有让人说道的地方。我们先不说它是否科学，但最现实的是，我们搞不懂它，我们最怕别人问为什么，一问就露馅。咱们举个例子，假如有人要问远志为什么可以治疗痈疾，老先生们肯定摇头晃脑地说："苦泄热，温行气，辛散郁。"听起来好像很有些道理，可细琢磨简直是所答非所问。再比如，如问水蛭和虻虫为什么有活血化瘀的作用，他们肯定说："水蛭咸苦，虻虫味苦，一飞一潜。"虽然言之凿凿，但顶如废话一句。

这就是目前的中医，我们只知其然，而不知其所以然。中医医理看不懂，药理无记载，诊断没有统一的标准。中医的历史是原地踏步的，

20 世纪初梁启超先生对中医理论的描述依然有效，他说："中医尽其能愈病，总无人能以其愈病之理由喻人。"

其实，早在 20 世纪初，针对中医理论存亡，国内就有不同的意见。

一派人认为，医学主要看治疗效果，理论有没有并不重要。近代著名学者章太炎先生曾这样说："夫医者以愈病为职，不贵其明于理，而贵其施于事。不贵其言有物，而贵其治有效也。苟治之有效，无异于得鱼、兔，安问其筌与蹄为？"章先生虽然是大学问家，但在如何对待中医理论问题上显然有点强词夺理，或者说蛮不讲理。其实这也不能怪章先生，都是让这无人能解的中医理论给闹糊涂了。

一派人认为，中医理论实在是画蛇添足，没有它反而更省心。20 世纪 30 年代时，有一人名陆渊雷，此公竭力主张："国医有实效，而科学是实理。天下无不合实理之实效，而国医之理论不合实理……国医之胜西医者，在治疗不在理论，《素》《灵》《八十一难》之理论之书，多出于古人之悬揣，不合生理、解剖、病理，尊奉之以为医学之根柢，自招物议，引起废止中医之危机，此大不智也。"

还有一派人就更不客气了，他们主张彻底废除了中医理论。五四运动时，有一人名余云岫，此公是个彻底的虚无主义者，认为中医理论是封建迷信。1917 年余云岫写了《医学革命论》，说"我国旧医之理论荒唐怪诞，无可掩饰，唯有听其沦丧而已"，"国药实效应该研究，旧医谬说，应该打倒"。更荒唐的是，1929 年，国民党政府通过了余云岫等人"废止旧医，以扫除医事卫生之阻碍"的提案。

直到今天，我们还是可以经常听到"中医理论不科学""中医理论太粗糙""应该抛弃前理论"等等的言论。原因很简单，直到今天我们还是没有真正搞懂《黄帝内经》在说些什么。

那么，这些年来我们的理论界在干什么呢？

客观地说，许多人也在孜孜不倦地研究，只是人数越来越少罢了。

其原因就是研究难度太大。千百年来，一代又一代医师，反反复复，在体会着、琢磨着、感悟着、诠释着，并将自己的感受一点一点记录下来。然而，最终所有的人会发现：我们一辈子都在这座大厦中转悠，可并没有为这座大厦增添一砖一瓦。

如此一来，目前我们其实已经放弃了理论研究。《中医图书联合目录》共收医学著作 7661 种，其中理论性著作仅有 354 种，占不到二十分之一，在五十多年里没有一篇有创见的理论作品问世。1987 年国家中医药管理局公布全国中医药重大科技成果奖 25 项，关于中医基本理论的研究没有一项。近几十年来，一共有四百多项中医成果获部级以上奖，但理论成果却一直是空白一片。

据不完全统计，全国有近百家中医研究机构，专门设立理论研究的不足一半，而在这一半中，真正从事理论研究的又占少数，大多数所谓研究者不过是些古籍整理者，校刊一下文字，梳理一下版本。《黄帝内经研究大成》是目前比较权威的研究综述，它集中了中国人两千多年的研究成果，然而就在这部多次获奖的图书中，释名、版本、校勘、训诂、词义、音韵、修辞、语法等占了 435 页之多。而在其他理论层面，综述古代人研究成果的，又占了绝大部分，现代人的研究成果少之又少，具有启发性、创造性的成果几乎等于零。许多人都在"炒冷饭"，在同一个平面上来回重复。

据统计，全国五十多万中医药人员中，绝大部分属于临床范围，从事理论工作的人极少，而具备全面胜任《黄帝内经》基本理论研究所必需的知识结构者，更是寥若晨星。从研究人员的年龄结构中我们也可看出问题，中医名家成才的年龄平均在 59.8 岁，而诺贝尔奖获得者的平均年龄在 37 岁，人员严重老化，超越了最富有创见性的年代。

中医学是中国文化的瑰宝，早在半个世纪以前，毛主席就说过，对于中医要"继承和发扬"，后来历代党和国家领导人都谆谆教导我们要

"继承和发扬"中医药。我们高举着这面大旗走过了半个世纪。

半个世纪是什么概念呢？从第二次世界大战德国的 V2 火箭，到 1969 年人类登上月球，大约用了二十多年的时间；从 1953 年提出 DNA 双螺旋理论，到 2000 年人类基因图谱完成，大约用了五十多年；从爱因斯坦提出相对论，到第一颗原子弹爆炸，也就是五十多年的时间。

可这五十多年里，我们的中医药是个什么状况呢？至少很难说让人满意。我们一直在继承，但却很少发扬，就拿每年报批的中药新药来说，绝大多数都是在古方的基础上加加减减，很少有发明创新。中医理论也是一样，我们还在不断注释《黄帝内经》，但对《内经》整个理论体系却绝少有创见。难怪有许多老中医在感叹：这继承何时是个头呢？

"眼见为实"

不论我们承认与否，中医学与现代科学根本就是两回事，从基本理论到实践方法，两者是两股道上跑的车，走的不是一条路，它们是对立的，没有可融性。英国李约瑟曾经总结说："中国人以他们特殊的天才发展起了中医学，这种发展所循的道路和欧洲迥然不同，其差别之大可能超过任何其他领域。"

"眼见为实"，虽然不是一个科学观念，但它的确在科学形成的过程中起了很大的作用。人们在不知不觉中，将这一古老的格言化为一条条科学的定律，从而构建起一座看得见、摸得着的知识大厦。

根据这一原则，现代科学认为，对人类生命的认识离不开解剖学，解剖学可以提供人体器官的准确位置和基本功能。因此，从古希腊时期，人们就重视解剖学在医学中的重要作用，通过不断的人体解剖，到目前基本上搞清楚了五脏六腑的准确位置，也知道心脏像一个强有力的水泵一样，不断将血液输送到全身各处。渐渐地，人们思想里有一个根深蒂固的信念：人体生命结构只有一种，那就是西医学证实的那一种。于是，医学界产生了这样一个戒条：凡是在解剖刀下存在的，都是真实的；相反，凡是在解剖刀下找不到的，都是虚假的。

但中医告诉我们的人体结构，却与解剖学大大地不同。

首先，中医里有西医从来没有提到的生命结构。例如经络，它是人体中确实存在的生命现象，也是人体生命结构中不可缺少的部分。然而，近一百年来，世界各国的科研人员想破了脑袋，也只能证实它的存在，却无法知道它的具体结构。

再比如说，中医认为人有六腑：大肠、小肠、胆、膀胱、胃、三焦。"三焦"一词首见于《黄帝内经》，书中指明三焦为人体脏器之一，分为上焦、中焦、下焦，与胆、胃、大肠、小肠、膀胱并称六腑。但三焦在哪里呢？前面五项都可以从解剖学上证实，而最后一项三焦却无论如何找不到。

其次，中医有些人体器官的位置与解剖学明显不符。

几千年人体解剖的经验告诉我们，肝在腹部的右方，这是千真万确的。但中医却告诉我们：现代解剖学讲得不对，应该是"左肝右肺"。明朝大医学家朱丹溪曾有一治疗肝病的方子，名字就叫"左金丹"。

另外，中医发现了比西医更多的脏器关联。

现代解剖学在证实器官位置的同时，也在证实器官间的关联，比如心脏与肝脏就有密切的关系，胃与大、小肠也有密切的关联。器官的位置与器官间的联系，构成了现代医学的基础。中医里的器官联系比西医多得多，绝大部分超出了现代科学研究的范围，我们举个例子：

一个人出现便秘，痛苦不堪，于是他来到医院求治，无意中碰上一个中医、一个西医。接下来的对话就很有意思了：

西医说：便秘嘛好治，不就是大便太干燥吗？可以搞进去些润滑的东西，就如同汽车上润滑油一样。要不还有一个更简单的办法，用手去抠吧。

中医说：你这是肺火太大，我给你开个方子，清清肺火就好了！

西医对中医说：解剖学告诉我们，肺与大肠分属于两个不同的系统，肺是呼吸系统，而大肠则属于消化系统，它们根本没有关系，你清肺怎么能治疗便秘呢？

中医对西医说：你真是不学无术！《黄帝内经》上明明写着："肺与大肠相表里"，怎么能说没有关系呢？我清肺治便秘，那是治根。你润肠或手抠，那是治表。

结果可以想象得到，这个人的便秘治好了。但这个例子却说明了一个问题，中医学从另一个角度，发现了人体器官间更多的关系。

类似的例子在中医里绝非孤证，而是比比皆是，比如眼病治肝、鼻咽病治肺、口腔病治心治脾，等等。其中最典型的是耳病治肾。

耳与肾相距甚远，一个在上，一个在下，而且解剖学也没有发现两者之间有什么联系。但中医却认为"肾开窍于耳"，肾与耳关系密切。这个结论对不对呢？从 20 世纪 60 年代以来，随着西医学的进步，人们发现了一个奇怪的现象：肾炎和肾功能衰竭者常有爆发性耳聋的情况，肾透析、肾移植的人也常会出现听力障碍。此外，患有骨骼病的患者常有先天性耳聋；先天性肾功能不全或者障碍者中先天性耳聋的比例特别高。

药物反应也证实了以上的发现，例如，耳毒性药物大多具有肾毒性，如链霉素、庆大霉素等，这些药物的使用已造成无数耳聋的病例；同样，利肾的药物也多数有利于耳，如中药泽泻为利尿良药，但它同样可治内耳眩晕症。

中医与现代科学格格不入的地方简直太多太多了。例如，中医是一种捆绑式的医学，将一切关于医疗的方面，涉及内科、外科、心理等等，统统捆绑在一起，这与西医的理论原则、组织原则根本不同。

再比如说，西医学讲究定量，它将生命的许多现象最终变成了一大堆数字，比如血压就是我们最常见的数字，低压 60—90，高压 90—140 为正常。甚至肥胖也出现了肥胖指标，指数 18—25 属正常，25 以上属于肥胖，肥胖指数＝体重／身高的平方。当我们拿到西药时，关于成分标注得很清楚，这个含量多少毫克，那个多少毫克。此外还有血糖数量、尿检数量、血检数量、体温等等。而中医恰恰是无法将生命数字化的医学，它不重视数量，而重视现象。当中医诊断说心血不足的时候，它所依据的不是血液流量或血压；当开出一剂药方的时候，也没有办法统计草药中的各种化学成分，因为一味草药的化学成分少则几十种，多则几百种，一个复方中往往是几味或十几味草药。

中医在许多方面都与现代医学格格不入，对科学而言，这是最大的侵犯，是"异己"分子，除了否定它，似乎再没有别的路可走。

爱情科学吗？

其实，最最让现代科学无法接受的还是中医理论。现代科学看中医理论，就像地球人看外星人，怎么看都没有一点相似之处，它们的差别竟大到如此地步：它们是水火两极，如果承认了中医的理论，必然要修改现代科学的基本原则。

比如说，如果承认了中医精气"常先身生"的观点，那就必须修改物质第一性的原则，如果承认了"心为思维主体"的观点，那么现代科学中的脑科学就被彻底推翻；同样的，如果承认现代科学，中医就会失去它应有的价值，例如，如果我们完全接受西医的解剖学，那么中医"左肝右肺"的理论就成了一堆废纸。

关于中医与现代科学的冲突，我们只能在此点到为止。我们应该看到的是，在这场冲突中，既没有胜利的一方，也没有失败的一方。目前现代科学拿中医学一点办法都没有：如果说它是正确的吧，所有的手段都无法证明；如果说它是错误的吧，又无法否定中医明显的疗效。聪明的人只好对此存疑，愚蠢的人则会借此反对。

那么，不能用现代科学框定的东西真的不是科学吗？氧气是拉瓦锡发现的，难道在发现之前氧气就不存在吗？室女座星系距离我们6000万光年，不论发现与没发现，它一直在那里，不会有丝毫的改变。

爱情这个东西对人类的作用极其巨大，它甚至影响人类的发展及社会的稳定，一个人如果终生没有爱情，寿命肯定不长。但爱情科学吗？不科学！世界上没有一门学科是专门研究爱情的，而且爱情也不能用公式、数字、化学成分等等来表达。

父母亲情科学吗？同样是不科学的，但人类社会离开了它就没有办法发展，物理学家们没有一个人可以发明一个亲情的公式。如果让人在亲情与科学之间做出选择，绝大多数人都会选择亲情而不是科学。

因此，不能用科学框定的东西，虽然它一定是不科学的，但并不一定没有用，更不意味着一定是错误的。中医不符合现代科学原则，并不意味着中医是伪科学，更不能说明中医是不正确的，只能说明一点：现代科学体系有某种重大缺陷，它不能涵盖真正正确的东西。所以，我们应该为中医的不科学而骄傲，而不应该自卑。

投降主义

从20世纪80年代开始，中国传统医学界提出了一个响亮的口号——中医现代化。这个口号表面看起来十分振奋人心，它勾画出一幅模模糊糊的诱人画面：如果将现代科学引进中医，中医以前无法解释的东西就会真相大白，精气、经络都可以从仪器上直接观察到。于是，任何一个外国医生都能指着屏幕告诉他的病人说：看见了吗？这就是气，这就是经络。你的气是蓝颜色的，而且聚集在这个穴位附近，喝酒过量了吧！

中国人历来喜欢口号式的东西，它简明扼要，富有煽动性，而且最能抒发胸臆，扯破嗓子喊一阵，大汗淋漓，痛快非凡。所以在历史上发明了许多口号，从"等贵贱，均贫富"到"打土豪，分田地"。"中医现代化"的口号，让人们想起了另一句豪言壮语，那就是"大跃进"时的"超英赶美"，可惜的是，中医不是钢铁，并非竖立几个高炉就能解决问题。

什么是"中医现代化"呢？说白了，就是用西医学或其他现代科学成果来解释、证明、发展中医，其中包括理论的现代化，也包括方法的现代化。再说得通俗一点，就是要让中医去钻已经成形的套套，钻进去的部分就是科学，钻不进去的部分就是非科学。这是强盗打劫，不是科学研究。

于是，我们终于明白了，"中医现代化"的口号，表面看起来它是出于一种对传统医学负责的态度，实际上这是一种最不负责任的做法，是在漂亮口号下的胜利大逃亡。这是一些对中医不甚了解但又想赶时髦，又想有所作为的人胡言乱语。

事实上，中医学的存在价值根本用不着西医来证明，因为西医没有这个资格。早在现代科学产生的几千年前，中医就是一个完整的医疗体系，在人类医学史上，最有发言权的不是西医，而是中医。目前科学不能证明中医，其错不在中医，这个现象也无法说明中医不科学，因此无损中医的清誉。

因此，在理解"中医现代化"口号的时候，我们一定要搞清楚以下几个问题：中医与现代科学有没有可融性？也就是说，现代科学与中医是否在同一个范畴里？现代科学是否能够涵盖中医？

不论我们承认与不承认，中医学与现代科学根本就是两回事，从基本理论到实践方法，二者是两股道上跑的车，走的不是一条路。相反，中医可以包含现代科学，而现代科学简单、明快的原则却无法涵盖中医学，它们是对立的，没有可融性。

事到如今，我们应该理直气壮地承认：中医就是不科学！而且要为这种不科学而自豪。再不要心存侥幸，认为中医理论可以与现代科学相吻合，千万不要再搞中西医结合。中西医结合与中医现代化，是彻头彻尾的投降主义，它的未来是消灭中医，而不是发展中医。

我们更要看到，关于人类生命的真相，现代科学有重大的缺陷，比如现代医学将生命分解成一堆数字的做法，很可能就是根本错误的，量化本身并不能代表生命的本质。

因此，我们首先要立足于中医的"不科学现象"，开创一条新的人体科学道路。目前所有的事实都说明了这样一个道理：中医要发展，必须要反科学，千万不能被科学吓倒，必须对所谓科学的结论大胆怀疑。同时我们要反对那些打着科学旗号的不科学态度，这些人在中医理论的研究中成事不足，败事有余。

本着这样一种精神，我们首先提两个问题：科学是什么？科学以外又是什么？

第二章

中医起源之谜

人类文明中有许多未解之谜，比如埃及的金字塔，玛雅人的编年历；神话的同一性，早期文献的相似点……这些未解之谜都有一个基本的倾向，那就是它们出现的时间比专家们估计得要早，而它们表现出来的文明程度，又都远远超越了现代科学的研究结论。

而在这诸多的未解之谜中，最现实的谜案就是中国的中医，它就好是一具活的化石，在我们眼前晃来晃去，几千年过去了，我们触摸它、研究它，忍受着它无言的嘲弄，可就是不知其所以然。直到今天，《黄帝内经》依然像天书一样不可通解。

第一节 《黄帝内经》其书

今本《黄帝内经》包括《素问》《灵枢》两篇，各九九八十一卷，合一百六十二卷。两书侧重点各有不同，《素问》侧重于讲理论，如阴阳五行、病因、藏象、气血精液等，而《灵枢》则侧重于讲经络、针灸。

《黄帝内经》书名首见于《汉书·艺文志》，当时班固在写《汉书》时，将图书目录类统归于《艺文志》下。医药类书目又分为"医经""经方""房中""神仙"四小类，共记录医学文献 868 卷，其中"医经"类七家，共216 卷，名目如下：

《黄帝内经》十八卷

《外经》三十七卷

《扁鹊内经》九卷

《外经》十二卷

《白氏内经》三十八卷

《外经》三十六卷

《旁经》二十五卷

从以上记载中可以看出，"内经"一名本不专指《黄帝内经》，但由于其他医书均以佚失，所以我们今天所说的《内经》就专指《黄帝内经》而言。

但《汉书》里没有说《黄帝内经》十八卷究竟包括哪些内容，到了晋朝，有一位大学者名皇甫谧在《甲乙经序》中说："《黄帝内经》十八卷，今天有《针经》九卷，《素问》九卷，二九十八卷，即《内经》也。亦有所亡失。"文中的亡失是指《素问》的第七卷。现代人都认为，皇甫谧学术造诣很高，而且他生活的年代去汉代不远，故本其所言，将《内经》定为《素问》《灵枢》两部分。

但也有学者不同意，认为《汉书》所载卷数十八与今《内经》一六二篇对不上号，因为汉代没有积篇为卷的说法。据此有人推论，当时《内经》的字数很少，大约只有今本的九分之一。其次，从内容分析，《素问》侧重理论，《灵枢》侧重经络针灸，两书用语、理论取舍均有不同之处，可证这是两部不相关的独立著作。

《汉书》其他子目下的著作也都与医学有关，"经方"包括方药、本草、内、外、妇、儿各科医书，总十一家二七四卷；房中与神仙两类，也涉及医学内容，如房中类的"养阳方""有子方"，神仙类的按摩术、引导术等。

目前比较一致的看法是，《黄帝内经》与神话中的黄帝本无关联，冠以"黄帝"之名，是为了追本溯源。黄帝乃传说中的古帝王，曾有许多重大发明，使后人受益匪浅，故中华民族一直以黄帝为祖先，历代后人均以黄帝子孙为荣。古人由此将一切文物制度都归于黄帝名下，《淮南子·修务训》曾总结过这种归祖情结说："世俗之人，多尊古而贱今，故为道者必托之于神农、黄帝而后能入说。"

《素问》之名，始见于张仲景《伤寒论序》："感往昔之伦丧，伤横夭之莫救，乃勤求古训，博采众方，撰用《素问》《阴阳论》《胎胪药录》，并《平脉辩证》，为《伤寒论》，合十六卷。"在我国正史中，《素问》之名见于《北齐书·马嗣明传》："马嗣明，河内人，少明医术，博综经方，《甲乙》《素问》《明堂》《本草》，莫不咸诵，为人诊候，一年前知其生死。"在目录学上，《素问》之名始见于《隋书·经籍志》："黄帝素问九卷。"

说到今版《黄帝内经·素问》总二十四卷计八十一篇，就不得不提一个人，他就是唐代的医学家王冰，没有他，可能《素问》就失传了。

王冰这个人历史上记载不多，只知道他号启玄子，生活在唐代的中期，大约在唐代宗宝应年中(公元762年)曾当过几天太仆寺的官，故称为王太仆。这太仆寺是个管车马的官，虽然也属于中央机关，但官威不显，史书很难关注到这类小官，故《两唐书》中无传。

在唐朝之前，社会上流传的《素问》仅仅是个八卷本，而且还缺了一卷，即使剩下的部分也是"其文简，其意博，其理奥，其趣深"，而且传本多"纰缪，篇目重叠，前后不伦，文义悬隔"，很难看得懂。

于是，王冰"历十二年，方臻理要，询谋得失，深遂夙心。时于先生郭子斋堂，受得先师张公秘本，文字昭晰，义理环周，一以参详，群疑冰释。恐散于末学，绝彼师资，因而撰注，用传不朽，兼旧藏之卷，合八十一篇，二十四卷，勒成一部"。

最令人感动的是王冰这次整理古籍的态度。"其中简脱文断，义不相接者，搜求经论所有，迁移以补其处。篇目坠缺，指事不明者，量其意趣，加字以昭其义"，"凡所加字，皆朱书其文，使今古必分，字不杂糅"。

《灵枢》作为书名，始见于唐代王冰《素问》注："《灵枢经》曰，经脉为里，支而横者为络，络之别者为孙络。"据学者们考证，最早时本无《灵枢》，仅有《九卷》，后改为《针经》，其后又改为《九灵》，到唐代时始称《灵枢》。

但《灵枢》的流传就没有《素问》幸运了，差一点就失传了。《灵枢》到了北宋初年虽然还存在，但已经是残缺不全了。宋哲宗元祐八年（公元 1093 年），高丽进献医书，其中有一本就是在中国已经失传的《黄帝内经·灵枢》。但是高丽国提出一个条件，必须交换一本叫《册府元龟》的书。

看来高丽人还是识货的。这《册府元龟》是北宋时编修的一部类书，共 1000 卷，是政务类的百科全书，有治国经验，也有制度建设，那是一本帝王治国理政的指南。从中国方面讲，这便宜可占大了，因为中国从来不缺统治经验这类书，倒是缺《灵枢》这样的医书。

关于《内经》的成书年代，历来有不同看法，归纳起来有以下几种：

1. 成书于黄帝时期。因为《黄帝内经》是以设问形式写成的，主要是黄帝问臣下答，也有一些是臣下问黄帝答。所以有人直观地认为，《内经》就是黄帝写成的，因此其成书年代也与黄帝同期，如此推论，成书当在公元前 3000 年左右。但此观点现在很少有人坚持。

2. 成书于战国时代。到了宋代，一批学者认为应该成书于战国时，始创此观点的有宋代邵雍，此人乃是研究《易经》的宗师，相传曾创"梅花易数"之法，他曾经说："《素问》《阴府》，七国之书也。"宋代大哲学家程颢也持此观点，他说："《素问》书，出战国末，气象可见。若是三皇五帝典坟，文章自别，其气运处，绝浅近。"

3. 成书于秦、汉之际。持此观点的学者众多，窦苹《洒谱》曰："《内经》十八卷，言天地生育，人之寿夭系焉，信三坟之书。然考其文章，知卒成是书者，六朝秦汉之际也。"《四库全书简明目录》曰："《黄帝素

033

第二章　中医起源之谜

问》，原本残阙，王冰采《阴阳大论》以补之。其书云出于上古，固未必然。然亦必周秦间人，传述旧闻，著之竹书，故贯通三才，包括万变。"

4.成书于汉代。从元朝开始，有人就怀疑此书成于汉代，元明之际的吕复曾说："《黄帝内经》，世称黄帝岐伯问答之书，乃观其旨意，殆非一时之言。其所撰述，亦非一人之手。刘向指为韩诸公子所著，程子谓出战国之末。而其大略，正如《礼记》之萃于汉儒，而与孔子、子思之言并传也。"此后，历朝各代均有人坚持汉代成书说，现代持此说者也不在少数。

综合这些观点，大约有两点是共同的：一是《内经》的成书的时间与中医理论的形成的时间是两回事；二是《黄帝内经》是一部集纳本，而绝非原著，是战国到汉代期间，许多人整理上古医书的结果，但在整理的过程中，有些医学家将自己对古医书的理解加入进去，形成目前《内经》文风不统一的事实。

由于《内经》是集纳本，所以内容、编排上都有些混乱：

一是本身内容混乱，比如，《灵枢·本输篇》曰："六府皆出足之三阳，上合于手者也。"但《经脉篇》中六府之大肠、小肠、三焦均属手经，非"出足之三阳"；《逆顺肥瘦篇》说"少阳之脉独下行"，可在《经脉篇》又说此脉为上行脉。

再比如说，《内经》中目前读不懂的地方有许多是观点不同，表现在"黄帝——雷公"对问，"黄帝——伯高"对问，"黄帝——少师"对问，"黄帝——少俞"对问，这些人在论述医理时并不相同，比如伯高与少俞都论及五味，伯高的"五味论"是按五行来安排的，而少俞的"五味论"却不按五行。

二是《素问》与《灵枢》之间的有不对应的情况，例如《素问》里"虚里""缨脉""胞脉""溜脉""尻脉""解脉""大脉""散脉"等脉名特立独行，毫无统属，与《灵枢·经脉篇》的体系完全不同。

三是后人添加的东西与原本的内容混杂在一起，例如《灵枢·九宫八内》说，就源于汉代人对《易经》的理解，《乾凿度》中有一段关于太一游宫的记载，读起来云山雾罩："易一阴一阳，合而为十五之谓道。阳变七之九，阴变八之六，亦合于十五，则象变之数。若一阳动而进，变七之九，象其气之息也；阴动而退，变八之六，象其气之消也。故太一取其数以行九宫，四正四维皆合于十五，五音、六律、七宿由此作也。"此理论明显是后人对《易经》的发挥，而且发挥得十分牵强。

因此，中医的研究应该做这样一项工作：彻底分清楚《内经》的组成，将后人属于理解发挥的东西单列出来，尽量恢复古抄本的原貌。

既然《内经》是集纳本，也就是说在此以前应该有大量原始的医书存在，可这些医书又在哪里呢？

第二节　谁能发明中医？

上面我们谈到了《黄帝内经》成书的年代，经专家们考证，成书在战国到秦汉之际，距今至少有 2000—2500 年。但是，《内经》的成书年代绝不等于中医出现的年代，而只能当成中医被记录下的年代。

那么，中医到底是什么时候形成的呢？

3000 年前的医学

《内经》中有一段文字与《老子》完全相同："美其食，任其服，乐其俗……"许多专家学者用这条资料来证明《内经》成书于《老子》之后，认为《内经》抄了《老子》的这段文字。但也有另外一种可能，即《老子》与《内经》都来自同一个更早的祖本，根本不存在谁抄谁的问题。

如果仔细读一下《老子》就会发现，老子《道德经》一书有很浓重的摘抄痕迹，它与我们看书时随手摘抄下来的格言警句相似，每一句话都是一个结论、一个观点，根本没有中间的论述部分。而与老子同期的其他著作则没有这个现象，比如说《论语》《管子》等。

老子其人曾经担任过周朝皇家图书馆馆长一职，虽然老子任馆长时，周朝正在走下坡路，但皇家图书馆内还是保留了比其他处更多的古籍，当时三坟、五典、八索、九丘，都很好地保存着，这不是四本书，而是四类分，是中国人对图书的最早分类，有点像后来的经、史、子、集的分类法。因此，在翻阅藏书的过程中，他随手摘下一些富有哲理性的文字，最后集纳成《道德经》一书也是有可能的。同样，在他管理的藏书中可能有《黄帝内经》更早的版本，他也将其中一些文字收录于《道德经》中。

由此可见，中医的理论体系不晚于春秋时的老子，大约在公元前500年前后。

《列子·汤问》中有一则西周穆王的故事，记载一个机械人"王试废其心，则口不能言，废其肝，则目不能视，废其肾，则足不能行"。这段记载中涉及许多中医理论，《内经》都有记载：

周穆王生活在西周王朝的中期，是一个可信的历史人物，上古史籍中都有关于他的记载。周穆王时期，是西周王朝发展的一个重要时期，它是西周王朝从鼎盛到衰败的一个转折点。据夏商周断代工程的考证，周穆王应该生活在公元前976年至前992年。

这说明至少在西周中期，中医的理论已经形成，当时距今大约3000年，比一般专家们的考证多出800多年。

其实关于中医理论的形成时间，《内经》中本来有十分明确的记载，即中医理论形成于神话中的黄帝时期，但目前却很少有人相信这个说法。可以考察中国巫医出现的时期，恰好与黄帝同期，因此我们认为，这个观点也是可信的。

《礼记·五帝德篇》说：颛顼之后"治气以教民"。为什么颛顼之后呢？《国语·楚语》说，颛顼之前，是个非常好的时代，神与人都混杂在一起，人人祭神，家家有巫史。但颛顼时也发生了一件大事，即天地分离，史称"绝天地通"，神离开了人，正因为这件事，黄帝才将帝位传给了颛顼。从此以后，人类就进入了蒙昧期。所以"治气以教民"，应该发生在天地分离、神离开人类之后。

《黄帝内经》涉及七个人物，即黄帝、岐伯、伯高、少俞、少师、雷公、鬼臾区。根据文献提供的资料，我们在其中重点分析两个人物，一是黄帝，二是雷公。

黄帝的起源比较晚，从时序上说，它应该是周族的主要神灵，但黄帝的神迹却十分遥远。有些学者从社会学角度认为，黄帝可能是一位原始社会的部落首领，因其对部落的贡献而被奉为神灵。但不论怎么说，当"黄帝"这个名称出现时，他已经不是一位普通的人，而是神，是取得政权后周民族树立起来的崇拜对象。所以，西周时的甲骨文、铭文、《诗经》《尚书》等中都对他大加颂美，此时的黄帝无疑就是上帝，是绝对宗教崇拜中的偶像。《淮南子》记载说，当时有五方天帝，而黄帝居中统治四方，可见神格之高。

中国神话中关于黄帝的神话传说也丰富，归纳为这样几类：黄帝与创造人类、黄帝与古昆仑山、黄帝发明器物、黄帝与炎帝之争、黄帝大战蚩尤等等，具体的神话细节我们就不多说了。但需要说明的是，神话中的某些具体的"神"是否真的存在，我们并不知道，但可以肯定的是，神话中的神迹，即神的事迹一般具有某种真实性。比如说，黄帝的神迹有以上这些，这些事实可以是真实的，但是否真的就是黄帝个人所为，那就说不定了，也许是其他神所为，这都没有多大关系。

雷公是神，就是风雨雷电的雷。最早的雷公神话源于《山海经·大荒东经》，据记载，当年黄帝与蚩尤发生了战争，蚩尤不知用什么法子，弄出了满天大雾，黄帝的军队不辨东西南北，结果惨败。后来黄帝让"旱魃"上阵，用"旱魃"体内发出的巨大热量才挽回了败局。

紧接着，黄帝又添了一件新武器，那是一面用"夔"皮造成的鼓。据说，这"夔"长得很难看，但它却有一张好肚皮，能发出巨大的声响，有时它没有事就躺在大泽边，敲着自己的肚皮玩，发出"嘭、嘭、嘭"惊天动地的声响。黄帝为了打败蚩尤，忍痛将"夔"杀了，取了它的皮做成一面大鼓。黄帝还觉得不过瘾，又杀了雷兽，撅其骨为鼓槌。这两件巨响的东西碰到一起，那就可想而知了。

从其他记载里可以看出，这"夔"实际上就是雷神，《山海经·大荒东经》说："雷泽中有雷神，龙身而人头，鼓其腹，在吴西。"《淮南子·地形训》说："雷泽有神，龙身人首，鼓其腹而熙。"可见敲着肚皮玩的就是雷神。到战国时，人们将传说里的神都人性化了，此时的雷神就变成了雷公，《楚辞·远游》记载："左雨师使侍兮，右雷公以卫。"

而岐伯、伯高、少俞、少师四人，虽然历史上没有太多的记载，但他们都是神医，而且生活的年代也与黄帝差不多。

岐伯仅在与中医相关的文献中有记载，记载说他是黄帝时期一位最有名的神医，据说他曾经奉黄帝之命尝百草、辨药性、整理医方，最后写成《素问》一书。所以岐伯在中医里的地位几乎与黄帝齐名，后来的中医称为岐黄医道、岐黄学等，岐就是岐伯，黄就是黄帝，可见他的名字还排在黄帝之前。然而，现有的古籍中都没有记载岐伯的形象，我们至今搞不清楚他究竟是个什么样，但可以肯定的是他不会是个纯粹的人形，也许像《山海经》中其他神一样吧，也是人与兽的组合形。

伯高在传说中也是黄帝之臣，上古医学家。此人尤其精通脉理，《灵枢》中有许多篇都是伯高的杰作。此人还是中国历史上第一位解剖学家，他曾经向黄帝系统讲述了人体各部骨骼的标准分寸，还讲解了消化器官的大小、长短及其部位。

少俞、少师也是黄帝属臣、大医学家。少俞对经络、脉象有深入的研究，而且他还是一位有名的心理学家，曾深入讨论过心理因素在诊断与治疗中的作用。而少师则对人体质方面有独到见解，他第一次将人根据阴阳的多少分为五类，即五行人（西方有四液体说），并提出不同的人在进行针灸时应该注意的问题。

因此，中医理论的形成至少在西周的初期，距今 3000 年左右，而且还可能形成于中国的神话时期，那是在公元前 1000 多年的某个时期。

中医属于全世界

公元前 800 年前后，在印度出现了一部书，名字叫《奥义书》，书中大约收录了 108 篇文献，中国翻译出版了其中的 50 篇，所以又称《五十奥义书》。书中记载了许多古代印度的哲学思想，也记载了更多其他方面的知识，其中包括医学。最值得注意的是，本书内容并非当时人的创造发明，它实际上是一个总结性文献，包括了公元前一千三百多年的《吠陀》《梵书》《森林书》等内容。

就在这部《五十奥义书》中，我们发现了大量与中国古代文化相似的东西，其中最不可思议的是，书中关于人体的基本看法与中医很一致，甚至表述的方式都相同。

印度的古代人认为，我们这个眼中看见的虚假世界，是由气构成的，这些气，看似千变万化，但其实都是一种根本之气的分化而已，《考史多启奥义书》说："诸气皆臻于一也。"这与中国哲学里气的"混一"理论是何等相似！

在对人类生命的基本看法上，《五十奥义书》也与《黄帝内经》有许多相似之处，例如，《六问奥义书》记载："惟太阳为生命，惟太阴为原质。凡此一切有形体者，皆原质也。故原质即形体。"这与中医"阳化气，阴成形"理论何等相似；再比如，《蒙查羯奥义书》记载："阴阳合精气，人类由神生。"这与中医"人生有形，不离阴阳"的看法又是何等的一致。

从上述哲学观点论及人类生命本身，那就更加细致了。人的本质就是气，印度人称为"生命气息"。关于生命气息的概念，《奥义书》里也很乱，歧义百出，有的说生命气息是粮食，有的说是空气，有的说是大梵，是各种神灵。但总的来说，生命气息有两种意思：

1. 指肉体内的"内自我""神我"。有时我们可以将其理解为灵魂。由于"神我"是人的神性部分，所以也可以直接引申为大梵、"彼"、因陀罗等，例如，《考史多启奥义书》说："生命气息者，大梵也。"梵即梵天，是印度古代最伟大的神灵。同书又引因陀罗语说："彼曰：我为生命气息，为般若自我。汝其敬我为寿命，为永生。"因陀罗的神位也很高，它是印度的心神，专门管理人类的思维、意识等活动。

此类生命气息属于人类生命的本质，它决定着生命的存在与否。《泰迪黎邪奥义书》曰："气是群有之性命，故气称为一切寿。"《伊莎奥义书》曰："气息兮，永生之命；躯体兮，飞灰是竟。"

2. 指人体内真气。《甘露滴奥义书》《瑜伽顶奥义书》《瑜伽真性奥义书》《商枳略奥义书》等，是印度瑜伽的修炼经典，主要修炼的就是人体内的真气，书中详细讨论的十几种气，都是人体内的自有之气，《大林间奥义书》有一句精确的论述："生命之气息，即诸体之真元。"

最常见的是，印度人将人体之气共分为五种：平气、上气、下气、充周气、元气。这五种气分属不同的部位，而且有不同的颜色：平气在脐处，乳白辉晶莹；上气在心头，红似末尼珠；下气在朕，光如甲虫赤；

充周气满全身，其焰似光明；元气喉处沏，色如淡黄白。五气的划分与中医也十分相似，中医将气也主要分为五种：阴气（下气）、阳气（上气）、卫气（平气？）、营气（充周气？）、元气（真气）等。

印度又将人按气的存在划分为三级：《大林间奥义书》曰："此即三界：语为此（下）界，意为空界，气为彼（上）界。"下界的"语"可以理解为肉体，空界的"意"可以理解为人类的意识，上界的"彼"就是气了。印度还有一种划分方法，本质上也与气有关：外自我（肉体），内自我（意识），超上自我（气、灵魂、神我）。

我们目前还不知道的是，印度《奥义书》中有关气的论述与中医《黄帝内经》有关气的论述有何关系，但它们确实存在相似性，这一点千真万确，例如，《唱赞奥义书》曰："其至精分化为气息。"这与《素问·阴阳应象大论》："气归精，精食气……气伤精，精化为气……"极其相似。

奇怪的是，这部书中也记载了经络，而且人体经络有 14 条。据《商枳奥义书》记载，人体共有 14 条大的经脉，

当然，限于资料的关系，我们不知道这 14 条脉与中国经络的走向是否一致，但印度的脉学与中国的经络学很相似，这也是事实。比如，从大的方面，它将脉分为二种，《弥勒奥义书》说："一脉分为二，二者遂离析。"中国也将脉大体上分为二种，即阴阳，并在此基础上进一步分为三阴三阳。

印度每一条大的气脉又可分为若干条小分支，印度人常喜欢玩数字游戏，比如，佛教的时间算法就十分惊人，气脉的算法也是如此，所有小气脉细细加起来可以多得惊人，如《六问奥义书》曰："心中则性灵居焉。是处有百又一脉，脉分百支，支分七万二千小支，周气流于其间。"如此算来，人身大小气脉可达上百万。所有的气脉都发于心脏，《蒙查羯奥义书》曰："如辐共车毂，诸脉心内敛。"

据其他《奥义书》记载，人体中最重要的脉有两条，一条名叫苏寿

门那脉，此脉在印度备受关注。《瑜伽顶奥义书》记载此脉说："在诀之后，循背脊骨而上，至头顶大梵窍而止。"大约就是起于尾骨至头顶的经脉，相当于中医奇经八脉中的督脉，《奇经八脉考·督脉》说：此脉起于肾下胞中，至于少腹……并脊里上行……入系舌本，上至风府，会足太阳、阳维，同入脑中。循脑户、强间、后颈、上巅。

另一条重要的气脉名叫喜多，《大林间奥义书》记载此脉说："其隐蔽，则此心内之网脉，其所游行之道，则此心腔上达之一脉也。如一发析为千分，此名'喜多'之脉者，亦复如是，皆安立于内心也。""则有所谓'喜多'脉者，以七万二千脉管发于心而络于心囊者也。"看来此脉发于心脏，走于前胸，联结心包而上达于面部。此脉在印度也大受重视，《羯陀奥义书》曰："百又一心脉（喜多脉），唯一通头顶，上升达永生，余皆生死引。"人要想达到长生不死的境地，唯一可修的就是"心脉"。中医里没有这样一条脉，大约相当于任脉，任起于中极以下，循腹里贯心，上关元，至咽喉，也是行于胸前的一条脉。

实际上，我们怀疑"喜多"脉的读音就是从中医任脉和督脉的合音而来，因为这两条脉的走向与中医任、督二脉很相似。

从以上这个旁证中，我们可以得到两点结论：

第一，中医理论的出现和形成大约在公元前 1000 年前后，大致相当于中国的周朝，距今有 3000 多年。

第二，中医的起源很可能不局限于中国，在公元前 1000 年前后，世界许多民族可能都有类似理论的传播，中医从某种意义上讲，它属于全世界。

孔子发明相对论？

贾宝玉在第一次见到林黛玉时，高兴地说：天上掉下个林妹妹！他感到很意外。而我们在研究中医理论形成时，也经常有"天上掉下个中医来"的感觉。如果中医理论产生于公元前1000年前后，即距今3000年，那么就会有以下疑问：

1. 3000年前，中国有没有发明中医理论的社会基础？

2. 3000年前，当时的人们从思维进化的水平上有没有这个能力？

3. 为什么印度的古代文明中会有与中医相同的思想？

3000年以前，中国正处于西周时期，当时的中国刚刚从陶器时代进入青铜时代，生产力落后就不用说了。当时的文化也很落后，目前还没有当时确切的社会文明记载。但中医的理论水平却高于当时的文化总体水平，比如中医的五运六气学说，就高于当时的天文学。在这样的时代里，人们每天都在想如何填饱肚子，根本没有时间和精力研究经络这样的问题。因此，从生产力发展的水平上看，当时不太可能发明中医理论。

中医理论相当高深，至今我们都很难理解，那么当时的人是不是比我们更加聪明呢？

文字是文明的标志，是划分人类文明史的唯一标准。甲骨文的出现，标志着文明的曙光降临中华大地，中华民族成为世界最早使用文字的民族之一。

那么，什么是甲骨文呢？学者们说甲骨文是象形文字，简单说甲骨文上的文字就是图画，比如说表示眼睛，就画一只大大的眼睛；表示人，就会画一个人形；表示小麦，就会画连根拔起的麦苗；表示车就会画上两个车轮，象征马车；表示看，就画一只立起来的眼睛；表示即，就画一个人靠近了食器……大家如果有时间、有兴趣，学学甲骨文的辨认，挺好玩的。

为什么要使用象形文字呢？

如果我们给一个2岁的孩子一支笔、一张纸，他会用笔在纸上写些什么呢？一般说，他会在纸上画出许多根有他才明白的线条，这些线条偶尔也会组成一幅图画。因为 2 岁的孩子大脑不能接受抽象的东西，只能接受近于图画的东西。所以老师教刚入学的孩子时，总是用象形的比喻，比如说，他要孩子记住拼音"h"时，总会把这个符号形容成一把椅子。

所以文字反映人们的思维水平。在距今 3000 多年以前，不但中国人的思维不发达，国外同期的历史文明水平也不发达，人类都使用的是象形文字，比如说埃及、苏美尔、印度，都需要用图画的形式帮助人们思考。在人类的早期，我们还没有发现一种成系统的符号文字体系。目前公认的最早的文字是印度马享佐达摩遗址中的双头蛇印章上的文字，它也是某种无法解读的象形文字。

大家知道，世界文字除中国以外，随着人们的思维水平不断提高，经历了一个从象形到符号的过程，现在的大多数文字都发展成了符号或者拼音，比如英文就由 26 个基本符号组成拼音文字，日语中的平假名和片假名也是符号类的拼音文字。象形甲骨文的使用，就反映当时人们的思维水平。他们的思维偏重于直观、象形，不可能接受过分抽象的符号。

而中医学从整体上看，它既不直观，也不形象，例如，中医并不是以解剖原型为基础的医学，它的腑脏、经络、气血都与解剖学对不上号，这在全世界都是极为罕见的。有人就将中医的这一特点概括为"思维医学"，强调了高度抽象思维在中医形成过程中的作用。

我们让没有抽象思维能力的祖先，去发明一套完全脱离解剖原型的医学理论系统，是不是有点难为人呢？这就如同我们非要让孔子去发明相对论一样，这种做法是否有些霸道？我们是在研究历史还是在重新创造历史？

正如我们上面看到的那样，在公元前 800 多年的古印度《奥义书》中，存在大量与中医相似的理论成分记载，这一现象使中医理论的形成问题更加复杂化，我们要从一个更大宽广的范围来理解中医的起源。

综合以上几方面的理由，我们认为，在公元前 1000 年前后，中国人不可能发明如此高深的医学，当时的中国人既没有发明中医的社会基础，也没有发明中医的思维基础。

那么，是否可能印度人首先发明了中医，而传入中国的呢？回答是否定的。当时的印度同中国一样没有发明中医的基础，而且从记载中看，《奥义书》中的中医理论，十分破碎，没有形成一个完整的系统，还处于一个雏形阶段，它远不如《列子·汤问》中反映的程度，还没有达到可以实际操作的程度。另一方面，《奥义书》中的医学理论与中医只是相似，并非完全一致，这从印度后来的医疗实践可以证明。

那么，是否中国人发明了中医，而后又传到了印度呢？这种可能也不大。首先，中国与印度的古代文化交流并不充分，中间隔着青藏高原，历史上，大规模的中印文化交流出现在公元元年前后，不可能发生在公元前 1000 多年以前；其次，《奥义书》的成书时间要早于《黄帝内经》的成书时间。

既然中国人和印度人都没有发明中医学，那么中医究竟是谁发明的呢？

第三节 《易经》版本的启示

中医起源问题正像我们以上看到的，不论走哪一条路，都是死路一条，至少目前在学术上，还没有任何一家的起源观点得到大多数人的认可。中医起源问题必须另辟蹊径，其中并不排斥大胆的假设和天才的猜测。

好！首先来看一看我们究竟面临哪些问题：

1. 在历史上，完整中医的出现具有突然性，目前可考的证据就是《黄帝内经》成书前后的一些资料，春秋以前基本找不到任何明确的证据，包括文献、考古、绘画等。如果说中草药及中医治疗方法，可以在合理想象的情况下再现，那么中医理论无论如何不可想象。这是一个不能否定的客观事实，我们应该如何来看待这个事实呢？

2. 在中医体系中存在一个不可理解的谜团，即中草药及治疗方法与理论严重脱节，一方面，中草药及中医治疗方法具有原始朴素的特征，让人怀疑它们是经验的累加；另一方面则是无比精深的理论，2000年过去了，没有人能走出它划定的圈子。最直接的证据是，中医有医理学、病理学、治疗学、养生学，就是没有药理学，所有的医书都没有成系统的药理。而2000多年的发展我们也并没有重建药理学，直到今天依然是空白。

3. 我们无法解释中医与解剖学的脱节现象。中国古代有十分发达的解剖学，而中医学整套理论却恰恰不是建立在解剖原型基础之上的，中医五藏与实体解剖的五脏并非一回事。此外，藏象、经络、气血精液等，也统统不能在解剖学上得到证实。

4. 关于《黄帝内经》的版本及成书形式问题。《内经》是个集纳本，本身并非原版，按道理，应该有许多版本同时存在，但除战国以外，我们在目录中看不到更早的医书，《周礼》先秦古籍也未记录版本，那么《黄帝内经》的底本或祖本究竟在哪里？此外，《内经》是以问答形式写成的，目前多解释成一种习惯，那么如果《内经》的祖本就是问答的形式，又该怎么理解呢？

以上这些问题，看似互不统属，其实都与中医的起源有关联。一个合理的起源研究，它必须能够回答这些问题，回答得越全面、越系统、越合理，本身就是起源的某种证据，否则单纯地说起源于经验总结或起源与巫医，没有任何意义。

那么，我们的研究从哪里入手呢？在没有其他资料的情况下，我们只能从《黄帝内经》本身入手。其中有一个事实给了我们很大的启发，那就是关于《易经》的起源及文字特征问题。

《易经》不是卜书

现代人一般认为《易经》是部卜书，是古代巫师占卜的总结。其理由就是《易经》爻辞中有大量卜辞的特征。例如，《易经》满书都是吉、贞吉、中吉、终吉、元吉、凶、贞凶、终凶、咎、无咎、利、不利等等占卜性语言，这些词语都包含在它的爻辞中，例如：

乾卦用九：见群龙无首，吉。

坤卦六五：黄裳元吉。

屯卦九五：屯其膏，小贞吉，大贞凶。

需卦初九：需于郊，利用恒，无咎。

讼卦初六：不永所事，小有言，终吉。

师卦六五：田有禽，利执言，无咎。长子帅师，弟子舆尸，贞凶。

……

《易经》里这些爻辞与甲骨卜辞很相似，例如：

庚辰卜，贞，多鬼梦，不至（咎）　　　　　（《类纂》7448）

贞亚多鬼梦，无疾，四月　　　　　　　　（《类纂》7450）

辛酉卜，旅贞，王其田干麦，往来无灾，在十月（《珠》404）

已未卜，亘贞，逐豕获　　　　　　　　　（《前》3333）

庚辰卜，争贞，呼王族人　　　　　　　　（《文》589）

......

从爻辞与甲骨卜辞的对比中，学者们发现，《易经》在语句上与甲骨卜辞相同，都是判断句，在用词上也与甲骨卜辞相似，故而认定《易经》源于卜辞，它是甲骨卜辞的总结与抽象，甚至是理论化的卜辞。正是从这一点，《易经》对后世的命学有相当大的影响力。

其实如果仔细推敲，学者们的以上论点是站不住脚的。

1950 年，在河南安阳四盘磨探坑中发现大骨三块，内有一块卜骨，横刻三行小字，而且类似的符号也发现于一些陶片上，很长一段时间以来，人们都不知道这些符号是什么意思，有的人将它看成是中国比甲骨文还要早的一种陶文。后来经过研究证实，这是三组八卦的标志，但它是数字的，类似后来的阴阳爻。

再比如说，北宋时期在湖北孝感地区出土了一件铜器，叫作中方鼎，铭文一共 8 行 55 字，在结尾处有两组数字符号"七八六六六六、八七六六六六"，李学勤先生做过专门研究，依《左传》《国语》的占卜实例，最后判定，这两组数字实际就是《易经》当中的两个复卦，即《剥》和《比》。

以上发现证明，最早记载数字《易经》大约出现在商朝，距今 3400 多年左右。也就是说，《易经》与早期文字的出现在同一时代。这样一来，《易经》爻辞有卜辞的特点，毫不奇怪，根本不能作为《易经》是卜书的证据。

为什么呢？单就甲骨卜辞来看，中国文字发明的初期几乎都是这些文字，可以说中国的文字就是为了记录卜辞而发明的，现存的 5000 多个不重复单字，哪一个都与卜辞有关。而且甲骨卜辞有一定的文字表达格式，包括语法、习惯用词、文风等，这是那时的流行文体，约定俗成。因此，当时不论写什么，即使写一封情书，它的语言、文法也必然会是卜辞式的："爱你发狂，夜半田头。至，黄裳元吉。不至，贞凶。"

那么，如果在公元前 3000 年左右，我们的祖先想将《易经》记录下来留给后人，他们会用什么方式来记录呢？当然是"卜辞体"，别无选择，只能用当时的文字，甚至只能用当时的书写语言习惯，包括它的语法、结构、语气。而这些东西因当时为记载卜辞而发明，因此《易经》不能不带有很强的卜辞特点。它是借用了卜辞，而不能说是卜辞的总结。

《易经》有卜辞的特点，但又不是卜辞的总结，这一特征恰恰可以说明：《易经》是被记录下来的。记录有两种可能，一是当时人发明而记录下来；二是从别处得到而记录下来。从种种迹象上看，我们更相信《易经》是从别处得到，而被当时人记录下来的，更确切地说，《易经》是在史前大洪水之后记录下来的史前文明成果。

《易经》为何有许多版本？

也许有人不同意这个说法，认为《易经》也许就是当时人发明而用甲骨文记录下来的，根本不可能是史前文明。但我们还有一个证据可以证明以上的推论，那就是关于《易经》不同版本的爻辞。

中国历史上有三部易书，它们是夏易《连山》、商易《归藏》、西周易《周易》，西周初年这三部易书还同时保留在图书馆里，据当时记载，《连山易》当时尚存 8 万字。这三部易书，卦画相同，但爻辞根本不同。现我们对比《连山易》遗爻与今本《周易》的爻辞：

《连山》遗卦"剥"上七爻辞曰：数穷致剥而终吝。

今本《易经》剥卦上九爻辞曰：硕果不食，君子得舆，小人剥庐。

《连山》遗卦"复"初七爻辞曰：龙潜于神，复以存身，渊兮无畛，操兮无垠。

今本《易经》复卦初九爻辞曰：不远复，无祗悔，元吉。

《连山》遗卦"垢"初八爻辞曰：龙化于虫，或潜于洼，兹萆之牙。

今本《易经》垢卦初六爻辞曰：系于金~（左一木右一尼），贞吉。

《连山》遗卦"中孚"初八爻辞曰：一人知女，尚可以去。

今本《易经》中孚卦初九爻辞曰：虞吉，有他不燕。

可惜的是，《归藏易》没有留下明确的爻辞，只有一些零散爻辞，不知道应归属哪一爻，否则对比起来更有意思。但从以上对比中，我们可以得到一个相同的结论：当时不同民族得到了同一版本的《易经》（得到的途径很可能是别人的讲解，许多人在那里记录），但由于理解的不同，所以记录的版本有差别。这些民族绝大部分后来消亡了，只有三个民族先后掌握了政权，因此这三个民族的《易经》被保留了下来，它们就是夏族人的《连山易》，商族的《归藏易》，周族的《周易》。

实际上，从《易经》被保留的情况里，我们也能找到证据。比如说，据汉代人记载，西周保存的《连山易》有8万字，但《归藏易》却只有3400字，两者悬差极大。按道理说，夏朝离周朝很久远，但商代离周朝却很近，可为什么商易比夏易要失散得多呢？这是一个很不正常的现象。可直到今天也没有人注意。

我们认为，在政权交替的时候，刚刚取得政权的民族一般都矫枉过正，他们不但要取得战败民族的政权，而且要消灭战败民族的意识形态。在古代的民族中，意识形态方面的改造一般从宗教崇拜开始，表现为消灭战败民族的神话及宗教信仰。《易经》被后人冠为六经之首，可见它在古代文化中的地位。因此可以推测，周武王打败商纣王后，一定发生过用周族《易经》取代商族《归藏易》的事情，这是巩固政权的大事，也是标明正统的大事。在这种情况下，《归藏易》的缺破、佚失完全在情理之中。所以到周族政权已经稳固之后，再回头收藏《归藏易》时，它已经缺破得仅有 3400 字。

为什么夏朝的《连山易》保留得比较完整呢？正是因为它离周朝太久远，到周民族打败商民族时，原来的夏族遗部早已被融合，作为一种有威胁的政治、军事力量早已不存在了，只有文化在民间流传。取得政权的民族，一般不会消灭此类文化，相反，为了需要他们还可能保留此类文化。这就是为什么《连山易》比《归藏易》在西周初年保存完整的原因。

初《易》因何名为"连山"？

除以上这些证据以外，还有一项重要的证据来自《易经》的命名问题。大家知道，中国第一部易书叫《连山》，它是夏朝的《易经》。可是为什么第一部易书要叫《连山》呢？

有的人认为，夏易之所以叫《连山》，那是因为夏易以艮为首，艮为山，因此六十四卦第一卦应该是艮上艮下，连续两个山，故名《连山》。可是现存《山坟·连山易》第一卦是"崇山君"，即乾，而不是艮，这证明《连山》以艮为首的说法缺乏必要的根据，是后人想象出来的。

我们认为，第一部易书之所以要名为《连山》，实际上有一个更加重要的原因，那就是要记录《易经》的来源。那么，《易经》又是怎么来的呢？所有的神话和传说都在指示我们：《易经》的来源与史前大洪水有关。

《太古河图代姓记》说："草生月，雨降日，河泛时，龙马负图，盖分五色，义开五易，甲象崇山，天皇始画八卦，皆连山，名《易》。"

《天皇伏羲氏皇策辞》说："天雨降河，龙马负图，神开我心……我画八卦，自上而下咸安。"

《山海经》记载："伏羲氏得河图，夏后因之，曰《连山》。""黄帝氏得河图，商人因之，曰《归藏》。"

……

在此我们提醒大家注意，不论是哪一个版本的神话，都说到一个细节，即《易经》的成书与河图、洛书有密切的关系。有的神话说，有一匹龙马从黄河破浪而出，背上有一幅图，名为"河图"；还有的神话说，是一只"神龟"从洛水中钻出，龟背上有一卷古书，名为"洛书"。神话中"龙马""神龟"一般都是水的象征，上古圣人们就是从"河图、洛书"中受到了启示，最后发明或得到了《易经》八卦。孔子曾对这一传说有一句概括性的总结："河出图，洛出书，圣人则之。"

在论述史前文明的时候，我们曾注意过一大类神话，主题在讲知识与洪水的关系，也就是我们最古老的知识都来自洪水以前，而神话以知识树、宇宙树、常青树、善恶果等代表知识，以蛇或龙代表洪水，这类神话反映了一个主题：人们从洪水围困下解救了知识。应该是：人们从退去的洪水废墟上找到了大洪水以前的某些文明成果。

"河出图，洛出书"与世界同类神话所反映的主题是相同的，所不同的是它更为直接。"河图、洛书"不论从哪一个角度看，它也是人类知识的代表，比其他神话中的善恶树、宇宙树、知识树更直接地代表了知识的概念。而"河"在此指黄河，"洛"在此指洛水，这比同类神话中用蛇、龙、水神等表示水的概念更具体。因此，"河出图、洛出书"的神话重点在讲述知识与水的关系，根据神话内在的逻辑，此处的水只能是神话中毁灭人类的大洪水，也就是说，它也从间接的角度说明：《易经》八卦与史前那场大洪水有十分密切的关系。

我们可以这样来推测《易经》的起源：

一场突如其来的大洪水毁灭了平原、谷地的人类，也毁灭了当时创造的高度发达的文明（世界几乎所有民族都有关于这场洪水的记载），只有少数人在高山或高原上幸存下来。洪水过后，幸存的人们从各自的山峰走下来，汇集在一起组成了一个新的群体。由于他们幸存的地点，即山头不同，因此就以这些山头来加以区分。山就好像现在的姓氏一样，来自崇山的，就以崇山为名为姓，我们可以将其称为崇山氏，来自伏山的，就以伏山为名为姓，我们可以将其称为伏山氏……

事实上以山为名为姓的习俗源远流长。《山海经》中记载的所有天神和国家，大多数与山有密切的关系，那时的天神都可直接称之为山神，甚至有些部落就以山为其姓氏，例如炎帝神农就被称为烈山氏、厉山氏、连山氏。

此外，最早的《易经》属于"三坟"中的内容，但这里没有坟墓的意思。"坟"的本意是高大，可以看作是对山的形容，"三坟"意即三座高大的山。根据《三坟书》记载，《连山》的每一宫都是一个以一座山为中心，例如：

崇山君（即乾）、君臣相、君民官、君物龙、君阴后、君阳师、君兵将、君象首。

伏山臣（即坤）、臣君侯、臣民士、臣物龟、臣阴子、臣阳父、臣兵卒、臣象股。

列山民（即艮）、民君食、民臣力、民物货、民阴妻、民阳父、民兵器、民象体。

兼山物（即兑）、物君金、物臣木、物民土、物阴水、物阳火、物兵执、物象春。

潜山阴（即坎）、阴君地、阴臣野、阴民鬼、阴物兽、阴阳乐、阴兵妖、阴象冬。

连山阳（即离）、阳君天、阳臣干、阳民神、阳物禽、阳阴礼、阳兵谴、阳象夏。

藏山兵（即震）、兵君帅、兵臣佐、兵民军、兵物材、兵阴谋、兵阳阵、兵象秋。

叠山象（即巽）、象君日、象臣月、象民星、象物云、象阴夜、象阳昼、象兵器。

这其中连山、列山为部落姓氏，古史中有明确记载，炎帝神农就属于连山氏。据此我们可以推测，其他八山也是部落的称号，他们应该是：崇山氏、伏山氏、列山氏、兼山氏、潜山氏、连山氏、藏山氏、叠山氏。在山名后面的君、臣、民、物、阴、阳、兵、象，可以看成是部落不同的社会分工。

这些新的部落从高山走下平原，并继承了大洪水以前的一些文明成果，比如像《易经》和《黄帝内经》这些成果。而当时的人未必可以很好地理解这些成果，但不论理解与不理解，他们都将这些作为祖先神圣的遗产，很好地保留在神话中，或其他口述历史的内容当中。这样算起来，当时继承下来的版本有很多，一个部落保留了一个版本。

又过了许多年（当时的历史时限很长，大约是几千年），到夏部落掌握政权之时，人类已经开始有了文字，这些部族要做的第一件事，就是将传说与神话当中的神圣部分记载下来，其中就包括《易经》。

夏王朝是中国历史上第一个朝代，按照我们的观点，也是甲骨文成熟的时期，《易经》出现在这个时候，正符合了被记录的特点，它是文字出现以后"仰录"史前文化的结果。

夏部族作为统治者，可能管辖下的最大八个部落就是：崇山氏、伏山氏、列山氏、兼山氏、潜山氏、连山氏、藏山氏、叠山氏。它将自己的《易经》名之为《连山》，用八个最大的部落象征《易经》八宫、八卦。

因此，《连山》的命名只是为了记载这次重大的历史事件，因为人类是在高山上幸存下来的，所以对山有一种特别的感激之情，又因为人们幸存的地点不同，故名之为《连山》。这就解释了一个困惑了许多人的文化现象：为什么生活在黄河中下游一带平原或谷地上的早期中国人，在他们的神话当中有那么"山崇拜"的宗教情绪。

随着历史的流逝，后来许多部落在历史的长河中消失了，而他们的《易经》版本也消失了，只有曾经占据过统治地位的部落，将他们的《易经》版本流传了下来，这就是我们所看到的古代"三易"。

《易经》的笔记痕迹

那么，《易经》是否有记录的痕迹呢？我们认为有，理由有三：

第一，古代人们也认识到这一点的，例如贾公彦就曾说：《易经》乃"有文字之后仰录三皇时事"而成，证明它是被记录的而非发明的。

第二，它是突然出现在中国历史文化中的，即我们目前所看到的《易经》，无论是数字形式还是卦画形式都基本相同，从时间上联接夏、商、周三代，从版本是串联《三坟》古易和《山海经》所记三易，而这些形式在以前根本没有。

第三，《易经》从它出现在历史中，就与目前所看到的大同小异，是一个极为完善的体系，包括八经卦、六十四别卦及爻辞，即它的经文部分。几千年过去了，后人对它的基本部分没有丝毫补益，只是在《易传》部分不断加入自己的理解。这一现象说明了什么呢？只能说明《易经》是被记录下来的，而不是发明出来的。

除了以上三条推测外，在《易经》本身我们也可以找到证据。

一、三易卦画相同而爻辞不同，证明《易经》源于笔记。

我们以上说到，古代"三易"卦画相同，都是由八经卦及六十四卦组成。爻辞是对卦画的解释，一般来说，相同的卦画本应该有相互一致的爻辞。但现存三易的遗留爻辞却极不相同，上一节里我们曾引证过《连山》同卦爻辞与今本《周易》的区别。我们由此推测，《易经》来自某种记录，不同的爻辞是由理解不同造成的。这是《易经》"笔记"痕迹的一个重要证据。例如：

> 《连山》遗卦"中孚"初八爻辞曰：一人知女，尚可以去。
>
> 今本《易经》中孚卦初九爻辞曰：虞吉，有他不燕。

这两句爻辞文字差别很大，但内容却极为相似。《连山》爻辞大意是：如果一个男人爱上一个女人，又没有其他人竞争，大概可以成事。而今本《周易》爻辞的大意是：即使专心一致，但如果有其他人出现，那事情不就太好了。我们可以从中体会出，两句不同的爻辞实际上都在以比喻的手法描述同一个事物，但被描述的究竟是什么，我们不知道。

二、《易经》文字中有大量比喻的成分。

如果我们再仔细分析这些不同的爻辞，还会发现一个更加重要的证据，那就是：《易经》爻辞尽管文字不同，但隐喻的内容却是相同的，因为文字中包含了大量比喻的成分，给人的感觉是，它们用不同的手法在描述同一种东西。

不但不同版本的《易经》爻辞有大量比喻的成分，即使同一版本的爻辞中也使用了大量比喻的手法。例如：

今本《易经》第一卦为乾卦，六条爻辞中有五条涉及一种传说里的神物，那就是龙，潜龙、见龙、龙在渊、飞龙、亢龙。爻辞是在用龙的不同形态来竭力描述一种东西，想告诉后人。可它描述的究竟是什么？这成了千古之谜，可能是物体，也可能是某种道理。其他卦也大多数如此，如，今本《易经》的鼎卦，它取用了鼎的六种形式——鼎巅趾、鼎有实、鼎耳革、鼎折足、鼎黄耳金铉来做比喻；师卦则用军队的六种情形做比喻……

《易经》爻辞的比喻性质，在孔子时代就被注意到了，所以当时人解易特别重视"象"的问题。"象"是古代人理解《易经》的中介，如十冀中的《大象传》就是对卦的一种理解，所以《乾·象》曰："天行健，君子以自强不息。"直接将乾理解为天，再进一步引申成为君子，还可以引申为父亲等等；《小象传》则是对爻辞的理解，如颐卦上下是阳爻中间有四个阴爻，就好像是口腮中含一物，故《象》曰："颐中有物，曰噬嗑。"所以"象"的本意应该是：好像是这样！如乾坤，大家理解不了时，有人就说：乾坤嘛，好像是天地。

《易经》爻辞的比喻性质只能证明：它来自不同理解后的笔记。再进一步推论：在遥远的古代，曾经有人向我们面对面传授过《易经》。当时老师在上面讲，学生们在底下听，由于讲授的内容深奥难懂，老师只好用打比喻的方法，学生们记下的也是这些比喻。千百年过去了，人们看到的只是这些笔记中的各种比喻，而根本不知道当时的人想用这些比喻说明什么。这就是今天我们读《易经》的困惑。

为了加深大家的理解，我们设想这样一个情节：一个很原始的部落里，一天来了几个现代人，他们告诉老酋长说：外面的人最喜欢踢足球，可好玩了。老酋长问：这足球是个什么东西？他们说：足球嘛是这样的，它是圆的，像你们地里种的西瓜，上面有些条纹和斑点，中间是空的，可以踢着飞起来。说完这些现代人就走了。

这位老酋长临死时对他的接班人说：某天来了几个怪人，他们说外面有一种好玩的东西，形状像个奇怪的西瓜，脚一碰就飞上了天。新酋长于是将老酋长的话记录下来，他是这样写的：世界上有一种怪瓜，能飞能跑，其妙不可言。有过了几百年或者几千年，这个部落的子孙们变得更加聪明起来，他们开始研究学问，研究本部落以前的历史。但这些研究人员读到上述记载的时候，肯定不知道记载中的"怪瓜"就是足球。

《易经》版本的情况证明，它记录的痕迹很浓，而且所有的记录都出自一个祖本，或一次相同的传授。

《易经》以上版本的特点，为我们解开《黄帝内经》起源有重大的启示意义，中医与《易经》很可能有相似的起源。

第四节　中医起源推测

从历史中，我们找不到中医发明的可信证据，它就好像从天上掉下来的馅饼，因此中医不可能源自我们已知文明的发明创造。那么究竟是谁发明了中医呢？

笔记中医

《易经》有笔记的痕迹，那么《黄帝内经》是否也有笔记的痕迹呢？我们认为不但有，而且更加明显，主要表现在《内经》的成书形式上。

大家知道，《黄帝内经》两部分都是以回答的形式写成的，一问一答，格式基本相同。问答关系有两种，一是黄帝问，臣下答；一是臣下问，黄帝答。具体说：《素问》中问答对象有四人，黄帝、岐伯、鬼臾区、雷公；《灵枢》中的问答对象有六人，黄帝、伯高、岐伯、少俞、少师、雷公。我们举两个例证：

《素问》开篇曰："昔在黄帝，生而神灵，弱而能言，幼而徇齐，长而敦敏，成而登天。乃问于天师曰：余闻上古之人，春秋皆度百岁，而动作不衰；今时之人，年半百而动作皆衰，时世异耶？人将失之耶？岐伯对曰……"

《灵枢》开篇曰："黄帝问于岐伯：余之万民，养百姓，而收取租税。余哀其不给，而属有疾病……岐伯答曰：臣请推而次之，令有纲纪，始于一，终于九焉……"

为什么《黄帝内经》要采用问答的形式呢？专家们解释说：黄帝乃传说中的古帝王，曾有许多重大发明，使后人受益匪浅，故中华民族一直以黄帝为祖先，历代后人均以黄帝子孙为荣。古人由此将一切文物制度都归于黄帝名下，《淮南子·修务训》曾总结过这种归祖情结说："世俗之人，多尊古而贱今，故为道者必托之于神农黄帝而后能入说。"这实际上是所答非所问，因为，真正的问题并不在于是否黄帝问，而在于为什么会出现这种问答的成文格式。而且以上这种解释毕竟是一种假设而已，《淮南子》成书已经很晚，其说只能作为旁证，不能一锤定音，更不能作为第一手证据。其实在这一假设下，还隐藏着另外的可能性，即万一《黄帝内经》真是来自一场问答呢？

其实问答这种成书形式，在古代十分普遍，《素女经》是一部反映房中术但兼有医学内容的书，它也是采取的问答形式。马王堆汉墓中出土的竹简《十问》，同样是采取问答形式。如果我们扩大一些视野，会发现更多类似问答的作品，例如：

《论语》的内容中有许多问答，弟子发问请教，孔子以老师的身份作答，"子曰……"一般都是问答的格式，以至于现代一提起"子曰"，都会自然想到孔子。如果说孔子作为教育家，回答学生的提问天经地义，那么先秦时代其他诸子为什么也多用问答的形式呢？

《荀子》一书也基本采取问答的形式，如《王制》开篇曰："请问为政。曰……"文中也多以设问的形式进行，如《君道篇》："请问为人君。曰……"

《墨子》一书同样以对话为主，如它每一篇的起头几乎都是"子墨子曰……"文中也夹杂大量对问形式。《吕氏春秋》中的问答形式也很普遍，每一卷都是以"曰……"来推动完成。

从以上的例证中我们可以看出，问答的形式是古代的一种文风，它可能与归祖的情结没有任何关系。问题是为什么会形成这样一种文章格式呢？

一种文体的出现，总是有它的原因，比如说，有了隋朝开科取士，才有了科举考试制度，进而有了八股文。而某种文章格式一旦形成，它的稳定期往往又很长，比如，"赋"这种文体形成于汉代，但它却严重影响到了六朝文风，一直到隋唐时期依然可以看到华丽的赋文，绵绵近千年。而且历史越是往上，文风变化的可能性就越小，一种文体延续的时间也就越长。因此，我们完全有理由将问答的文体，上溯到遥远的古代，它绝不是战国秦汉，甚至也非西周春秋。

这种大规模相一致文体的形成，肯定是有其历史原因的，而且这个原因的年代一定很久远。但究竟是什么原因呢？

假如我们放弃自己的所谓聪明才智，不以疑古为己任，直接承认《黄帝内经》问答的形式，结果又会怎样呢？我们必然会引出这样一个推测：中医起源于一场真实的问答，起源于一场面对面的传授，《黄帝内经》就是传授时学生记录下来的笔记。

也许有人会认为：这个假设是否太大胆了一些？仅凭《黄帝内经》的成书格式，恐怕证据不够吧。这个推测确实很大胆，它否定了以往关于中医起源的所有研究成果，而且是以最意想不到的图书现象为其依据，风险当然存在。然而，在目前中医起源研究停滞不前的时候，为什么我们不能从其他角度来研究，非要在一棵树上吊死呢？另一方面，《内经》成书格式本身就是一个值得研究的现象，它有许多种可能，而我们的推测正是其中的一种可能，完全符合科学研究的法则。

其实，在中国现存的古籍中，并非只有《黄帝内经》一种有笔记的痕迹，在其他的古籍中我们也发现了笔记的痕迹，在上一节里，我们曾经谈到《易经》中的笔记痕迹，这说明"《黄帝内经》起源于笔记形式"的推论是完全有根据的，它不是孤证。而如果承认了《内经》的笔记特点，那就必须承认问答形式的真实性。

"《黄帝内经》起源于一场问答，起源于面对面的传授"这就是我们的结论。

"神"授中医

那么，是什么人在遥远的古代传授了像《易经》《黄帝内经》这样高深的知识呢？根据《黄帝内经》以上提供的证据，我们认为，《内经》的对话形式其中就包含了中医的起源：中医起源于神灵，这是上古"神"对人类进行教育、传授的结果。我们的祖先为了纪念中医不同寻常的来历，所以使用了对话这种方式加以记录，其实《内经》就是传授时的笔记综合。

但这个神并不是什么外星人，而是那些与自我"藏象"沟通很好的人。这里就涉及本书的核心推论——"人有两套生命系统"。

最早期的人类都是"灵我"的人类。当时人类的知识还不发达，还没有体系化的文明出现。所以当时的人都与自我的"藏象"生命体有畅通的沟通，从今天的标准看，大家都是神佛，个个智慧绝伦。大家可能要问：这么一批高绝智慧的人，为什么没有留下东西呢？其实想想也不奇怪，假如大家都是佛，佛法讲给谁听？

大洪水之后，人类的文明渐渐发展起来，知识、理性、逻辑、文字就像是一块块的砖头，砌起了一堵高高的墙，阻断了人们与自我"藏象"的联系。人类渐渐从"灵我"变成了"物我"。于是乎，得道的人越来越少，而弄术的人却越来越多；聪明的人越来越多，智慧的人越来越少。

这一过程持续了几千年，终于在公元前500年前后，人类迎来了一个分界线，最后一批得道之人开始退出人类的历史，他们就是佛陀、老子……从那以后，随着人类文明的高墙越来越高，人类与自我"藏象生命体"的沟通被彻底截断，走上了一条完全不同的发展道路。

"灵我"阶段的人类，"恬淡虚无，真气从之，精神内守……志闲而少欲，心安而不惧，形劳而不倦，气从以顺，各从其欲，皆得所愿"，这样的人从不生病，个个都能活百岁以上，所以"灵我"阶段的人类不需要医学。

大约是从"中古"以后，人类各种各样的病开始就多起来了，主要原因就是心野了，护体的"元神"被文明阻挡。导致知识越多心越乱，内受"眷慕之累"，外受"伸宦之（劳）形"。各种疾病开始入侵人体，而且得病也越来越深，越来越重。曾有人问：为什么病越治越多？根本的原因就在这里。人类的疾病与文明的发展成正比例。

人有了病以后，治疗就随之出现，于是医学产生了。

大约在商周时代，随着人们疾病的增多，当时尚存有一批能与自我"藏象生命体"沟通的人，这批人在当时的人眼中，无疑就是神，他们是具有"两只眼"的中国人。这些人受"藏象生命体"的智慧启发，从另外一个角度，揭示了人类生命的真相，发展出一套完全不同于解剖学的医学，这就是中医。

可以想象，当时"卜辞体"的文字系统表达还十分有限，这批智者对医学的认识，更多的是口口相传。今本《黄帝内经》问答的形式，极可能就是当时这批智慧教导后人的实录。

到了西周的中期，人们开始将这些口述的医学整理起来，形成文字，藏于灵台兰室，也就是周人的国家档案里。当大哲学家老子担任西周国家图书馆馆长的时候，这批医学资料还都存在。

公元前 516 年，东周王室发生了一次宫廷继位动乱，王子姬朝将这批文献运了楚国，从此以后，这批文献就下落不明了。姬朝死后，姬朝的族人为了谋生，将这批医学资料分解开来献给楚王，并且开始流向了社会。到了秦汉时，人们将零散的医学资料再一次汇聚起来，形成了《黄帝内经》这部伟大的著作。

"神"授中医还有另外一条途径，那就是藏象生命体的自救行为。

藏象自救

公元前 500 前后，人们失去了与"藏象生命体"在醒觉状态下的沟通能力，但依然留下了一个后门，那就是梦。许多人能够通过梦境，获得来自"藏象生命体"的智慧。

其实，梦境本身就与医疗有很深的关系，此类梦称为医治梦。

几乎所有的原始民族都认为噩梦与疾病有直接的关系。一方面是因为梦确实与许多疾病有关，比如说，梦游、梦惊、梦魇、梦遗等疾病都直接与梦有关；另一方面是因为古人认为，梦是人的灵魂外出时的遭遇，如果灵魂外出时遇到了不幸，那么人就会生起疾病来，所以古代才有那么多关于梦的禁忌。

中国古代就认为，人的疾病有许多都是噩梦带来的，所以就有了驱逐噩梦的习俗。周代习惯上在每年的年底举行驱噩梦的仪式，叫作"赠噩梦"，《周礼·夏官》云："方相氏，掌蒙熊皮，黄金四目，玄衣朱裳，执戈扬盾，帅百隶而时难（傩），以索室欧。"但具体的仪式已经不清楚了。

哈费德医师在《梦与梦魇》一书中，就提到一个类似的"预知这梦"：有一个病人数次梦见自己的手臂及嘴巴因麻痹而成一种痉挛状态，几个月后，他的梦境成真，当他在修理收音机时，忽然产生局部麻痹的现象，后来发现，他的麻痹现象是梅毒的并发症。

有关梦能否预示疾病的问题，俄罗斯神经、心理学家卡萨特金曾收集了一千四百多人的两万三千七百多个梦的资料，经过分析、综合，得出了这样的结论：睡眠中的大脑能够预知正处于早期甚至是更早的某种病变，而这种疾病在几天、几周、几个月后才能表现出来。例如，有一次，他的一个朋友给他写信，说自己总是梦见臭鱼烂虾之类的腐烂食物，卡萨特金便建议他去检查一下胃是否正常，结果发现有胃炎。

著名心理学家弗洛伊德从事睡梦研究三十年，他也认为分析梦的内容可以帮助医生诊断疾病。他举例说老梦见蜘蛛、毒蛇等可怕的东西，往往是皮肤要起疱疹；梦见生气，大动肝火，预示着有肝病；等等。

中医认为，梦可以反映人机体运行的状况，当然也可以反映疾病的状态。《灵枢·淫邪发梦》曰："愿闻淫邪泮衍，奈何？正邪从外袭内，而未有定舍，反淫于脏，不得安处，与营卫俱行，而与魂魄飞扬，使人卧不得安而喜梦。"认为梦是由于邪气侵入，导致魂魄不安造成的，总体上还是因为阴阳失衡。此外上下、五脏六腑偏盛偏衰，失去平衡，都可以反映在梦中。《素问·脉要精微论》云："是知阴盛则梦涉大水恐惧，阳盛则梦大火燔灼，阴阳俱盛则梦相杀毁伤。上盛则梦飞，下盛则梦堕。""肝气盛则梦怒，肺气盛则梦哭。"

至于病邪的具体位置，中医也有论述：《灵枢·淫邪发梦》云："厥气客于心，则梦见山丘烟火；客于肺，则梦飞扬，见金铁之奇物；客于肝，则梦山林树木；客于脾，则梦见丘陵大泽，坏屋风雨；客于肾，则梦临渊，没居水中；客于膀胱，则梦游行；客于胃，则梦饮食；客于大肠，则梦田野；客于小肠，则梦聚邑冲衢；客于胆，则梦斗讼自刳；客于阴器，则梦接纳；客于胫，则梦行走而不能前，及居深地穿苑中；客于股肱，则梦礼节拜起；客于胞殖，则梦溲便。"

许多人甚至可以通过梦境得到医疗。

《稽神录》记载："江南司农少卿崔万安，分务广陵。常病苦脾泄，困甚。其家祷于后土祠。是夕，万安梦一妇人，珠珥珠履，衣五重，皆编贝珠为之。谓万安曰：'此疾可治。今以一方相与，可取青木香肉豆蔻等分，枣肉为丸，米饮下二十九。'又云：'此药太热，疾平即止。'如其言服之，遂愈。"崔万安就是在梦中得到了一个药方，治好了自己的疾病。

《广异记》载："著作佐郎楚实，大历中，疫疠笃重，四十日低迷不知人。后一日，忽梦见黄衣女道士至实前，谓之曰：'汝有官禄，初未合死。'因呼范政将药来。忽见小儿，持琉璃瓶，人角碗泻药。饮毕便愈。及明，许叔冀令送药来。实疾久困，初不开目。见小儿及碗药，皆昨夜所见，因呼小儿为范政。问之信然。其疾遂愈。"

　　"藏象生命体"与人类共居于一个身体中，同荣共辱，它对这个肉体有维护之责。当人体有病时，为了自救，"藏象生命体"会通过梦境告诉人们治疗的方案。此类的梦启不断地积累，不断丰富中医的理论和实践。

第三章

发现共生体

我们即将进入神奇的中医学，这是一席跨越几千年的对话，也是一次解开人体之谜的探索之旅。我们将穿越历史的迷雾，跨过千年的各种谬误，去探索中医的真相。但这次探索的结果却不能预期，它很可能是一次心灵的震撼，也可能是又一次失望的体验。

但在进入之前，还得有一个心理上的准备：闭上眼睛，忘掉一切现代科学关于人体的知识，内心是一片空白，大脑没有任何逻辑的框架。如果你曾学习过中医，那么只关注《黄帝内经》的原文吧，忘掉有关中医以往的所有框架，来一次重新的审视。在进入中，不论遇到什么疑问，请相信自己内心的直觉判断，几乎没有专家给你帮助。

第一节　中医与解剖学

不要认为上面的提醒是多余的，因为我们进入中医迎头遇到的第一个问题，就是中医与解剖学的问题，你要拿出背叛自己的勇气，才能登上我们祖先曾经到达过的高峰。

医学是研究人体生命的科学，而要研究人体生命现象，就离不开解剖学。心脏在什么位置，肝脏起什么作用，肺叶又有什么功能，食物是如何消化的，甚至大小便是如何出来的，这一切都需要通过解剖学来得到。一般的规律是：解剖学越发达，对人体生命的认识就越准确，所建立的医学也就越高明，当达到分子的水平的时候，自然就会出现基因医学。因此即使在今天，我们也离不开尸体解剖，各医学院都有解剖课，修不够学分是不能毕业的。

中国古代有高度发达的医学，那就是中医学，但我们是否也有相配套的解剖学呢？这个问题经常困扰着研究者。

从社会生产方式而言，中国应该有丰富的解剖学。在很久以前，当开天辟地的伏羲氏终老归西了，但他与女娲创造出来称为人的小动物却欣欣向荣，东一伙，西一伙，聚成无数个小团体，大者有几百人，小者也有十几个人。他们成天漫无目的地在高原上游荡，在茂密的草丛中寻找着可以食用的东西，有些是植物的根、茎、果实，还有可以捕到的所有动物。

其中一个部落的小头领特别聪明，发明了许多好用的工具，如犁头和犁柄，带着他的小团伙开始了农业生产。由于农业生产的产量比较稳定，不太受自然气候的影响，所以这个小部落开始人丁旺盛，由小渐大，他也从小头领变成了大统帅，此人就是大名鼎鼎的神农氏。

实际上，农业与养殖业一直是分不开的，早在原始农业出现之前，在漫长的半游牧生活中，中国人已经开始养殖业，驯化了一批家畜。原始农业产生之后，养殖业得到了进一步的发展。有养殖业就有屠宰，人们从不断屠宰和分割动物当中，早已对动物的内脏结构了如指掌，炒肝尖总要知道肝在什么部位，否则会将熘肚片当成肝尖来炒。

也许有人会说：宰杀动物与解剖人是两回事。其实不然，在远古的时代，杀人与杀动物根本没有两样，这就是为什么在古代中国，落后的游牧民族经常入侵先进的中原地区，因为在这些民族看来，杀人与捕猎一只鹿、一只狼、一头野驴没有什么不同，所以在冷兵器时代，游牧民族的战斗力才会如此之高，往往打败许多所谓的先进民族。

实际上，世界许多民族的历史中都曾有过猎头的习俗，即将战俘的头颅砍下当战利品，甚至他们猎杀任何外部落的人作为口粮。德国学者利普斯在《事物的起源》中曾描述过20世纪印第安人的猎头习俗：

"这种习俗在以人头为战利品的希给罗——印第安人中，得到高度发展。只有杀死一个敌人并曾以矛染过敌人血的战士，才有制备这样战利品的特权。牺牲者的头发是细心分开的，从前额到颅切开，把头皮全部剥离头骨，仅留下眼睛和舌头，然后将其柔软部分用植物纤维缝在一起，嘴唇用竹片固定地连接起来。把这'皮袋'放在水中加热，在达到沸点前取出。这时它们收缩为大约原大的三分之一……把热沙从颈部开口倒入，填满后的头又以热石使之铁化。"

中国人在远古的时候同样有过猎头习俗。考古挖掘证实，在邯郸涧沟龙山文化一处房基址发现过四颗人头，有砍伤痕迹与剥皮痕迹，显系砍死后又经剥皮，其作用是为了祭祀。

甲骨文中的"凶"字就当头颅讲，一般是指战俘的头颅，如"……用危方凶于姒庚"（《类纂》明续669），意思是说：用危方（商代一个部族名）敌人的头颅来祭祀老母；"羌方凶其用，王受又"（《类纂》甲506），意思是：用羌方（商代一部族名）人的头颅来祭祀。

西周金文中也有大量关于战争中猎获敌首的记载，例如出土的《多友鼎》记载："凡（以）公车折首二百又口又五人，执讯廿又二人，孚戎车百乘一十又七乘……"文中"执讯"乃捕获敌人俘虏之意，"折首"者，斩首也，砍头也。

当然，古代祭祀并不是将头颅当作唯一的祭品，随祭祀内容不同，人的五脏都可以作为祭品的。甲骨文也有类似的记载，如"改羌百……"（《类纂》续2·29·3），改的意思是肢解，"羌"指羌方的战俘。一次肢解上百人，真是残忍之极。但在肢解的过程中，古人对人体生命构造也有了进一步的了解。

直到中国封建社会时期，周边一些落后的少数民族尚有此习俗，《魏书·獠》记载说："獠者，盖南蛮之别种……其俗畏鬼神，尤尚淫祠。所杀之人，美鬓髯者，必剥其面皮，笼之干竹，乃燥，号之曰鬼，鼓舞祭祀，以求福利。"

杀俘虏以祭祀的历史现象，持续了近千年，在这样漫长的历史中，即使不是有意去积累，人体解剖的知识也相当丰富。甲骨文的心字说明，中国人不但知道心的确切形状，而且知道心与血液循环有关，甚至知道有几条血管出入心脏，故有"心有七窍""心有四支"之说。

很可能中国古代的解剖学成就要远胜于今天，《灵枢·经脉》曰："夫八尺之士，其死可解剖而视之。脏之坚脆，腑之大小，谷之多少，脉之长短，气之多少，十二经络多血少气，皆有大数。"当代的解剖学有一些就无法证明，比如关于"气"的问题，我们不知道"气"究竟是什么，可是在这则记载中，当时的人却不但知道"气"是什么，更知道"气"有多少。经络我们也无法证实，但文中却明确记载，经过解剖可以知道经络的长短，真是不可思议。可见中国的解剖学十分发达，但它的解剖方法、手段肯定与今天不同，它能解剖到我们今天无法证实的东西，而且这些东西可以量化，即"皆有大数"。

不但如此，中医古代的外科手术也相当发达。相传黄帝手下有一名医，叫俞跗，此人能依据五脏腧穴，割裂皮肤，解开肌肉，将人体的经脉调理顺畅（不知道他是怎么看见经络的），他还能打开颅骨治疗里面的疾病，甚至可以培炼病人的精气。至于梳理膈膜，冲洗五脏六腑，更是小菜一碟。

还有一位名医叫伯高，更是一位解剖学专家，他曾仔细测量过人体各部位骨骼标准尺度，并以此计算经脉的长短。最有意思的是，他还向黄帝详细讲述了人体各消化器官的大小、长短、部位和容量，他提出的消化道与食管长度的比例数同现代解剖学得出的结论基本相同。

人类社会的文明发展有它自己的脉络，新知识总是在旧知识的基础上发展而来。看看物理学的发展吧，我们从平面几何，发展到立体几何、解析几何，从牛顿的经典力学到爱因斯坦的相对论、波尔的量子力学，哪一次的进步不是站在历史的肩头？久而久之，我们形成了一种思维，认为违背这一规律的知识都值得怀疑。然而，当我们以这种思维来看待中医理论的时候，我们内心的冲突将无法表述。

如上所述，中国古代有极为发达的解剖学，这是不容置疑的客观事实。如果在此基础上发展起一套医学理论，那是合情合理的。然而怪就怪在，我们的祖先居然将自己辛苦得来的知识弃之不用，他们建立起来的医学竟然与解剖学没有必然的联系。

第一，中医人体脏器与解剖学不相符。几千年人体解剖的经验告诉我们，肝在腹部的右方，这是千真万确的。但中医却告诉我们：现代解剖学讲得不对，应该是"左肝右肺"。元朝大医学家朱丹溪曾有一治疗肝病的方子，名字就叫"左金丹"。更有甚者，中医里还有在解剖刀下根本就不存在的器官。比如说，中医认为人有六腑：大肠、小肠、胆、膀胱、胃、三焦。前面五项都可以从解剖学上证实，而最后一项三焦腑，不论是用 CT、X 光、彩超，还是剖开肚皮看一看，保证找不到三焦，在这些手段下它根本不存在。

第二，中医脏器间的联系与解剖学不相符。中医的各脏器是一张相互关联的大网，因此它的脏器功能比解剖学要大得多。例如，心与肾各有不同的功能，一个在上面，一个在下面，解剖学上没有发现它们有什么必然的联系，可中医偏偏说心肾相交，水火相济；肺与大肠，一个管呼吸，一个管消化，但中医却要说"肺与大肠相表里"，治疗便秘可用清肺的方法。

第三，中医的人体组织结构解剖学无法证实。在人体已有的组织结构中，中医与解剖学不对称，除此之外，中医还有解剖学无法证实的人体组织。例如，中医的经络遍布人的全身，主宰人体的生命状态，但这样一个重要的生命组织，在解剖学上硬是找不到，西方科学家曾花费了老大的气力，动用了各种仪器，也只证明了经络是存在的，最终也没有做到实证。

第四，中医的人体能量形式解剖学无法证明。解剖学证实，人体需要从饮食中获取能量，而且科学技术能够识别这些能量的化学形式，比如维生素、低浓度脂蛋白等等。而中医说人体需要精与气，可精与气并不是我们所知的任何东西，比如说气，它绝不是我们每时呼吸的空气，而是另外一种我们完全不知的能量形式，因而解剖学也没有办法确知它们的运作方式，也就是说"气"没有解剖学意义，它在解剖学上是不存在的。

……

中医像类似违反解剖学之处比比皆是，从头到尾。**"中医不是建立在实体解剖基础上的医学"**，这是一个不争的客观事实，但正是这个事实却透着古怪，让人不可思议。中华民族有丰富的解剖经验，而为什么中医恰恰不是建立在实体解剖基础上的呢？传统研究就这个问题提出以下两种解释：

一是观察，从细致的观察中总结出了中医。这派学者认为，古人通过生活、生产活动，对生命现象进行了大规模的观察，大到天体运行、气候寒暑、地域方位高下对人体的影响，小到情志喜怒、饮食寒温、劳逸动静给人体带来的变化，这些都成为认识内脏气血活动机制、状态的信息，例如"藏象"中的象，就是通过长期观察生命活动外观的正反两个方面的征象，并与解剖脏腑相联系，再经整理、归纳，使之规范化而固定下来的。这种象的实质，是生命活动中的综合信息，很难与单一解剖内脏实测的生理功能相对应，从而使"藏象学"与西医生理学从形式到内涵均有显著差别。

观察导致中医的产生！这可能吗？

经络的源起一直是个谜，如果说古代人可以仅凭肉眼的观察就可以发现、创造经络学，恐怕没有几个人会相信。再说，气在人体内运行，人们如何观察得知？"左肝右肺"又如何去解释？中医认为："心者，君主之官，神明出焉。""心者……精神之所舍也。"这一结论仅仅用观察能够说明吗？

观察是古代人类最普遍的方法，从世界范围看，限于当时人类的总体思维水平，古人的观察只能直观地针对"原型"，并反映"原型"，比如说，古代的天文学就直接源于对天体的观测，但观察的结果要符合天体运行的规律，否则观察就是无效的，甚至是错误的。我们不能在同等历史条件下，要求我们的祖先在对"原型"观测的过程中，得出一个与"原型"完全不相干的结论。我们在此解释的是中医的特殊性，它从理论、观点、方法，甚至哲学都是极为特殊的，在世界上是独一无二的，它已经超出了普遍性的范畴，所以我们不能用普遍性来解释它。

再说，既然观察是古代人最普通的一种方法，那么相同的观察就应该可以得出相近的结论，例如世界范围内的对一年四季变化的观察及结论都差不多。如果中国可以通过观察生命外在现象得出中医理论，那么世界任何民族都可能得到中医理论。但为什么在全世界里唯有中国人的观察得到了中医学，而其他民族没有产生类似中医的医学理论体系呢？我们在讨论问题的时候应该有一个统一的标准。

二是思维，通过高度的抽象思维，创造了中医学，从这个意义上说，中医是思维模式医学。

大约在研究的过程中，人们觉得仅仅用观察来解释中医的起源和中医的特点远远不够，事实上观察的解释确实属于白日说梦。所以有些研究者又提出了一种新的理论，认为中医不是"物质模型医学"，而是"思维模型医学"。这派理论认为，《易》与医有十分密切的关系，《易经》属于"象数符号模型"，受此启发，中医一开始就采用"思维模型"的方法建立起一整套医学体系，包括藏象模型、经络模型、气血模型等。模型不等于原型，它是建立在事物之间的统一性、相似性的基础之上的，是人类思维的科学抽象和理论概括的反映。思维模型医学有许多优点，比如，西医解剖学的内脏只不过是一种物质原型，并不能从中反映出功能和属性；而中医的五脏作为一种思维模型却能形象、简单地反映相关脏器的功能特点。

这个解释很有启发性，它不同于传统简单、呆板的解释，从另外一个角度对中医的起源做了有益的探索。我们应该鼓励这样有创见性的研究。中国古老文化的研究，如果跳不出传统学术的圈子，我们只能在同一平面反复重复，炒炒冷饭，得出一些似是而非的结论，虽然教授、专家一个接一个，但对整个学术研究难有重大贡献。

但我们对"思维模型"的理论也有一些疑问，藏象、经络、气血等，它们是实有的还是虚构的？

我们应该坚信这样一个事实：尽管中医的经络、藏象、气血……不能在解剖学上得到验证，但不能否定它们的客观真实性。比如说经络学，虽然目前尚无法实证，但几乎所有的研究都证实，经络现象是人体内的客观生命现象。也就是说，现代解剖学有很大的局限性，它不能完全反映人体的真实存在。

如果承认了以上这个事实，那么中医的源起可能并非思维模型医学，它应该也是"原型"医学，只是这个"原型"与解剖学揭示的"原型"不是一码事。承认这一点，也就必然要承认另外一个推论：中国古代有比现代解剖学更先进的方法，这种方法可以全方位展示人体深层次的生命结构。提出"思维模型医学"的学者，大约是不想承认后一个推论。

以上的两种解释并没有说服我们，相信也没有说服读者。因为解释者们没有涉及一个关键性的问题：中医究竟以什么作为自己的研究对象？按上述解释者们的本意，中医依然是以解剖生理系统作为研究对象，只是角度不同而已，这事实上还是按照现代西医理论来解读中医。无数的实践已经证明，这条路是走不通的。

如果我们敢于有自己的独立思考，如果我们敢于做一个怀疑论者，如果我们敢于挑战自己的思维，那么还有另一条路可走，即承认事实。中医不以解剖生理系统作为自己立论的基础，恰恰说明中医的研究对象很可能根本不是解剖生理系统，而是另外一个我们不知道的真实系统。现在的问题是这个系统究竟是什么呢？

第二节　人体上的皮影戏

小时候我们总爱玩这样一种游戏：将手电光照射在墙上，然后把手放在手电前面，双手不同的重叠，会在墙上显现出不同的图形，有时像狗，有时像狐狸，水平高超的人还可以弄出逼真的人物肖像。但必须注意，不论多么相似，映在墙上的画面都是假象，狗并非是狗，人也并非是人。

说来很奇怪，在中医看来，最真实的人体解剖系统的一切，看起来都像是这墙上的影子，而不是造成影子的实体，而影子的背后则是另外一套生理系统。

必要提示

我们接下来要讲的内容，十分难以理解，它完全与我们已有的知识背道而驰，甚至是骇人听闻。为了帮助读者理解，我们不得不将对中医的基本看法，用最浅显的语言告诉读者，以便读者在后面的内容中，可以理解我们的基本观点。

美国有一部电影叫《异形》，拍了几部，是经典的恐怖影片。故事讲的是：在遥远的未来，人类已经可以自由穿行于各个星系之间，而在茫茫的宇宙中，生活着另外一种高级星际生命，它可以钻进人的身体内部，像寄生虫一样，不但慢慢控制了人的机体，而且可以控制人的思想，最后使人变成异形。类似的科幻影片还有许多，都讲另外一种生命寄居在我们的身体里。这一主题再配上现代特技，确实可以将人吓个半死。

我们人类总认为自己的身体完全属于自己，其实不然，据科学统计，在我们每个人的身体里，每时每刻都居住着几千种细菌，它们有的对人类有益，有的对人类却是有害的，它们都是寄居生物，从某种角度讲，我们就是为它们服务的。于是站在它们的角度，人类并不存在，只有食物才是真实的。上述的科幻影片，大约就是从这个事实当中得到的灵感。当然，我们不会在意身体中有一些像细菌这样的小生命，但我们肯定不希望这些小生命长得过大。

然而，我们下面要讲到的，却不是科幻主题，而是实实在在的医学理论：在我们每个人的身体里面，确实有一个另外的生命存在，我们只是它的工具，只是它的载体，只是它的奴隶而已。这个生命，远古的时候人们将它称为灵魂，而在中医里，则将它称为"藏象"。中医学的全部理论，都在讲述这一生命与我们的关系，甚至可以说，中医并不是为我们人类解剖形体发明，而是为藏象生命发明的，因为它是一种可以独立于我们身体而存在的比人类更高级的生物。

这个看法是不是有点骇人听闻？但它确实不是我们的观点，而是《黄帝内经》中早就存在的观点。请跟我们来了解一下这个不寻常的生命命题。

藏象者何？

中国人做事总是讲师出有名，"名不正则言不顺"，出师无名就要打败仗。所以，我们也要首先为那个潜藏在我们身体里的另类高级生命起一个名号，类似张三李四之类，这样读者在阅读的时候才不至于混乱。

但起个什么名字呢？这个名字一定要概括它的主要特征，而且必须与中医有关系。我们找来找去，终于找到了一个词——"藏象"。"藏象"这个词太古老了，仔细品一品，肯定能品出些许青铜器的味道。而且这个词也太深奥了，它包含了中医几千年来的所有秘密，无论是否理解，请先记住这个词。

好啦！我们就将它命名为"藏象生命体"，在介绍这个生命的生理系统时，我们就将它称为"藏象系统"，而与它相对的，就是我们人类的解剖生理系统。

为什么我们要将它命名为"藏象生命体"呢？

首先，"藏象"一词基本可以概括中医的所有内容。如果要问"中医的主要内容是什么？"，学过几天中医的人都能回答，五脏、六腑、奇恒之腑、经络、气血、阴阳、五行等等，这些确实是中医的内容，但太散乱。《黄帝内经》中唯一能将这些散乱的内容统一起来的就是"藏象"一词。

《素问·六节藏象论》曰："帝曰：藏象如何？岐伯曰：心者生之本，神之变也，其华在面，其充在血脉，为阳中之太阳，通于夏气。肺者气之本，魄之所处，其华在毛，其充在皮，为阳中之太阴，通于秋气，肾者，主蛰，封藏之本，精之处也，其华在发，其充在骨，为阴中之少阴，通于冬气。肝者，罢极之本，魄之居也，其华在爪，其充在筋，以生血气，其味酸，其色苍，此为阳中之少阴，通于春气。脾、胃、大肠、小肠、三焦、膀胱者，仓廪之本，营之居也，名曰器，能化糟粕，转味而入出者也，其华在唇四白，其充在肌，其味甘，其色黄，此至阴之类，通于土气。"

这是中医关于"藏象"的最完整记载，甚至是唯一的记载。它涉及五脏、六腑、血气、阴阳、五行、神魄等，实际上已经包含了中医的基本内容，而且它是一个完整的系统，有形态有功能。难怪目前有许多学者都认为，"藏象"是中医的核心，还有的说它是基础理论的基础……反正中医的所有内容都是围绕这一核心建立起来的。

其次，藏象论述的是一个完整的生理系统，包括形态、功能、精神，而且这个系统与解剖生理系统恰好对应，一个无形一个有形。

好了！先放下中医不讲，我们先来说个语文的基础常识，即"通假字"，这是读懂《内经》的一个关键。

清代的赵翼在《陔余丛考》里说："字之音同而异义者，俗儒不知，辄误写用，世所谓别字也。"即用读音相同或者相近的字代替本字。说白了，"通假字"就是古人的错别字，比如说，《论语》里孔子曾说："学而时习之，不亦说乎！"这句话里的"说"字就通"悦"字，悦是本字，说是通假字。看来记录孔子语言的那些大儒，或者孔子本人也是会经常出现错别字的。

在读《内经》的时候，我们遇到最基本的通假字是"脏"和"藏"，如《灵枢·本藏》曰："五藏者，所以藏精神血气魂魄者也。"《素问·异法方宜论》："脏寒生满病。"上文中明明问的是"藏象者何"，但在回答中又说"凡此十一脏，取决于胆也"。

后来的人说：脏通藏，因为人体的器官都隐藏在身体内，所以它们可以通假。《任应秋论医集·中医学基础理论六讲》说："《内经》把从整体观察得来的人体生理知识，叫作'藏象'。藏即深藏于活体内的脏腑器官，象是内脏器官功能在机体外部的表现，是可以直接进行观察的。'藏象'的含义就是通过机体外部表征可以推导出人体内部的运行规律。"

中国文字有一个特点，重义不重音，因为同音字太多了，可有的意思却相差十万八千里。比如说，"隋"和"谁"，这两字音相近，但意思却大不同。一旦"通假"起来，就必须知道哪一个是本字，哪一个是通假字。而读者理解文意的时候，一定要按本字的意思来理解，绝不能按通假字意来理解。具体地说究竟"脏"是本字，还是"藏"是本字呢？

"脏"的本意是不干净。脏话、脏土、脏污、脏乱……凡是大家恶心的东西都可用脏来形容。只有在中医的意思下读 zang。

"藏"字在这里是什么意思呢？

《说文解字》释藏曰："藏，匿也。"就是隐秘、藏匿的意思，《说文》中再没有第二个字义。此书的作者许慎，是东汉时期人，与《内经》的成书几乎在同一时代，故而在中医里"藏"读 cang，不读 zang。《黄帝内经》在使用这个词的时候，几乎都用的是本意，例如：

《素问·六节藏象论》曰："五气入鼻，藏于心肺……五味入口，藏于肠胃。"

《素问·上古天真论》曰："肾者主水，受五脏六腑之精而藏之。"

《灵枢·本藏》曰："五藏者，所以藏精神血气魂魄者也。"

《素问·调经论》曰："心藏神，肺藏气，肝藏血，脾藏肉，肾藏志，而此成形。"

从这两个字的原始本意看，我们推测《内经》中最早使用的是肯定是"藏（cang）"字，而不是后来的"脏"字。你想一想，心是多么神圣的一个地方，发明中医的人不可能用代表不干净的"脏"来指示。因此，最早的时候，整部《黄帝内经》中用的都是"藏"字，绝没有一个"脏"字。

管仲生活在公元前 600 多年，他留下的《管子》一书中说："五味者何？曰五藏。酸主脾，咸主肺，辛主肾，苦主肝，甘主心。"可见在他的那个时候在解说人体时使用的都是"藏"字，甚至到了公元前 300 年左右的庄子在解释人体时依然用"藏"，如在《齐物论》里说："百骸九窍六藏。"

后来有两个原因造成了错别字：

第一，"脏"字的笔画比"藏"字要少一些，书写的人或嫌笔繁，故用少笔画的字来替代。这种情况在魏晋时的碑刻中经常发生，后世的碑刻中也有发生。

第二，"藏"是个动词，在原始中医里指的是套看不见的系统，同时也指有形的器官，这让许多人搞不明白。人们迫切要求用名词来标记那些熟悉而明确的器官，于是用了同音字"脏"来指示有形的器官。

后来的人并不明白古代人"藏""脏"同用的区别，而是混为一谈，如《黄帝内经研究大成》中总结说："不论是写作'脏'，还是写作'藏'，在读音与字义上，均同腑脏之'脏'。"这一认识百害无一利。

"藏"和"脏"是完全不同的两个概念，决不能视为一体。这一点请大家务必要搞清楚，我们要从原始中医的本义去理解中医，决不可因字害义。即使在今本《黄帝内经》中使用这个词的时候，几乎都用的是本意，这可以从《内经》的篇名中得到证实，《五藏生成篇》《五藏别论》《六节藏象论》《玉机真藏论》《藏气法时论》等。而在具体使用时，也是用的本意。

如果将"五脏"还原为"五藏"，那么意思就大不相同了，在中医里，你就几乎看不到有形的器官。五脏多指有形态的器官，而"五藏"则多指无形态的系统。仅仅这一字之差，竟然害得人们没有读懂《内经》。

为什么说"五藏"是一个看不见的系统呢？我们再回头说说上面那段关于"藏象"的经文。其实这段经文告诉人们只有一个意思："藏"的对象是什么？这个很明确，心藏神、肝藏魄、肾藏志、肺藏魂、脾藏意，所以说"五藏"的原始本意指的就是神、魂、魄、意、志这五样，而不是心肝肾脾肺。

关于有形之脏与无形之藏的关系，《六节藏象论》里说得最清楚："故形脏四，神藏五，合为九脏以应之也。"有人说五藏加上胃、大肠、小肠、膀胱，合为九脏。但细读原文，似与原意不相符。

形藏四，神藏五，通俗地理解就是两张皮，不对应。上一层是五藏藏神，神魂魄意志此为五神，此层无形；下一层是形脏，心肝脾肺肾，此层有形。二者相加应该等于十，可是问题出在脾上，中医的脾在解剖学上找不到，中医的脾则是后天之本，气血生化之源，主生化，主升清，主统血。这些功能都无法归结到某个有形的脏腑里，故脾只有神脏，无形脏！十减一，恰为九，九脏以应地数。

举个例子，有形之脏就是车，心肝肾脾肺不过是辆车而已。而无形之藏就是开车的人，神魂魄意志正是那开车的人。我们平时问"谁的车"，是问开车那个人，而不是问是什么车。也就是说，中医的核心并不是讲有形的器官，而是讲无形的系统。

那么什么又是"象"？

在解释中医的"象"以前，我们将视线扩大一些，看一看《易经》中的象。《系辞》曰："易者，象也。"有的书中就直接将《易经》称为"易象"，例如，《左传·昭公二年》记载说："见《易象》与《鲁春秋》。"这里的"易象"指的就是《易经》这部书。孔颖达有一个更加确切的解释，他说："《易》文推衍爻卦，象物而为之辞……是故谓之《易象》。"现代人将易象分为两大类：

一类是现象、形象的意思。例如，人们在解释乾卦时就说：乾为天。这类象又可分为有形之象和无形之象两种。所谓的有形之象，就是有具体所指的象，如天、地、日、月等等。所谓无形之象，这是指那些不能说出形状的东西，例如风、气等；

一类是象征、取象，指卦爻中所象征、模拟的自然变化和人事凶吉。例如，在说明离上乾下这一卦时，象曰："火在天上，大有。"在说明坤上艮下这一卦时则说："地中有山，谦。"

"象"其实就是后人对《易经》内容的一种理解方法，从这个意义上讲，"象"的本意应该是：好像是这样！比如说，当大家理解不了乾坤时，有人就说：乾坤嘛，就好像是天地。也就是说，"象"实际上是一种比喻的说法，当小学老师教拼音"h"时，就说：你们看它像什么呢？它像不像一把有靠背的椅子呢？这么一说，孩子就理解了。所以广义地来说，"象"就是可以理解的比喻方法。

　　中医的"象"不是比喻，而是"藏"的印迹，或者是某种征兆。小时候我们都玩过捉迷藏的游戏，几个孩子跑着躲起来，一个孩子找。突然，找人的孩子发现前面的矮树林猛烈晃动，他跑过去一把拽住躲藏的小孩。在这里，找人孩子并没有直接看到躲藏的孩子，他看到的只是小树在动。树动就是象，是藏者之象。

　　那么什么又是"藏象"呢？

　　千里之堤毁于蚁穴，这句话谁都能懂，小错最终会酿成大祸。中医理论几千年无人能融会贯通，其实就是由无数的小错造成的，比如说，现代研究者对"藏象"一词的理解就是错误的，虽然这个错误很小，但类似的错误累积起来，最终的结果就是中医事业的停滞。

　　唐·王冰注《黄帝内经》时说："象，谓所见于外，可阅者也。"

　　《黄帝内经集注》曰："象者像也，论腑脏之形象，以应天地之阴阳。"

　　明·吴昆《内经素问吴注》曰："象，犹天象之象，可见者也。"

　　明·张介宾《类经·藏象类》曰："象，象形也。脏居于内，形见于外，故曰藏象。"

　　《内经讲义》第一版："对生活着的人体进行观察来研究内脏活动规律的叫藏象学。"

　　《内经选读》第四版："所以藏象的含义，就是人体内脏功能活动反映在体表的各种现象，根据这些现象可以推断内在脏腑的情况。"

　　《任应秋论医集·中医学基础理论六讲》说："《内经》把从整体观察

得来的人体生理知识，叫作'藏象'。藏即深藏于活体内的脏腑器官，象是内脏器官功能在机体外部的表现，是可以直接进行观察的。'藏象'的含义就是通过机体外部表征可以推导出人体内部的运行规律。"

在"藏"与"象"的关系中，我们要用"藏"来确定"象"，而不能反过来用"象"来确定"藏"。现在许多学者将中医"藏象"直接等同于人体的解剖生理系统，部分原因是他们用"象"来确定"藏"。因为如果从"象"的角度而言，人体内部器官、组织的运行状态都可以表现为某种外部特征，比如说，胃火常常可以从嘴上表现出来，坐骨神经的毛病也可以通过大腿肌肉的麻木来表现。"象"的范围比较宽，如果光研究象，我们可以称为"人体象学"。但千万不要忘记，"象"的前面还有一个"藏"字，没有"藏"也就无所谓"藏象"了。因此，必须根据"藏"来划象的范围，而不是根据"象"来圈定象的范围。

再者，"象"是个变动的表面特征，它不是"藏象"的本质，它与藏也没有完全的对应关系。比如说，当我们看到小树在晃动时，可能有多种情况，也许是藏的有人，也许是其他动物。所以"藏象"的核心只能是五藏，而不能是别的什么。

在将近2000年中，唐代王冰的说法几乎占了统治地位，其他人说过来，说过去，都没有超出王冰的意思。通俗一点说，人的五脏六腑都在肚皮的里面，肉眼是看不到的，但这些器官活动的状态却可以反映在机体表面，比如拉肚子一定是肠胃出了问题，在一般人的理解中，这里的"藏"字可以转意为人的解剖生理系统，正像上面任应秋所理解的。

我们认为，以上这个理解是根本错误的，这种理解害了中医几千年，错就错在将"藏象"系统等同于解剖系统。我们在夜晚远远看见前方有火光，那么从火光中你是否知道是什么东西燃烧发出的光呢？是木头、煤炭、塑料、橡胶、石油……没错，疾病确实是身体状态之象，但产生象的原因究竟是什么呢？这点搞不清楚，中医永远没有发展的可能。

藏象是系统

正如大家上面看到的，"藏象"首先是个系统，《素问·六节藏象论》在论述"藏象"时，它包括了以"五藏"为中心的一个完整系统，也包括了这个系统的运行原则。而这个系统却与已知的人体解剖生理系统不一样，它的功能比解剖五脏要大。由于这个系统不可实证，看不见、摸不着，故而古人将其称为"藏"，意思是藏匿在解剖五脏背后的系统。由于这个系统以神魂魄意志为核心，故而又称为"五藏神"。

其实许多人都同意"藏象是个系统"的观点，区别在于他们只承认"藏象"是个功能系统，即"藏象"是人体生理解剖系统的功能态，而不承认"藏象"是有别于生理解剖系统的另类生理系统，因为人们找不到"藏象"系统的组织形态。但世界上没有形态的东西有功能吗？我们常说的人体特异功能，也是立足于人体而言的，如果人体不存在，哪来的"特异功能"呢？没有火焰，就没有"热"这种物理现象。

所以，这就迫使我们必须承认："藏象"首先描述的是一种真实的生命生理形态或者生理组织结构，然后才是功能的阐述。然而，千百年来令医学家们为难的是，虽然《内经》描述的就是一套生理系统，可是在解剖上却找不到这套生理系统，也就是说，从解剖的角度它不存在。但在医疗实践中，我们却能感觉到它的作用。

"不存在的东西却时时刻刻发生着作用"，这就是我们面临的所有问题的关键。

我们必须树立这样一个信念：不论"藏象"与我们已有的知识、观点如何冲突，但"藏象"向我们描述的东西是客观存在的，它就真真实实存在于我们的身体里，每天都在正常运行。而且还必须明确一点："藏象"系统既不是理论模型，也不是思维模型（因为说理论模型或者思维模型，总让人感觉"藏象"本不存在，是人们脑子里创造出来的，会引起人们的误解），它是某种真实的原型，不论理解不理解，它也是一个原型。

那么，这个真实存在的"藏象"是什么呢？我们初步可以这样来定义："藏象"是有别于现代解剖学的人体生理系统，即"藏象"是另类人体生理系统。如果我们将解剖生理系统称之为人的第一生理系统的话，那么中医"藏象"就应该是人体的第二生理系统，而且它是个完全独立的生理系统。

说得再直接一些，"藏象"指的是潜藏在我们身体内部的另一种生命系统，因为这种生命是以五藏为其核心，而且最大特点是无形无证，故而称其为"藏"，当它与我们解剖形体发生作用时，那就是"象"。

藏象与电影

我们将中医"藏象"提到了人体另类生理系统的高度，从这个高度，我们也许可以重建中医理论的新体系，避免以往许多中医理论说不清楚、道不明的缺陷，以更加简明、直观的形式向国民普及中医知识。

"藏象是人体第二生理系统"的观点不太好理解，也许会有许多人搞不清楚这个生理系统与熟知的解剖系统有什么关系。为了帮助大家理解我们的推论，我们用放电影来比喻中医"藏象"。

大家都喜欢看电影，我们常常痴迷电影中的情节，要么感动得热泪俱下，要么惊讶得张口结舌。但如果静下心来细想，其实电影中的所有画面都是假的，中间的人物也是假的，电影正是通过这些虚假的画面再现了一个故事。比如说《三国演义》电视剧，它通过无数个画面，再现了当时沧海横流、英雄辈出的时代，把我们带进了"桃园结义""煮酒论英雄""赤壁大战""六出祁山"等历史事件中。但大家在看电影的时候很少注意屏幕上的画面是怎么来的。

如果我们要对中医学用一个形象的比喻，那么只好说中医就像正在放映的电影。电影需要三个东西来组成，放映机、屏幕、电影画面。屏幕上出现的是画面，但画面不能自然产生，它是由放映机投射出去的影子，它不是电影胶片，也不是拍摄电影时的实物原型，它是放映机工作状态的一种表现。放映机才是电影的核心，它控制画面产生的质量，同时也决定屏幕接受画面的效果。

中医的"藏"就是放映机，它就是人体的第二生理系统。中医的"象"类似电影的画面，它是"藏"工作状态的反映。屏幕就像是人的解剖生理系统，但它不能代表放映机，只能作为电影画面的载体。

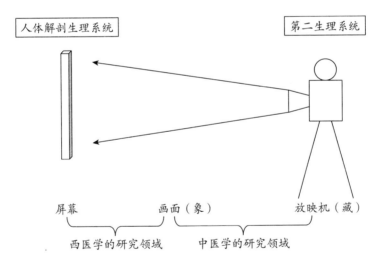

我们说人体的第二生理系统是无形，不可实证。那么通过什么来认识第二生理系统呢？只有通过"象"。所以"象"是第二生理系统工作状态的反映，也是我们理解、认识、把握第二生理系统（藏）的一种方法。我们通过屏幕认识拍摄电影的导演和演员，同样通过"象"来认识第二生理系统。"藏"和"象"的关系是"藏"决定"象"（身体的健康与否，疾病的方位、程度等等），"象"的好坏、大小、清晰程度都由"藏"来决定，没有放映机永远也不会有电影。

屏幕是画面的载体，通过这个载体我们才能看到放映机的工作状态。画面的好坏可以影响屏幕，同样屏幕的好坏也可以影响画面。但屏幕与放映机是相对独立的，也就是说解剖生理系统与第二生理是相对独立的，在离开对方的情况下都可以存在、运行，只是不能构成电影而已。

所以，中医的"藏象"有两层含义：对于五藏而言，解剖五脏就是"象"；对于整个第二生理系统而言，解剖形体上的一切生命表现都是"象"，即我们有形的人都是第二生理系统的工作状态的"象"，当"象"好的时候，我们就健康，但此地的健康并不简单指解剖器官的健康，而是指第二生理系统的健康。

从中我们也可以看出，其实中医不是以人的解剖形体作为核心，而是以"藏象"系统作为核心，从这个意义上说，中医并不是人的医学，而是"藏象"的医学、灵魂的医学、"神"的医学。

"藏象"是人体中另类实有的生理系统，那么这个系统有形态吗？

第三节　同名双胞胎

世界上对同一事物的认识角度多种多样，每一个角度都是一扇门，认识佛教据说就有八万四千个法门，而每个门里的风景都不相同，有的艳丽，有的雄壮，有的萧条……

我们找到了一个全新的角度切入中医学，从这个角度，我们得出了一个骇人听闻的结论：在我们的身体内，还有一个独立于人类生命的另一高级生命，我们将它称为"藏象生命体"，它是个以"五藏"为核心，以经络为辅助，食天地之气的高级智慧寄生生物。

那么，这个生命究竟是个什么模样呢？

"五藏"非五脏

藏象高级智慧生命，它是无形的，至少目前的科学技术水平上还不能确切证明它的存在，可是中医学却勾画出它的一个基本轮廓。以下我们将逐渐整理中医的资料，努力将它呈现在读者的面前。

现在我们知道，藏象生命体是以五藏为中心。那么什么又是五藏呢？

我们遇到了一个特别大的问题：一对双胞胎，长得很相似，可麻烦的是他们竟然叫了同一个名字，都叫小六子。如果有个姑娘爱上了其中一个，当她说："亲爱的小六子，我爱你！"这个时候该怎么办？即同一个名称，代表完全不同的两种事物，而且这两种事物又有着极为密切的关系。我们举一个例子来说明：

有某人，心眼很小，凡事都想不开，总爱自己生闷气。有一天，他被单位解雇了，这件事让他十分气恼，常常自己躲在家里生闷气。过了一段时间，他感到腹部胀满，胃的上部里有一个硬硬的东西往上撞，而且还干呕。他到医院检查，但查不出什么毛病，做胃镜也没有发现胃里有硬块。无奈中他找到中医。中医说他是肝气横逆，导致胃气上冲。他还不相信，赶紧去检查肝功能，又是验血又是扫描，结果也没有发现肝有什么毛病，于是又回来请教中医。中医给他开了一副舒肝降逆、和胃开郁的中药，结果吃了几剂就好了。

在这个例子中，毛病确实出在肝气不舒上，但检查中肝是没有毛病的。这里的肝，指的不是指解剖系统里的肝，而是五藏系统里的肝，其病位也可能不是解剖系统中肝的位置。胃中的硬块也不在胃中，只是气结，说明胃也不是解剖系统中的胃，但呕吐、胀满又确实发生在解剖系统的胃中。

好啦！这就是我们遇到的问题。肝和胃只有一个词，但在此例子中，却表达了完全不同的两重意思，"肝气横逆"指的不是解剖的肝脏，"胃气上冲"指的也不是解剖的胃，但我们又必须用相同的词来表示，真的让人很为难。如果想说清楚，我们只能用肝1、肝2来表示，但这又会带来许多麻烦。

但大家必须明白，中医讲疾病时，有些指的是解剖系统的五脏，有些又指五藏系统中的五藏，一般来说，在讲病理、医理时，多指五藏系统，在讲病位时，多指解剖系统。但具体用什么词来区分这两者，还请大家多指教。

上面这个例子也说明，在中医里，确实存在着两个不同的生理系统，一个是解剖生理系统，一个是藏象生理系统。虽然两者用词相同，但指示的对象则完全不同，中医"五藏"不等同于解剖五脏。

第一，在中医里五藏与五脏名同义不同。

《内经》中在使用五藏、五脏时比较混乱，有时用五脏，有时又用五藏，好像没有一定之规，二者都指心肝脾肺肾。可是我们现在知道，虽然"五藏"与"五脏"同名，但这两个词在本意上与现代解剖学上的五脏却不同义，这一点读者们必须切记。因此人们在读《内经》时，最好将所有的"五脏"都读作"五藏"这样这可以避免引起混乱。

其实从《内经》的篇目标题可知，《内经》中直接用到"五藏"的篇目有很多，《五藏生成篇》《五藏别论》《六节藏象论》《玉机藏真论》《藏气法时论》等。而整部《黄帝内经》没有以"五脏"而立篇名的。因此我们认为，无论在何种情况下，五脏在内经中都应该称五藏，而不应该称五脏。

第二，中医五藏与解剖五脏不是一回事。

虽然《内经》之五藏指的是心、肝、脾、肺、肾，但它们绝不是解剖意义下的五脏，也可以说《内经》五藏并非血肉五脏。

1.《内经》五藏与解剖五脏不对应。人体心肝脾肺肾五个器官，在解剖上已经相当明确，它们在腹腔中有固定的位置，是不可更改的。但《内经》五藏不能对应解剖学上的结果，"左肝右肺"就与解剖学相违背。

2.《内经》五藏在功能上要大于解剖五脏。虽然五藏与五脏所指对象相同，但在功能上，五藏要大于五脏。例如，在《内经》论述心时，除了"心生血""心主脉"似乎与解剖学的心脏相同外，其他功能一概不同：

《素问·宣明五气》："五藏所藏，心藏神……"

《素问·本病论》："心为君主之官，神明出焉，神失守位，即神游上丹田。"

《素问·宣明五气篇》"心藏神""心主脉"

《灵枢·邪客》"心者……精神之所舍也。"

《灵枢·脉度》"心气通于舌，心和则舌能知味。"

《素问·脉要精微》"心为牡藏，小肠为之使，故曰小腹当有形也。"

《灵枢·本输》"心合小肠，小肠者，受盛之府。"

从上引《内经》关于心脏的功能，它明显与解剖学心脏功能不对应，要远大于解剖功能的范围，其他各藏也有这类情况。所以从功能上看，《内经》五藏与解剖五脏就不是一回事，它们分属于两个不同的系统中。

第三，五藏应该化义为神、魂、魄、意、志。

解剖五脏指心肝脾肺肾及相关的生理功能，这点很确定。但《内经》五藏却不仅仅指心肝脾肺肾，或者说它主要不是指心肝脾肺肾，那么五藏主要指什么呢？

现代有些人认为，《内经》中之所以要用"藏"，取意为五脏深藏于体内，外面看不见，故曰藏。持这种看法的人还真不少。但这样就不对了，大肠、小肠、三焦、胆、胃、膀胱等六腑同样深藏于人的体内，没有见过谁的胃长在体表的，为什么六腑不叫"六藏"呢？可见用字面意思来解释"五藏"是行不通的。

《内经》之所以称为五藏，那是有特指的，它指的就是神、魂、魄、意、志五神，称为藏象五神，或五藏神，除此之外的藏精、藏气、藏血都与藏神有关。

> 《素问·调经论》曰："心藏神，肺藏气，肝藏血，脾藏肉，肾藏志。"
>
> 《灵枢·本神》曰："肝藏血，血舍魂；心藏脉，脉舍神；脾藏营，营舍意；肺藏气，气舍魄；肾藏精，精舍志。"
>
> 《素问·经水》曰："五脏者，合神气魂魄而藏之。"
>
> 《灵枢·本藏》曰："五藏者，所以藏精神血气魂魄也。"
>
> 《灵枢·邪客》曰："心者，五藏六腑之大主也，精神之所舍也。"

或者有人认为，神魂魄意志代表的只是人的精神现象，不能作为人体某种器官名称。其实这是个习惯问题，现代人们一提到床，马上会想到睡觉时的床，脑海中不会再有第二个念头，其实在唐代以前，当人们说床时，指的却是某种板凳，这种板凳是从西域传过来的，故而又称"胡床"。根据《内经》的通篇理论构架，"五藏"可以通义为神、魂、魄、意、志。最主要的是，在《内经》中"五藏"是个系统，而不仅仅是五个点或者五种精神现象，它们是一个运作正常的系统，完全有器官的功能与作用，只是很难讲述它们的形态组织。

生命之轮

关于五脏与五藏的关系，我们还可以这样理解：五脏就是身体开在外面的五个窗口，如果有人从这些窗户向里望去，从肝这扇窗户望进去，你会看见魂；从肺这扇窗户望进去，你会看见魄；从脾这扇窗户望进去，你会看见意；从心这扇窗户望进去，你会看见神；从肾这扇窗户望进去，你会看见志。

其实，你最想看的，不是外面的窗户，而是窗户里面的东西。但是，里面的东西太神秘了，轻易不会让你看见。所以，平时外面的五个窗户都是关着的，里面的东西会映照在窗户上，我们只能模模糊糊看个大概。

怎么才能让模模糊糊信息变得清晰起来呢？当然有办法！从这五扇窗户的缝隙中，伸出了五条触手，那就是手少阴心经、足厥阴肝经、足少阴肾经、手太阴肺经、足太阴脾经。这五条经络里全是关于里面五藏的信息，也有关于五脏的信息，只是人们听不懂。于是人发明的切脉的方法，从经脉跳动的规律中，揣测里面的情况。

因此，藏象五藏与解剖五脏没有一一对应的空间关系。当我们说藏象五藏中的肝时，绝不在解剖五脏肝的位置上。

那么，藏象五藏在人体中的什么位置呢？它又是个什么样的形状呢？根据中医的理论，我们认为藏象五藏就在人体的中部，大致相当于腰部，其形状则像个圆轮。

在中医五藏学说中，心是其余各藏的领导者，"心者，君主之官""藏真通于心""心者，五脏六腑之大主也"。肺是仅次于心的"藏（脏）"，它好像朝中宰相，古代时右为上，故左肝右肺。肝的地位居肺之下，脾又再次之，肾主外。各藏按照五行相生相克关系排列，我们意外地发现，五藏像个轮，其形状好像佛教中的万字符，我们把这个轮称为"生命之轮"。

生命之轮

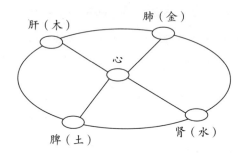

此轮是个立体结构，心居此轮正中，五藏相互间由三焦经相连（三焦分上、中、下，完全可以联系五藏），构成生克、胜复诸多关系。每藏中又有两条经络通向全身，肺（肺经与大肠经）、肝（肝经、胆经）、脾（脾经、胃经）、肾（肾经、膀胱经），心除了包括心经、小肠经外，还包括心包络，正好构成十二条经络，各经之间又有络相联，构成一个"如环无端"的网络系统。（有人说，你不是反对五藏中包括六腑的吗？怎么在经络上又提六腑经？经络和六腑不是一回事，我们下面将要讲到。）

进出口贸易

我们人类的天性是自私的，不论考虑什么事，总是首先站在自己利益的角度，比如在人与自然的关系上，我们首先考虑的是自己的需要，而不是自然的平衡。但中医却恰恰相反，人类解剖肉体永远不是被中医考虑的第一因素，而是一个次要的因素。这一点虽然对我们人类的自尊心打击很大，但必须接受，这是理解中医的关键。

人体解剖五脏只是藏象五藏的影子，那么它们究竟是个什么工作关系呢？

首先，解剖五脏是藏象五藏的入口。站在中国的角度，从美国买来货物并运回中国的码头，叫进口贸易。如果站在藏象系统的角度看，藏象系统利用人体提取它所需要的能量，也可以叫进口，解剖五脏就是藏象五藏的进口码头。那么藏象进口什么呢？进口一种叫"宇宙之精"的东西。比如说，脾脏就是一个重要的进口码头，人食物中所含的宇宙精气，通过脾脏这个码头输送到藏象系统中去，进一步转化为赤精、津液、阴气这些东西。此外，肺与肾也是重要的进口码头。

但大家都知道，进口贸易中也有风险。前些年中国北方的杨树几乎被砍光了，因为有种专门吃杨树的害虫——天牛泛滥成灾，砍树是为了彻底消灭天牛。但天牛这种害虫中国原来是没有的，它们就是通过进口贸易的木材来到中国。当藏象通过解剖五脏的码头进口宇宙之精时，会不时地将一些有害的东西，通过食物、呼吸、饮水等引进到藏象系统中，而这些东西一旦进入，就会导致藏象系统的阴阳平衡被打破，这就是疾病。

同时，如果码头不好，也会导致进口货物的损坏、变形。比如中国某厂从美国进口了一台锅炉，在卸船时由于桥吊的故障，导致锅炉严重损坏，等到了工厂使用时，发生了锅炉爆炸事件。如果解剖五脏发生病变，一来可以影响进口数量，二来解剖五脏的病变也会影响藏象五藏，同样可以产生疾病。

其次，解剖五脏又是藏象五藏的出口。这说起来让我们的自尊心简直难以接受，我们的解剖五脏居然是藏象五藏的排污口。在临床上，当手太阴肺经感受风寒，或者被温热侵入后，藏象系统自己的康复机制就起作用了，将疾病从本系统中驱逐出去，而出口就是解剖的肺脏，此时我们就会发热、气短、痰多、咳嗽等等，这都是病邪被驱逐出藏象系统的表现。这种例子还有许多，例如，当太阳经有病邪时，它一面会通过膀胱这个出口将病邪排出系统，但如果病邪严重，它也会将病邪驱逐到阳明经中，通过胃这个出口排出系统。

看来任何一个系统都是自私的，它们不是消灭贼，而是把贼赶到了别人家院里。所以有病最好去针灸，针灸是在藏象系统中消灭疾病，而不是把疾病赶到解剖系统中来。

第三，五藏并不是总在利用我们的五脏，它对我们的五脏也有维护的功能。在后面的内容中我们将会看到，藏象系统对肉体有着十分强大的修复功能，它实际在支配我们解剖形体的运行。例如，当一个人得了肺癌，病位直接在解剖的肺部，但中医的用药绝大部分却不是针对解剖的肺，而是针对藏象系统的肺藏或者整个藏象。这说明，许多解剖系统中的疾病，都可以通过调节藏象系统来治愈。

所以藏象在利用我们的同时，我们也可以利用它们来达到治愈解剖系统疾病的目的。中医就是一个中介的医学，通过这套医学，我们双方都可以达到目的。

第四节　生命之树

如果地球上除了我们人类，光秃秃的一片，那么这个世界肯定没有意思，很容易就会出现视力疲劳，就如同美国"机遇号"传回来的火星照片。世界的绚丽多彩，生机勃勃，在于生命的多样性，天空中有飞动的鸟，大海中有游动的鱼，陆地上有奔跑的兽，这个世界才是美丽的。所以了解世界，在某个方面说其实就是了解生命，唯有生命能让我们感动，唯有生命才能震撼我们的心灵。

经过几万年的不断认识，我们对地球上生命有所了解，但正是这种了解同时也限制了我们的思维。在意识的深处，我们愿意相信：地球乃至整个宇宙的生物都与我们的认识相似。于是人们在幻想外星生命时，总是在其中加入人的因素，例如，美国第一部反映外星生物的电影《IT外星人》中的外星生物，怎么看都与人类有几分相似，差别只是在比例上，或者数量上，比如外星人的头和眼睛都很大，手指只有二根。其他的文章、电影在描绘外星生物时，也或多或少受地球生物形式的影响，例如《异形》中的外星生物像蟑螂，《黑衣警探》中的外星生物，有的像虫，有的像章鱼等等。其实将来真正面对外星生物时，我们可能会大失所望的感觉，因为生物的多样性远远不是我们能够想象的。

那么，我们体内的藏象生命体究竟是个什么样呢？我们目前只知道，它与我们解剖生命的形式绝不相同，也知道它的核心是个立体的圆轮，但它的整个生命形态我们并不知道。要想彻底了解藏象生命的形式，我们必须知道它究竟包括哪些部分，然后才能勾画出它的形象。

藏象不包括六腑

首先我们来重温一下藏象的内容。《素问·六节藏象论》曰："帝曰：藏象何如？岐伯曰：心者生之本，神之变也，其华在面，其充在血脉，为阳中之太阳，通于下气。肺者，气之本，魄之处也，其华在毛，其充在皮，为阳中之太阴，通于秋气。肾者，主蛰，封藏之本，精之处也，其华在发，其充在骨，为阴中之少阴，通于冬气。肝者，罢极之本，魂之居也，其华在爪，其充在筋，以生血气，其味酸，其色苍，此为阳中之少阳，通于春气。脾、胃、大肠、小肠、三焦、膀胱者，仓廪之本，营之居也，名曰器，能化糟粕，转味而入出者也，其华在唇四白，其充在肌，其味甘，其色黄，此至阴之类，通于土气。"

有人据此认为，"藏象"应该包括胆胃、大肠、小肠、三焦、膀胱这六腑。但我们认为，"藏象"不应该包括六腑，理由如下：

1. 从行文上看，上述经文主要在论述五藏，最后一句"脾、胃、大肠、小肠、三焦、膀胱者，仓廪之本，营之居也，名曰器，能化糟粕，转味而入出者也，其华在唇四白，其充在肌，其味甘，其色黄，此至阴之类，通于土气"。其实讲的是脾，因为脾与六腑有相同的功能，也可以看作是对脾的论述，而且它所列举的"其华在唇四白，其充在肌，其味甘，其色黄"都是脾藏的基本特征。

2. 上面提到的六腑其实不全，还缺了一个胆。因为在胆的归属上，《内经》本身就有分歧，一会儿说胆属于六腑，一会儿又说胆属于奇恒之腑。这样一个残缺不全的六腑，不能作为"藏象"系统的组成部分。正是因为它残缺不全，这也能反过来证明，上引经文的最后一句讲的还是"五藏"，而不是六腑。

3. 我们上面说到，五藏可以化意为神、魂、魄、意、志，而这五者都属于某种精神因素，也就是说精神现象是五藏的本质。六腑在功能上与上述五藏的特点相去很远，《灵枢·经水》明确说："五藏者，全神气魂魄而藏之，六腑者受水谷而行之，受气而扬之。"十分明显，五藏与六腑不在一个界定的范围内。

也许有人说：《内经》中明确记载肺合大肠……心合小肠……肝合胆……脾合胃……肾合膀胱、三焦，怎么能说藏象不包括六腑呢？我们认为，这段记载只能证明五藏在运行时与六腑有关联，但不能作为六腑是藏象内容的证据。而且《素问·五藏生成论》也记载：心合脉……肺合皮……肝合筋……脾合肉……肾合骨，难道皮肉、毛发也应该包括在藏象里吗？

因此，我们的结论是：中医藏象系统中不包括六腑。

藏象不包括奇恒之腑

现在理论界说藏象包括奇恒之腑，是因为《内经》中在论述藏象时，曾经谈到毛、皮、骨、筋、髓、脉、胆，这些都属于奇恒之腑。《素问·五脏别论》曰："余闻方士，或以脑髓为藏，或以肠胃为藏，或以为腑，敢问更相反，皆自谓是。不知其道，愿闻其说。岐伯对曰：脑、髓、骨、脉、胆、女子胞，此六者，地气之所生，皆藏于阴而象于地，故藏而不泻，名曰奇恒之腑。"

我们认为，中医藏象不应该包括奇恒之腑在内，原因有两条：

1. 奇恒之腑名称的出现，是在黄帝与岐伯的对话里，而且根据记载可知，当时对脏腑的划分很混乱，医师们（方士）没有统一的概念，例如，胆既已经属于六腑，但又出现在奇恒之腑内。这说明，在《内经》成书以前相当一段时间内，社会上的医学资料杂乱，同一内容有不同的理解与称谓。

因此，极有可能在历史上奇恒之腑就不属于藏象。而且在《内经》藏象的有关论述中，也没有明确将它包括在藏象内，上文两个"藏"字的含义，与五藏之"藏"是有区别的。

2. 奇恒之腑的论述仅见于《素问·五脏别论》，古人在使用"别论""别裁集"等极有讲究，它一般是佚文、有争议等内容。可见奇恒之腑在当时它就不入正论，纯属于旁枝，这与藏象、六腑等的正统地位不可同日而语。

藏象包括经络

《六节藏象论》中没有明确说藏象包括经络，所以历史上就有争论。

有的人认为，藏象理应包括经络；有的人则认为，《内经》中没有明确记载，所以经络不应该包括在藏象中。《内经讲义》第一版中说藏象包括经络，但在第二版、第五版中却明确藏象不包括经络，任应秋认为藏象应该包括经络。

我们认为，藏象中包含经络，理由有二：

1.《内经》中有记载，例如，《素问·调经论》曰："心藏神、肺藏气、肝藏血、脾藏肉、肾藏志、而此成形。志意通，内连骨髓，而成身形五脏。五脏之道，皆出经隧，以行血气。"文中明确记载"五脏之道，皆出经隧"，五藏系统是通过经络而通连全身。此类记载，在《内经》中还有许多，就不一一列举了。

2. 如果藏象是个生理系统，它的运行没有经络是不行的，五藏按照五行运行，相互之间都有联系，这才能组成一个完整的系统，例如《玉机真藏论》曰："五藏受气于其所生，传之于其所胜，气舍于其所生，死于其所不胜。"五藏之间由经络相连，病气的传化靠的就是经络，没有了经络，五藏仅仅是五个点，而不能形成一个系统。

而且人体十二条正经络"如环无端"，构成了一个封闭的网络。手阳明大肠经进入胸腔络肺，又在鼻翼旁交于足阳明胃经；足阳明胃经除了交于大肠经，其分支还络于脾；手太阳小肠经，上络于手少阳阴心经，下交于足太阳膀胱经；足太阳膀胱经上络肾，下交于手少阳小肠经；手少阳三焦经交于足少阳胆经，络于手厥阴心包经；足少阳胆经交于足厥阴肝经、手少阳三焦。

也许有人会认为：既然经络已将六腑串连在一起，为什么六腑就不能是五藏系统呢？阳光可以通过皮肤转化为钙，但我们却不能因此说阳光也是人体生理系统的一部分。虽然经络在经行路线上串连了六腑，但从概念界定、功能等方面，它都与藏象根本不同，所以它们本身并不属于藏象系统。

我们举个例子来说明，一列火车从北京开出，它沿着京兰线开往兰州，沿途要经过河北省、山西省、内蒙古、宁夏、甘肃等地区的无数城镇，这些城镇为铁路提供客源、货源、水、燃料等，保证火车的正常运行，但这些城镇本身却并不属于铁路系统。所以尽管经络串连了六腑，但六腑却并不属于藏象系统，它们永远属于解剖意义上的第一生理系统。

通过我们的分析，藏象系统的内容如下：五藏、阴阳、五行、经络。在藏象的四项内容中，阴阳是一个理论框架，并不表现为某种组织结构，五行只是藏象的关系图谱，也不表现为组织结构。这样一来，真正构成藏象的核心只有两项，即五藏与经络。

藏象像棵树

在黄河的岸边生长着一种柳树，它与普通的柳树不太一样，它没有明显的树干，长出地面的就是许多的柳条，这些柳条十分柔软，在风中轻舞，像女人的腰肢，当地人常用这些柔软的柳条来编织。柳条的下面其实就是树根的顶部，形成一个不规则的圆形，再往下，就是四通八达的树根，有主根，也有须根。

中医藏象的有形结构其实只有两部分，五藏与经络，清清爽爽，简简单单。关于五藏的形态在上节我们已经论述过了，五藏像个立体的圆轮，我们称它为生命之轮。

如果将藏象这一系统形象化的话，我们可以将生命比作一棵大树，确切地说是黄河岸边的柳树。五藏就处于树根顶端，它是一个按照五行生克、胜复运行的生命之轮。每一藏又主管两条经络通于全身，有通于头部的，也有通于足部的，每条经络又相互联系，构成一个完整的网状结构。所谓的藏象系统就是指五藏及经络构成的系统。

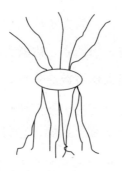

藏象的这个组织结构多么令人惊奇，它居然像个树形状，这与我们已知的人体生理结构是那么的不同，看上去简直就是一个怪物。但不论多么不可思议，它却是记载于《黄帝内经》中的，是古人留给我们的一个最大的人体生命之谜，中医就是以这个系统作为自己的研究对象的。中医的全部奥秘就在藏象生命体上，不明白这一点，就无法理解中医理论的全部。因为中医并不是以解剖实体作为自己的研究对象，而是以"藏象生命体"作为自己的研究对象。

这个系统，是个相对独立的生理系统。它依赖于人体解剖五脏，但又独立于解剖五脏，它既包含了解剖五脏的生理功能，又大于解剖五脏的生理功能。它虽然仅涉及五藏，但又通过五藏的运行及经络调控着人体全身的功能。

这个系统十分简单，比我们已知的解剖生理系统要简单得多，它只包括五藏与经络。但简单的系统却是高效的，这个系统蕴藏着无限的能量，中医的作用实际上就是调动这个系统的能量来治愈疾病，人体特异功能也是这个系统能量的外在表现形式，一切宗教的目的和方法，也在于开发、利用这个系统中的能量。

由于中医是以"藏象生命体"为研究对象，按理论上，中医没有明确的病位，即病因与疾病的表现很可能不在一个区域中，比如腰痛的原因也许是肾的毛病，也许是肝的毛病，甚至也可能是膀胱上的毛病，但不论毛病在何处，它都体现在五藏及经络中。

反过来说，任何身体的疾病都可以通过五藏的调节来治愈。《素问·脉要精微论》曰："五藏者，中之守也""五藏者，身之强也"，并进一步说"得守者生，失守者死""得强者生，失强者死"。

傲然独立

我们以上谈到了许多两个生理系统的不同点，但它们最大的不同点在于相互独立。藏象生命体傲然独立于解剖生理系统，它并不一定依赖解剖系统的存在而存在，当解剖系统不存在的时候，它依然可以存在，同样，当藏象系统不存在的情况下，解剖系统照样可以单独存在。

现在的许多研究者，都过分重视阴阳（两套生命系统）的互根关系，即它们相互依存，强调了互为前提，并绝对地认为两者如果一方不存在，另一方也就不存在了。其实阴阳（两个生理系统）的互根关系，并不伴随人类生命的全程，它只出现在生命的一个阶段，尽管这个阶段可能很长。在人类生命的两头，即生和死的一段时间内，阴阳互根关系是不存在的。这有点像天文物理学。

大家知道，现代天文物理学取得了重大成果，但它依然不是成熟的天文物理学，因为当今物理学法则只能对宇宙存在时期做出解释，当涉及宇宙大爆炸和宇宙的灭亡，所有的物理学法则都会失去了作用。阴阳互根的理论也同现代物理学一样，它是生命存在一个时期内的表现，而不是生命的全程表现。

就现有的中医资料而言，在人类生命的两头，阴阳（两套生命系统）并不存在互根的关系，而表现为相互的独立。

证据之一：《黄帝内经》有本证。《灵枢·天年》记载说："人生十岁，五藏始定，气血已通……百岁，神气皆去，形骸独居而终矣。"这段经文描述了生命的两个阶段，从生命的初始到五藏始定年为一个阶段，从天年已尽到死亡又是一个阶段，这恰好是生命的两头。而在这两头，阴阳没有互根关系，而是各自独立的。

何以见得呢？大家知道，解剖五脏的生理功能绝大部分一出生就是健全的，比如心肺肝脾的功能，从一出生就可以正常运行，否则这个人就不能存活下去。在人体解剖器官中，唯有肾及相关的性器官成熟比较晚，女子大约 14 岁，男子大约 16 岁。因此我们可以肯定，"人生十岁，五藏始定"，讲的是藏象作为一个生理系统的成熟时间，而绝不是解剖生理系统的成熟时间。

那么也就是说，在生命的头十年（这只是个约数，各人五藏始定年均不同），藏象系统还没有成熟，其标志有三：后天之精没有进入藏象，不能对解剖生理产生全面控制，不能对人类精神实施全面控制。在这个阶段，两者基本上是各自独立存在、独立动作的，不存在所谓的互根关系。

"（人）百岁，神气皆去，形骸独居而终矣"，这里的百岁也不是恰好100 岁的意思，它是个约数，指的是人的天年，即 120 岁。"神气"是藏象五神的总称，它可以代表整个藏象系统。这段经文的意思是：如果一个人活到了天年之数，此时神气藏象系统离我们而去，但此刻，解剖生理系统依然可能单独继续存在，直至最后的消亡。

透过生命的两端，我们看到了生命存在的真相，人体两套生命系统完全可以自主存在。

证据之二：经络可以离开肢体而存在。在论述藏象组织结构时，我们说经络是藏象系统的一个组成部分，而且是唯一的辅助部分，因此经络现象可以代表藏象系统的存在。实验证实，经络可以完全脱离形体而存在，并运行正常。

据报道，北京市中医院曾做过这样一个实验：如果针刺截肢病人的残端，循经传感线可以通向已经不存在的肢体，这证明了在离体的截肢中，依然存在经络现象。

另一项低电阻实验也证明了这一点：在对 18 位骨肿瘤患者截肢前后所做的低电阻实验表明，肢体在离体后 24 小时中，其低电阻值与正常肢体相同，这证明在离体的肢体中依然存在经络现象。

这两个实验有点吓人，实验结果严重冲击着我们的基础观念。但作为一个实事求是的研究者，又必须承认现实，然后做出相应合理的解释。这两个实验，至少说明以下三个事实：

第一，在离体的肢体中存在经络现象，此时肢体的生命已经不存在了，但经络依然存在，这个事实至少证明了这样一个结论：经络并不完全依赖于人类的肉体，也就是说，经络有独立于肉体的一面。这个结论完全符合我们的假设。

第二，既然经络可以不依赖我们的肉体生命而存在，这就证明，经络本身也是一种活着的生命形式。这反过来证明，在我们人类活着的时候，我们的身体内就已经有两种生命形式并存，一种是我们的肉体生命形式，一种是经络所代表的生命形式。

第三，肉体生命的死亡，并不意味着经络所代表的生命死亡，它可能与我们有完全不同的生命法则，它可能在肉体死亡后还会存在相当一段时间。所以目前人类普遍持有的死亡标准、概念，并不符合生命的本质。

第五节　阴阳解密

大凡读过几年书的人，都有一种共同的感觉：天下的书是越读越薄。初次接触一门学科时，有一大堆书需要读。但读过几年，书堆会越变越小。如果谁能很精确地将一门学科总结成薄薄的两页纸，那他肯定是专家；如果谁能将一门学科总结成两句话，那么他肯定是一代宗师；如果谁能将一生所学总结成一句话，那肯定是圣人。

中医学人们读了几千年，读来读去，人们发现其实中医很简单，它只有两个字：阴阳。《黄帝内经》162 篇中有 140 篇讲到了阴阳关系问题，整部书涉及阴阳构成的语词就有三千多个。可以这样说，离开了阴阳，就没有了中医理论。

难倒全世界

辩证法的老祖宗是中国，远在《周易》的时代，中国人就用六十四卦推测着天地的变化，"易"的本义就是变化。翻开西方哲学，他们祖宗——古希腊哲学里，根本就没有辩证法，他们的辩证法都是从中国学过去的，再传入中国。世界上最高境界的哲学只有一种，那就是中国的阴阳哲学，严格地讲，西方从来没有发明过成熟的哲学。我们这些不孝的子孙，真是愧对先人。

中医就是按这最高哲学创造出的一门医学，它的核心就是阴阳。《黄帝内经·素问》中有句名言："阴阳者，万物之纲纪，变化之父母，生杀之本使，神明之府也。治病必求于本。"这里说的"本"就是阴阳，换句话说，阴阳就是中医之本，它贯穿于中医生理、病理、诊断、治疗乃至于养生等方面。

那么，什么是中医的阴阳呢？

这可真是不知道，这个问题可以难倒全世界。因为《内经》中并没有关于阴阳的准确定义，只有无数的外延，例如在《阴阳离合论》中就说："阴阳者，数之可十，推之可百，数之可千，推之可万，万之大不可胜数，然其要一也。"带着人绕着地球转了无数个圈，最后说："且夫阴阳，有名而无形"。但没有等你听明白，他已经走了。

后来的许多名医，也基本上持一种模模糊糊的观点，例如杨上善就说："言阴阳之理，大而无外，细入无间，豪末之形，并阴阳凋刻，故其数者不可胜数。"说了半天，其实废话一句。因为按照逻辑学的规律，当一个概念外延无限大时，内涵其实就为零，阴阳就是这样一个外延无限大的概念。按照现代的话说，阴阳是个大筐，什么东西都可以往里装。

为什么《内经》中没有说清楚"阴阳"呢？

从客观上来看，"阴阳"不明确给中医的理解造成了很大的困难，不论对今天的人还是古代的人，都是一样的。我们应该相信，编写《内经》的人绝不是有意为难后人，他们没有说明白，确实有他们的难处。所以我们有一个大胆的推论：汇编《黄帝内经》的人他们也不懂。创造中医"阴阳"的人是圣人，他们当然懂得什么是阴阳。但继承中医学的人却并不十分清楚，到了《黄帝内经》成书的时候，已经距离中医的发明期至少一千多年，当时的人很可能与我们目前一样，根本就不知道"阴阳"究竟指什么，他怎么能说得清楚？

《内经》中没有说清楚，那么后人研究清楚了吗？说来不可思议，如此重要的概念，现代中医竟然没有一个明确的定义。

在中医院校通行的教材《中医学基础》（第四版）里，是这样给"阴阳"定义的："阴阳，是对自然界相互关联的某些事物和现象对立双方的概括……是古代的两点论。"在这里我们似乎看到的是哲学，而不是中医学。

《黄帝内经研究大成》中说："中医学的阴阳，是中医学方法的一对范畴，它是对中医理论体系有关的某些事物和现象对立双方的概括，含有对立统一概念。它既可以代表与生命有关的相互对立事物和现象，也可以代表生命过程中相互对立的两个方面。"

在这里，我们依然看到的是从哲学概念脱胎出来的中医阴阳定义，它的哲学味道太重，以至于很难将它看成是医学概念的定义。医哲不分，以哲代医，始终是中医学的一大痼疾。大约人们认为，不上升到哲学的高度，不能表明祖先的伟大，但一味强调其哲学性，恰恰脱离了当时思维发展的水平。这也是中医学被认为"不科学"的一个原因，外国人实在搞不明白：一个极其抽象的哲学概念，怎么能作为医学概念呢？

也就是说，直到今天，我们依然没有超越《内经》中关于阴阳的论述，千百年来只是在反复重复着同样的语言。由于中医概念如此不确定性，当代中医在解释病机时，都是含含糊糊，概念先后不一致。

所以越来越多的人感觉到，中医阴阳概念不能再是天上的云彩，它必须变成雨滴，最后落回大地。何梦瑶就呼吁："医书动言阴阳，而不切指其为何项，其属朦混，当细分之。"阴阳必须有固定的指向，固定的内涵。

也有人试图明确阴阳的指向，例如石寿棠就提出："阴，人之形；阳，人之气。"但这个分法还是说明不了许多医学问题。

那么，中医阴阳能不能有具体的内涵？

描述共生体

我们认为，无论阴阳是如何进入中医的，但创造它的人，当时脑海中肯定有一个固定的框架，在这个框架中，阴阳不是哲学概念，而是一个确确实实的医学概念，有具体的内容，它对应人体真实的生理原型。

根据我们对中医的理解，中医阴阳是用来描述共生体的一个基本概念。为什么这么说呢？藏象生命体与人类肉体组成了一个共生体，你中有我，我中有你。解剖生理系统的运作必然会涉及藏象生命系统，同样，藏象生命系统的运作也必然会涉及解剖生理系统，所以中医才使用了"阴阳"这个词来描述这种共生关系。大概来说，阴指的是人体的解剖生理系统，阳指的是人体中的藏象生命系统。

如果我们站在"共生体"的角度，再来看中医的阴阳，那就一目了然了，而且再没有一个词比"阴阳"更准确。

中医阴阳是一个大概念，而且是个系统性的概念，可分为阴系统概念，阳系统概念。中医在划分这两个系统概念的时候，隐隐约约有一条主线。凡是与人体解剖生理系统对应的、相关的都可以阴名之，凡是与人体藏象生理系统对应的、相关的都可以阳名之。

按照这条线索，我们再回头看中医纷乱的"阴阳"，它们似乎也变得好理解了。

第一，从生命的结构上来划分。每个人都是由解剖生理系统和藏象生命系统组合成的"共生体"，故"人生有形，不离阴阳"。

解剖生理系统是有形的，即为可证的，而藏象系统则是无形的、不可证的。《内经》将有形的解剖生理称之为阴，而将无形的藏象称之为阳，例如，《阴阳应象大论》中就十分明确将阴释义为解剖形体，"阳化气，阴成形"，这里的"形"指的就是形体，即是解剖生理系统。"阳化气"则是无形的，因为藏象食气。

第二，从能量来源划分。人体的两个生理系统，各自需要不同的能量来维护。解剖形体需要"味"，而藏象则需要"气"，《六节藏象论》曰："天食人以五气，地食人以五味。"指明两个系统的能量来源不同。《素问·生气通天论》更明确记载说："阴之所生，本在五味……"意思是说：解剖生理系统通过摄取食物中的营养存活。《阴阳应象大论》从另外一个角度来阐述阴与味的关系，它说："阳为气，阴为味。味归形，形归气，气归精，精归化。"其中"味归形"一句说得很直白，可以理解为：食物为解剖生理系统所必须，或者说形体从食物中提取能量。

同样的道理，中医将藏象系统所用之气称之为阳气。而将人体解剖系统所用之气称之为阴气。

第三，从人体与宇宙来划分。人的两个生理系统与宇宙空间都有密切的关系，但性质很不相同。解剖系统与大气以下的地球环境关系密切，这个环境提供了它所需要的一切，如水、空气及各种营养成分。因此中医里，地球环境为阴，"天为阳，地为阴"。

人体的藏象系统与地球之外的宇宙空间关系密切，它所需要的一切能量都最终来自遥远的星空，故而地球以外的空间环境为阳。因此藏象系统随地球的运行而运行，《生气通天论》曰："故阳气者，一日而主外，平旦人气生，日中而阳气隆，日西而阳气已虚，气门乃闭。"

第四，从疾病的来源划分。请注意，中国的疾病理论不是站在解剖生理系统的角度，而是站在藏象生命系统的角度来论述，因此，有了阴病和阳病的区分。

源于解剖系统而最终影响到藏象系统的疾病称为阴病，例如，《太阴阳明论》曰："食饮不节，起居不时者，阴受之。"意思是：饮食没有节制，起居黑白颠倒、房事过度，都会损害解剖生理系统的健康，最后影响到藏象生命体。《调经论》在讲到疾病时也说："其生于阴者，得之饮食居处。"《灵枢·百病始生》曰："喜怒不节则伤脏，脏伤则病起于阴。"

而由于藏象系统本身原因而引发的疾病称为阳病，因为藏象系统与宇宙空间风寒暑湿燥火热六气关系密切，它通过经络可以直接侵入藏象系统，故而阳病都来自身体以外，即是指我们地球以外的宇宙空间，故言"其生于阳者，得之风雨寒暑"。

《调经论》曰："其生于阳者，得之风雨寒暑。"

《太阴阳明论》曰："故犯贼风虚邪者，阳受之。"

《脉要精微论》曰："故中恶风者，阳气受也。"

《太阴阳明论》曰："故犯贼风虚邪者，阳受之……阳受之则入六腑。"

第五，从藏象组织结构划分。《素问·金匮真言论》曰："言人身之腑脏中阴阳，则脏者为阴，腑者为阳。肝心脾肺肾五脏皆为阴，胆胃大肠小肠膀胱三焦六腑皆为阳。"这里谈到的是藏象生命体的组织划分，换言之，五藏之经络为阴，六腑之经络为阳。五藏受精于脾，脾化精于解剖系统的胃，胃得味于地球环境，故五藏为阴。六腑之经络对应天之六气，直接采气于宇宙空间，故六腑为阳。《太阴阳明论》曰："故犯贼风虚邪者，阳受之……阳受之则入六腑。"

第六，从对人体生命的影响来划分。人体的两个生理系统对生命总体的影响不同，《阴阳应象大论》中有一句很有名的话："阳生阴长，阳杀阴藏。"这里的"生杀"与"长藏"是两个完全不同的概念，它反映了两个生理系统对生命的不同作用。

"生"指生命的出现，这是世界上最为重要的事情之一，当一个生命诞生之初，生命的本质就决定了此生命无可替代的特性。"杀"（死）是指生命的终结，这也是世界上最为重要的事情之一，古语说"除死无大事"。"生死"都是生命最本质的两种变化。

"长"指生命的生长，它是生命发展的一种趋向，比如一个人出生以后，生长的情况可以各不相同，长得高一点、矮一点，脸上长几个麻点，甚至长得一条腿长一条腿短，都是可能发生的，也就是说它不是必然的，因此"长"并非生命的本质。"藏"意思就是存在，指一个生命存在的状态，比如说，虽然死亡是必然的，但何时死亡却是偶然的，心脏病突然发作未必一定意味着死亡，也许手边正好有救心丸，及时救下一命。因此"长藏"是生命存在与发展的两种状态，而且是非本质状态。

《内经》中将"生杀"归为阳的特性，即是说藏象系统是人体生命的本质，它控制生命两种质的变化。而"长藏"则是非本质的生命现象，它是解剖生理系统存在的状态。类似的观点还有许多，例如《阴阳离合论》曰："天覆地载，万物方生……阳予之正，阴为之主。"这句话的意思是说：人独立于宇宙天地之中，阳是人的本质，故曰正；阴是人的生命现象，故曰主。后世医家对阳的本质作用也多有论述，如《类经附翼·求正录·大宝论》曰："凡万物之生由乎阳，万物之死亦由乎阳，非阳能死物也，阳来则生，阳去则死。""人是小乾坤，阳来则生，阳去则死。"

阳是人体生命的本质，这个观点并非中国所独有，印度《六问奥义书》也持此观点，它说："惟太阳为生命，惟太阴为原质。凡此一切有形体者，皆原质也。故原质即形体。"这里说得更加清楚，太阳是生命的本质，而形体（太阴）则是生命的原质，这与《内经》"阳予之正，阴为之主"简直一模一样。

第七，从精神类型划分。人不但有两个生理系统，而且每个系统都有自己的精神中枢，我们将其称为两个精神主体。神魂魄意志对应五藏，喜怒忧思悲恐惊对应人类的大脑。中医对上述两类精神因素没有明确的阴阳划分，但人们在习惯上隐隐约约将神魂魄意志划为阳，称为阳神，《灵枢·行针》曰："重阳之人，其神易动。"而将也喜怒忧思悲恐惊划为阴，将为阴神。

第八，从体内气来划分。藏象生命本身的能量系统可分为两种，即阴阳两气。为什么同样的能量会有不同的名称呢？因为它们来自两个不同的方向，有完全不同的作用。

凡由藏象生命体直接从宇宙中吸取的能量称为阳气，凡是藏象生命体通过人体解剖系统得到的能量则称为阴气，故阴气、阴血、津液都为阴的范围。但这样的划分只是为了好理解，实际的情况却要复杂得多，阴气和阳气还存在一种交换的机制

我们上面所列举的阴阳划分只是大略，而不是中医阴阳的全部，只要我们能掌握住划分的两个核心，其他情况可以类推。

阴阳合和

我们说人体的两套生命系统各自独立，只是想说明二者存在的本质特点，但这并不意味着二者没有合作，相反合作是永恒的，否则生命就不会完美。二个系统的相互合作，有机统一，构成了阴阳的诸多关系。

在阴阳（两套生命系统）诸多关系中，平衡则是最高法则，任何一方的失衡都会影响对方的存在状态，最后导致疾病的产生。所以平衡就是健康，失衡即为疾病。中医里平衡有两个境界，平人平气与天人合一。

平人平气是阴阳平衡普通境界的标志。孔子的儒家讲中庸其实就是平衡的另类说法，最后发展成了中国文化的核心。老子"以柔克刚"的思想，核心讲的还是平衡，它是达到平衡的一种手段和方法。

中医认为，平人平气则无病，任何多与少都可以造成疾病，多为太过，少为不及。例如，阳气太过则身热，阴气太过则身寒。在藏象五行关系中，如果木太强，它会反克金，如果水太弱，则会被火所辱。这一思想贯穿了中医理论，《内经》中有许多记载，"谨察阴阳所在而调之，以平为期""平治于权衡""阳病治阴，阴病治阳，定其气血，各守其乡"。

中医认为，如果我们能一直做到平人平气，我们将可活到人之天年。《素问·上古天真论》曰："其次有圣人者，处天地之和，从八风之理，适嗜欲于世俗之间，无恚嗔之心，行不欲离世，被章服，举不欲观于俗，外不劳形于事，内无思想之患，以恬愉为务，以自得为功，形体不敝，精神不散，亦可以百数。"

天人合一是阴阳平衡的至高境界，《内经》中"形与神俱""形神合一""提挈天地，把握阴阳"，都是"天人合一"思想的延伸和具体应用。达到这一境界的人，将会发生生命的根本变化，此类人不但能活过天年以上，而且过了天年"神气"不散，即两个生理系统一直保持一致。中医里专门讲述了此类人不同凡响的生命奇迹。

《素问·上古天真论》曰："余闻上古有真人者，提挈天地，把握阴阳，呼吸精气，独立守神，肌肉若一，故能寿敝天地，无有终时，此其道生。"关于真人，庄子曾在著作中用了大量篇幅来描述，例如"古之真人，不逆寡，不雄成，不谟士。若然者，过而弗悔，当而不自得也；若然者，登高不慄，入水不濡，入火不热……古之真人，其梦不寝，其觉无忧，其息深深……"这是多么辉煌的人生啊！我们相信这是真实的。

阴阳分离

尽管"天人合一"可以改变生命的法则，使人健康地活到天年以外。但无论多么长久，人总是要死的，宇宙中的星系也没有永远存在的道理。当死亡来临的时候，人体中的双子星座就解体了，阴阳分离了，"阴阳离诀，精气乃亡"。

死亡一直是人们心头永远挥之不去的阴云，在生死两极中，其实人类对死亡的痛苦、恐惧，要远远大于对生的赞颂、感激。孔子曾无限感叹地总结说："除死无大事！"这个世界上再没有比坟墓更能激发哲学家智慧的东西了，当面对着一片片坟茔的时候，那些具有超绝大智慧的人，只要低头沉思一会儿，就能感悟到宇宙、人生变化发展的真谛。假如这个世界上没有坟墓，恐怕我们直到今天也不会有任何形式的哲学。

为了扫去人们心头的这块阴云，不知有多少人苦苦求索。佛陀为了这个问题，曾度过了常人难以忍受的六年：每天以植物的果实和青草为食，有时甚至以动物的粪便度日。由于长时间的饥饿，他变得憔悴不堪，瘦骨嶙峋，座下的印痕只有骆驼蹄子一般大小，身上的发毛纷纷脱落，远远望去就像是一段枯朽的树木。

那么，什么是死亡呢？在人类的历史上，曾先后有过两个关于如何界定死亡的标准：

第一种是以呼吸、心脏停止工作作为死亡的标准。

在 21 世纪之前，人们常用停止呼吸来判定死亡。常识告诉人们，任何一个活着人都有呼吸，都有脉搏，故有"人活一口气"之说。因而人们直观地将停止呼吸、没有心跳作为判断死亡的标准。但在执行这一标准的漫长历史当中，人们无数次地发现，在某一段时间里停止呼吸，没有了心跳，并不意味着死亡，有些人还可以再一次活过来，间隔的时间长短视情况而定，有的数小时，有的可长达数天。

1996 年，一位 57 岁的瑜伽功爱好者、印度军官巴巴被埋入 3 米深的坑内，身体的四周都是填土。他在这样一个没有空气的地方足足待了 3 天，可是当他从坑中被挖出来时，身体健康，并向前来参观的上万名瑜伽迷挥手致意。

《搜神记》记载：晋朝咸宁年中，在琅琊这个地方，有一个人名叫颜畿，字世都。有一次他得病，恰好城中有一医生名叫张差，于是他就找张差看病。不知道什么缘故，竟然死在张差的家中。颜畿的家人前来迎丧，可是引魂的幡子却缠到树上，怎么也解不开。就在这天晚上，颜畿给家里人托梦说：我的寿命还没到，本来不应该死，可是这个庸医给我吃了太多的药，伤了我的五脏六腑。现在好了，我缓过来了，千万别把我给埋了。家人得到消息，急忙开棺验看，果然形骸如故，微有人色，而手爪所刮摩，棺板皆伤。渐有气，急以绵饮沥口，能咽，饮食稍多，能开目，不能言语。十余年，家人疲于供护，不复得操事。

为了避免假死发生，人类曾经想过许多办法，比如说，中国丧葬礼仪上的有些规定就与此有关，比如说停尸，一般人死后要停三天或者七天，有的要停七七四十九天。停尸的目的除了有利于组织丧事外，它最早的原因则是为了避免假死，通过停尸给生命一定的时间，从而避免假

115

死被活埋的可能。

第二种是以大脑停止工作作为死亡的标准。

呼吸与心跳的停止不能作为死亡标准，人们自然想到了大脑。现代科学证明，大脑在人体生命过程中起着重要作用，当我们讨论人与动物区别时，实际上在讨论人脑与动物脑的区别，人类的语言、思维、情感、善恶等，都与大脑的活动有关。

大脑的如此作用，使它可以作为生命的代表，因此人们用大脑的死亡来界定生命的去留，从形式上，当一个人的脑电波消失时，就可以判定其死亡。然而在实践过程中人们同样发现，这一死亡标准不够严密。大量的医案证实，当一个人大脑死亡时，并不能代表这个人其他部分生命的消失，此类病案在医学上称为"植物人"。

客观地说，上述两项人类死亡标准的设定都是不科学、不严密的，如果我们继续执行下去，那是相当不道德的。然而，人类社会的死亡现象随时随地都有发生，我们又不能没有死亡标准，否则会给法律、社会道德等的实施造成许多麻烦。

《黄帝内经》各篇在讨论阴阳关系时，许多都涉及什么是死亡的问题，例如《生气通天论》曰："生之本，本于阴阳……此寿命之本也。"意思是生死的根本在于阴阳，《阴阳别论》进一步说："别于阴阳，知生死之期。"意思是了解了阴阳就了解了生命的本质，也就知道了生死的秘密。

按照中医两个生理系统的理论，人类生命的终结很可能存在第三个标准，即两个生理系统都死亡、崩溃、解体之后，才是真正的死亡来临，任何一个生理系统的消失，都不意味着生命的结束。

当藏象系统消失时，解剖生理系统很可能继续存在，"（人）百岁，神气皆去，形骸独居而终矣"，此时的人体依然是活着的，不能认为生命已经终结。尽管此类人不是多数，但在界定死亡时，我们必须加以考虑。

当解剖生理系统死亡时，我们同样不能认为生命就从此终结，上述关于经络可以离体而存在的实验证明了这一点。此时，作为人类生命的一部分——藏象系统依然存在着，它还活着，如果将解剖系统的死亡作为一种标准，那是对生命的不尊重。一般来说，解剖生理系统的消失要早于藏象系统的消失，而这类人在社会上属于绝大多数，他们阳气未尽，天年未到，却因种种原因而解剖生理系统死亡了，只留下藏象系统孤立地存在。

因此，只有当两个生理系统都消失以后，才是生命的真正完结。任何一方的解体，都不能作为科学的死亡标准。科学的死亡应该这样来计算：出生年加上 120 岁等于死亡。如果一个人 40 岁解剖系统因意外而死亡，那么要等再过 80 年才能宣布他真正死亡。

根据中医理论推知，阴阳分离应该有三种情况：

阴阳同时分离　这是一种理论设计上的最佳状态，即人的先天之精可以保证均匀耗散到人的天年，大约 120 岁左右。当天年来临时，先天之精正好耗散殆尽，而肉体器官也到了崩溃之时，肉体生命与精神生命分离，完成一个生命的全过程。但理论设计方案不可能被大多数人做到，因此就存在以下两种现实的情况。

阳去而阴存　有的人一辈子注意养生，在某程度上接近天人合一，将自己的身体局部调理得很好，但他并不能阻止先天之精的正常耗散，到了天年之时，其形体尚存，但神气却去了，这就是阳去而阴存。但这类人极为少见，99.9% 的人属于下面那种。

阴去而阳存　人类肉体解剖系统是自私的，它在生存之年，由于喜怒无常、饮食不节、纵欲过度、思虑太重，严重损害了形体器官。在人们的天年远未到来之时，形体已经走到了尽头，死掉了。但此时，它的先天之精还有大量剩余，构成藏象生命体的部分还在，这就是阴去而阳存。

第六节　中医五行

讲了阴阳，那就必须讲五行，因为这是一对双生子。但如果明白了阴阳的具体含义，那么五行就很好理解了。阴阳是指人类与藏象生命的共生结构，阴指人类的肉体生命，阳指藏象生命体，而五行则是专门研究藏象五藏关系。

一些学中医的人，很反感五行学，认为"取象比类"非常不科学。为什么土一定就是黄色？黑土算不算土，红土算不算土？……如果这样思维，那就没必要学习中医了。其实五行仅仅是比喻，而且这个比喻非常形象，悟到"藏象生命体"的人，如何向没有开悟的人讲述"藏象生命体"与肉体、自然之间的关系呢？于是，他选取了自然界最普通的五种事物来比喻，于是有了五行。

何为五行？

简单地说，金、木、水、火、土，此五者是为五行。这五种东西是自然界最普遍的事物，也是人们每天都要打交道的事物，熟悉得不能再熟悉，用它们来比喻五藏之间的关系，谁都能听得懂。五行之间有生、克、乘、侮、胜复等关系：

一、五行相生

所谓的相生就是互相资生，互相促进，其规律是：金生水，水生木，木生火，火生土，土生金。五行相生乃是取象比类，泛指事物间的相互关系，如果将它真的理解为"水生木……"等，那就落笑了。

五行相生关系中，生的一方称为"父母"，而被生的一方称为"子"，例如，金生水，金为父母，水为子代。中医里常用此原理，比如"虚则补其母，实则泻其子"，滋水含木法——以肾阴养肝阴；益火补土法——以心阳助脾阳；培土生金法——以脾气益肺气……

二、五行相克

所谓的相克就是相互制约、相互克制，也有人将相克称为"相胜"，意即互相战胜，其顺序是：金克木，木克土，土克水，水克火，火克金。为什么五行可以相克呢？《素问·宝命全形论》中有一段生动的描述："木得金而伐，火得水而灭，土得木而达，金得火而缺，水得土而绝。万物尽然，不可胜竭"，说得像真的一样，但同样不可相信。相克是指事物普遍的一种矛盾现象。

三、五行相乘

"乘"有以强凌弱、乘虚而入的意思，简单的理解就是克过了头。阴阳五行讲平衡，相克本来是很自然的，但如果一方太强，对另一方克制过了头，就有点以大欺小、以强凌弱的意思了。同时，如果被克的一方比正常状态虚弱，那么克制的一方即使是正常克制也会造成"相乘"。例如，火能克金，在正常的情况下，火能熔金，但如果火太大温度太高，那么金就被汽化了，此时的金就脱离了五行范围了。所以这里主要讲"度"的问题，超过了正常的"度"，事物就发生了本质变化。

五行相乘的顺序是：金乘木，木乘土，土乘水，水乘火，火乘金。

四、五行相侮

相侮就是反克，例如，夏季防洪时筑了一条大堤，使用的就是土克水之理。但有两种情况土无法克水：一是土本身有问题，如大堤本身质量不高，到处都是隐患，这种堤怎能防住水？二是水过大，本来筑一条大堤准备挡住 10 米高的水，可水来太大，水头超过了 15 米，此时的大堤肯定不行。这就是反相克。

五行相侮的顺序是：金侮火，火侮水，水侮土，土侮木，木侮金。

五、五行胜复

指五行在异常情况下相胜相制、克制复救、先胜后复的关系。怎么理解呢？一支部队坚守据点，遭到强大敌人的进攻，眼看就要顶不住了，突然援兵从天而降，打退了敌人的进攻，守住了据点。前一个阶段称为胜，后一个阶段却为复。大家应该明白，五行关系之所以存在，是因为它们之间的平衡，所以平衡是至高无上的。五行中如果一方太弱或太强，那么平衡就有可能被打破，另外一方就会出来克制它或补救它，使其重新达到平衡状态，例如，水气太过，水对火就会过分克制，火气必然受损，甚至有熄灭的可能，此时火之子土气就会出来制止水气，使水气恢复正常。

中医五行

所谓中医五行学，就是用五行来解释藏象五藏以及与肉体五脏、自然界各种因素之间的相互关系，并借以说明生理、病理特性，指导对疾病的诊断，进而指导对疾病的治疗。但大家必须明白，五行所描述的是藏象生命体五藏的关系，而不是解剖五脏之间的关系。

为什么要用金、木、水、火、土来描述五藏呢？

我们曾经谈到过，不知道是出于什么原因，中国人特别喜欢使用比喻的手法，从《易经》的爻辞到中医的藏象学、五行学，经常是用形象的比喻来说明一个十分复杂、深奥的事务或理论。

中医在使用五行来说明人体五藏功能时，用的就是这种比喻方法。因为藏象生命系统是无形的，我们不能像描述一件器物一样向大家讲述它的形状、特点、功能。那怎么办呢？聪明的祖先想到了比喻的方法，取大家熟悉的五种事物为比喻对象，借此向大家说明被比喻对象的形状、功能、特点。于是古人找到了金木水火土五种东西，借以比喻藏象五藏，肝为木、火为心、脾为土、肺为金、肾为水。

一棵大树枝叶繁茂，树干枝枝杈杈，有的笔直，有的弯曲，有的向上生长，有的向外生长。人体五藏中的肝，它的禀性喜条达疏通，不喜欢被抑郁，也不喜欢被限制，表现出疏通开泄的功能特点，故肝为木。

一堆篝火很温暖，火焰永远是向上升腾，上面烧壶水，水气蒸腾四溢，篝火的周围有某种热烈的气氛。人体五藏中，心为阳，阳为热，温暖着全身各部位，它推行血液循行全身，故心为火。

一片黄土禀性敦厚，朴实无华，它默默承载着万物，生化出各种食物供养着包括人在内的一切生物，可以说天下万物依土以存，赖土以活。人体五藏中，脾的作用是运化水谷，并提取营养物质，供养全身，它是气、血生化之源，故脾为土。

一块金属禀性庄重，外表冰冷，有肃降的特性，金属坚硬沉重，说明它分子结构很紧密，所以有收敛的特性。人体五藏中的肺，有清肃之性，以降为顺，故肺属金。

一条溪流顺势而下，滋养着周围土地上的万物，水性冰冷，故水为寒；投一块石子没入水中，再看不见了，故水主闭藏。人体五行中的肾藏，就如同长江上的三峡水利工程枢纽，藏精、主水，肾精对机体有着滋养、濡润的作用，故肾属水。

由此可见，中医是在用金、木、水、火、土的具体属性来描述藏象五藏的功能，而且是断章取义。比如说，水润万物，主收藏，仅仅是水属性的两种，其中水的流动性、无形体的特性等就没有涉及。而文学家在描述水时，会发现水更多的属性。所以，中医在用五行描述人体五脏功能时，我们只能将其视为比喻，而不能视为完整、精确的论述。

中医不但用五行的特性来描述五藏的功能，而且还将五方、五时、五气、五味、五色等分别配入五行，一起来说明五脏功能。当用一个比喻无法说明时，只好再用一个比喻，比喻多了，自然就构成了一个系统。这样一来，五行就成了一个人与自然相结合的完整系统。

我们以心为例，《素问·阴阳应象大论》曰："南方生热，热生火，火生苦，苦生心，心生血。"《灵枢·五味》曰："心病者，宜食麦、羊肉、杏、薤。"这几样食物都属苦味，因为"苦生心"。

中医将人体五藏比喻成五行，不是为了好玩，而是为了借用五行的生克制化，来进一步说明五藏之间的相互关系。

五藏的资生关系是：肝生心，即木生火，如肝藏血可以济心；心生脾，即火生土，如心阳可以温脾；脾生肺，即土生金，如脾运化水谷之精可以充肺；肺生肾，即金生水，如肺气清肃下行有利于肾纳气；肾生肝，即水生木，如肾精可以滋养肝血。

五藏的相互制约关系是：肾制约心，即水克火，如肾水可以制约心火；心制约肺，即火克金，如心火之热可以防止肺气清肃太过；肺制约肝，即金克木，如肺气肃降牵制肝气升发；肝制约脾，即木克土，如肝气条达能疏脾；脾制约肾，即土克水，如脾之健运可控制肾水泛滥。

中医五行配五藏的学说，非常先进，它将看似毫不相干的五藏统一在一个体系中，并从生克制化关系中体现相互之间的联系。如肝的健康，不但与心有关（肝生心，心反过来也可以影响肝），而且与脾肺都有关系。同时，五脏再配以五方、五色、五气，又将人体五脏与外在自然联系到一起，体现人与自然的相互关系。

根据五行学，人体五藏在生理上的相互联系，决定了它们在病理上也存在相互影响的关系，一藏的病变可以传至其他藏，其他藏的病变也可以传到此藏，中医将此称为"传变"，其依据就是五行的生、克、乘、侮关系。

1. 相生关系的传变。

五藏相生的次序为：肝生心，心生脾，脾生肺，肺生肾，肾生肝。

母病及子。是指疾病顺着相生次序传变，即母藏先病，然后按母子相生关系传到子藏。例如，肾属水肝属木，水能生木，所以肾为母藏，肝为子藏。当肾藏病后，它可以传给肝藏，这就是母及子。按照五行的相生关系，肝病传心，心病传脾，脾病传肺，肺病传肾。临床上常见的"水不涵木"病症，就是由于肾阴不足，不能滋养肝阴，引起肝肾阴虚，阴虚则不能制阳，导致肝阳上亢。

子病及母。是指疾病逆着相生次序的传变，即子藏先病，然后按母子相生关系反过来传给母藏。例如，肝属木，心属火，木能生火，故肝为母，心为子。逆相生的传变有两类：一类"子病犯母"，即子实引起的母实病症；一类是"子盗母气"，即子虚引起的母虚病症。

2. 相克关系的传变。

五藏相克的次序为：肝克脾，脾克肾，肾克心，心克肺，肺克肝。

在五行中，相克中间有两种情况，一是"相乘"，二是"相侮"，五藏疾病按相克来推算的话，也有这两种情况，即顺着或逆着相克关系在传变。

相乘就是相克太过引起的疾病，它顺着相克次序传变。《玉机真藏论》里说："五藏相通，移皆有次，五藏有病，则各传其所胜。"以肝和脾的关系为例，肝属木，脾属土，木能克土。有两种情况可以导致肝脾相乘，一是肝气太旺，比正常的脾气高出许多，于是就出现了相克"太过"现象；一是肝气并不旺（与正常相比），但由于脾太虚，肝气乘机大损脾脏。

相侮就是所谓的反克，指疾病逆着相克次序传变。以肺和肝为例，肺属金，肝属木，金克木。但如果肝气太过，或者肺气太虚，都会引起反克，即肺克肝，临床上称为"木侮金"，或"木火刑金"。

相乘或相侮，都是相克的异常表现，《素问·六节藏象论》曰："……太过，则薄所不胜，而乘所胜也……不及，则所胜妄行，而所生受病，所不胜薄之也。"介绍了相乘、相侮形成的原因。但五藏相生相克仅仅是大原则，不能死搬硬套，中医在这个大原则下，更讲究辩证治疗。

中医不但用五行学来阐释五藏的功能，更重要的是用五行解释疾病并指导治疗。

由于五脏病变可以相互传变，故临床上又可根据五行的生克乘侮关系来推断病情的变化，如脾虚病人面上应该现出黄色，一旦显现出青色，或者脉象兼洪，提示此病可能转向肝，木来乘土；心脏病人应该呈现赤色，一旦面色偏黑，那就可能病已经转到了肾上，此为水来乘火之象。

因此中医的治疗并非机械地头痛医头，而是考虑到整个五藏的变化，肝病患者要考虑到心脾肺，而不是一味地治肝。这种方法还可以防止疾病的传变，故《难经·七十七难》曰："见肝之病，则知肝当传之与脾，故先实其脾气。"

中医里有许多治疗方法，都是从阴阳五行中演化出来的：

"虚则补其母，实则泻其子"：中医在治疗虚症时，常用补其母的方法，例如，肺气如果虚弱到一定程度，就不能直接治疗肺，而应该先补脾，因为脾为肺之母，脾土可生肺金。在治疗实症的时候，又常常使用泻其子的方法，例如，在治疗肝火旺盛时，常常清泄心火，因为心为肝之子，子病犯母，导致肝火过旺。

滋水涵木法：是滋肾阴以养肝阴，以制约肝阳上亢的方法，适用于肾阴不足，水不生木，以致肝阴不足，阴不制阳，引起肝阳上亢的症候。

益火补土法：按五行相生理论，用温心阳以助脾阳的一种方法，或者温肾阳以助脾阳的方法。

培土生金法：补脾气以助肺气的方法，适用于脾气虚弱，不能资助肺脏，导致肺气虚弱，或者因肺气虚而引起的肺脾两虚症。

金水相生法：是滋养肺肾阴虚的一种方法，又称滋养肺肾法。适用于肺虚不能输布津液以滋肾，或者肾阴不足，不能上滋肺而导致的肺肾阴虚症。

抑木扶土法：紧疏肝、平肝，佐以健脾治疗肝旺脾虚的一种方法，适用于木旺乘土的病症。

培土制水法：是用温运脾阳来治疗水湿停聚的一种方法，适用于脾虚不运，水湿泛滥而致的水肿胀满之症。此处的水不指肾，而指水湿邪气。

佐金平木法：是以清肃肺气以抑制肝木的一种治疗方法，有时又指通过抑制肝木以助肺气的清肃，适用于肝火犯肺症。

泻南补北法：南为火，北为水。实际上指泻心火补肾水，适用于肾阴不足，心火偏亢，水火不济，心肾不交之症。

此外，五行学说还有指导治疗精神情志疾病的作用。

中医认为，人类的情志生于五脏，五脏间有生克传变的关系，五情志间也有生克传变的关系，所以古代人在治疗精神情志疾病时，常常借用情志间的相互制约关系来达到治疗的目的。

悲为肺志，属金；怒为肝志，属木。悲能胜怒，犹金能克木也。

恐为肾志，属水；喜为心志，属火。恐能胜喜，犹水能克火也。

怒为肝志，属木；思为脾志，属土。怒能胜思，犹木能克土也。

喜为心志，属火；忧为肺志，属金。喜能胜忧，犹火能克金也。

思为脾志，属土；恐为肾志，属水。思能胜恐，犹土能克水也。

中医学认为：五行组成万物，同样组成人类。由于五行多少有偏颇，遂有种种类型之人。主要有五大类：木形、火形、土形、金形、水形之人。每种类型都有心理、行为及生理、病理众多方面的特点。例如，木形之人的特点是：有才智、好用心思，多忧劳，体力不强，不耐秋冬……

第四章

藏象食于天

不论我们是否愿意，但都必须承认一个事实：我们每个人都是一个共生体，藏象生命像一棵树一样，枝枝杈杈，潜伏在我们的身体中，我们看似高贵的躯体，其实只是一种工具，就如同寄居蟹的壳一样。我们的所有社会行为，在不知不觉的情况下，真正的目的只是为了另一个生命体——"藏象生命体"服务。

我们必须承认这个事实的原因是，我们不能忽视它的存在，因为我们是个共生体，即使切掉我们的部分肢体，也同样无法摆脱它，我们与它同荣共荣，同辱共辱。正因为有了它们，我们才是人类。既然我们只能接受事实，那么我们应该做的就是了解它，并利用它来为自己服务。毕竟这个共生体有着我们人类无法比拟的能量，有着我们无法比拟的智慧。

那么，了解一个生命应该从哪里开始呢？应该从了解它的能量来源开始。

第一节　宇宙生命素

有人做过一个有趣的统计，地球总人口嘴的面积总和是 8 平方公里，我们嘴每一次的一张一合间，地球上就会出现 8 平方公里的空白点，白茫茫，光秃秃的一片，一切能被我们消化的东西都一扫而光。我们为什么要吃呢？道理很简单，我们身体赖以生存的所有能量，都来自饮食，蛋白、脂肪、碳水化合物、糖类、纤维、维生素……源源不断地转化为生命的能量。

那么，藏象生命在我们的身体内部它"吃"什么呢？

天食人五气

武侠小说中常有这样的情节：有一少年，家破人亡，苦大仇深，被仇人追杀着亡命深山老林之中。有一天，他饥寒交迫、奄奄一息之时，突然发现远处的山崖上坐着一个老者，对着一轮红日在呼吸吐纳。于是他学着老者的样子，缓缓吐纳，只感觉有一股气在身体游走，忘记了寒冷，也忘记了饥饿。山中无日月，数年匆匆而过，这个少年居然练就了绝世武功，于是下山报仇雪恨，后来竟然当上了武林盟主。

其实这一情节并非完全出于小说家的编造，在中国文化中本来就有此一说。《太平广记》中记载了这样一个故事：有一大户人家的奴仆，在主人下葬之时居然喝醉了酒，在墓中沉沉睡去。其他人并不知道他在墓中，于是将大墓封上，将他活埋在墓中。过了一段时间，奴仆醒来，大吃了一惊，但此时哭天抢地也已经晚了。几天过去了，饥饿让他像发了疯一样，啃咬着墓里的一切……就在他快要饥饿而死的时候，借着墓中长明灯最后一丝亮光，他发现前面有一群乌龟，正闭着眼、伸着脖子，大口大口地吸气。于是他学着乌龟的样子吸气，居然感觉不到饥饿。十几年过去了，墓主人的老伴死了，家里人打开大墓合葬，居然发现这个人还活着。于是有人将他的经历总结为"龟息之法"，在社会上广为流传，后来又发展成为"辟谷食气"之术。

如果我们再追根溯源，这套说法其实来自中医。中医说："地食人以五味，天食人以五气"，看来我们真的能靠喝西北风活着，也就是说，在空气中确实有某种东西，可以直接转化为我们身体所需要的能量。然而

129

经验告诉我们，人类是不能靠喝西北风活着的，这中间肯定有某种误差。

其实按照我们对中医的理解，这个误差是不存在的。人类的解剖生理系统不能靠喝西北风活着，这谁都知道，但人类的共生体——藏象生命系统却就是靠"喝西北风"活着的，古人说：食肉者勇，食谷者智，食气者寿，不食者不死。当然藏象生命体吃的不是"风"，而是"精"。

"精"是中医里的一个重要概念，也是一个最说不清楚的概念，它歧义百出，让人摸不着头脑。有人曾经统计过，在一部《内经》中，关于"精"的具体含义就有13项之多。然而奇怪的是，现代人对"精"的本质的理解好像比较一致。

当代学者们认为，中医里所说的精气具有哲学含义，它是宇宙中运动着的"精微物质"，是构成万物的最原始物质。故精是"精微物质"的说法几乎成了一切中医教科书的通行结论。但这此"精微物质"究竟是什么？有什么作用？人们一般都闭口不谈。

我们对此类定义不感兴趣，因为"精为宇宙的精微物质"的解释，有点像循环概念，其实并没有解释什么，例如"精微"又是什么呢？"精微"是个形容词，是形容某些东西的细小程度的，例如《灵枢·营卫生会》"化其精微"，此"微"就是当形容词来使用的。形容词可以作为定义来用吗？恐怕不能。再者说，物质是个极大的概念，宇宙万物都是物质，所以把"精"定义为细小的物质能说明什么呢？有什么意义呢？这实际上是一种极不负责的定义方法，有点糊弄人。

那么"精"究竟是什么呢？

《管子·内业》中有一段话谈到了精："凡物之精，此则为生，下生五谷，上为列星，流行于天地间……""精也者，气之精也"也就是说"精"这种东西充斥整个宇宙，无处不在，它既可被物体沉积成为物的一部分，又可以像物理学中的粒子一样穿行在宇宙中，但就是无法看到它，更别说抓住它。中国人的天文学真的很奇特，古人们居然可以看到遥远宇宙天际中那些漂泊的粒子，而且这些粒子还可以进入人体，成为藏象系统最原始的能量。其实在中国古代凡是谈到"精"的时候，都将其与宇宙相互联系，这说明"精"原产于宇宙，而不是地球的物质。

什么是原始的能量呢？大家都知道"原材料"一词的含义，比如说，粮食就是一种原材料，它既可以作为饮食给人提供能量，也可成为制药、造酒及化工原料。石油也是一种原材料，它是燃料、电力、化学工业、制药、食品等等的原料。

宇宙中漂泊的这些粒子，当它进入藏象生命系统后，就变成了某种原料。而五藏既是贮藏车间，也是加工车间，在这里原始的宇宙之精被加工成对藏象系统有益的形式，比如说精可以转化成气——"精化气"；精也可以变成血（赤精）——"精生血"，还可以变成津液等等。离开了这些原料，将意味着死亡。

天文学启示

对人体如此重要的"精"究竟是什么呢？也许现代天文学的发展可以给我们一些启示：

首先我们想谈一下学习中医过程中的某种感受。大家在学习中医的时候，一定要关注古代天文学，因为中医是一门很奇特的医学，中医与宇宙空间的关系远大于与地球表面的关系，在某种意义上我们可以将中医称为"天文医学"。

西医看人类生命，他是站在与我们平行的角度来观察，即西医对生命观察的角度不会离开地球表面。而中医看人类生命，却是站在高高的外层空间，究竟有多高我们说不好，比如说，中医五运六气研究的就是河外星系与人体五藏之间的关系，其中研究到室女星与五藏的关系。室女星座是个星系统团，中间大约包含了 2500 多个银河系这样大的星系，它距离银河系有 6000 多万光年。

空间的维度局限了我们对事物的看法，三维空间的生命一定比二维空间的生命更能了解生命的真义。人类迄今为止的所有知识都是站在三维空间里获得的，包括现代医学知识。想想看，如果我们能站在地球之外，太阳系之外，甚至银河系之外，来看待人类的生命，我们的认识角度肯定会很不一样。而中医恰恰就是站在这样一个高度来看待人类生命的。所以对中医的理解决不能使用已经习惯的三维空间的思维，必须超越这个思维。

比如说，对于中医"精"的理解，我们就不能使用平常的思维，必须站在宇宙的高度，将我们的目光投射到遥远的宇宙空间去，因为《管子·内业》已经告诉了我们，精不源于地球的表面，而是源于遥远的宇宙，"凡物之精，此则为生，下生五谷，上为列星，流行于天地间……"这一观点也正在被现代科学证实。

关于生命的起源问题，一直是科学界的一个谜，在地球表面找不到直接证据的情况下，研究人员将注意力转到了宇宙。20 世纪 30 年代的时候，天文研究人员就从宇宙光谱中发现，宇宙中存在甲基和氰基等分子。这些分子的电磁辐射不在光学波段，而在厘米、毫米、亚毫米等波段，所以它们可以不受星际物质的吸收与阻挡的影响，而自由穿行于宇宙之中。

1944 年，荷兰科学家范德胡斯特从理论上算出中性氢原子会辐射出 21 毫米谱线。1957 年美国天文学家汤斯开列出了 17 种可能被观测到的星际分子谱线的清单，此人由于在天文学上的贡献，获得了 1964 年的诺贝尔物理学奖。

星际有机分子的发现，被列为 20 世纪四大天文学发现之一。在以后的年代里，天文学家从宇宙中观测到的分子有：

1963 年 10 月，首次在仙女座观测到羟基分子光谱；

1968 年，观测到了氨分子、水分子的光谱；

1969 年，又观测到了星际甲醛的有机分子光谱；

1973 年，又发现一种宇宙中广泛存在的有机分子光谱……

到 1994 年止，人类一共从宇宙中找到 108 种天文有机分子，此外还找到了 50 种由碳、氧、氢等元素组成的同位素，还有一些地球上没有自然样本的有机分子。

星际有机分子的发现，对研究星际生命的起源提供了重要线索。比如说，目前发现的星际分子几乎都是由六种基本元素构成的：磷、氢、氧、碳、氮、硅，它们就成了构成地球各种生命的基础资料。再比如说，甲醛分子在适当的条件下可以转变成氨基酸，而氨基酸则是生命物质的基本组成形式。由于我们还发现了许多尚未辨识的有机分子，它们很可能会组合成多种生命形式。

其次，这一天文发现还说明，宇宙中到处都充斥着有机分子，它们是构成生命、维持生命的最基本元素。天文学研究表明，这些星际有机分子不能存在于高温的星球中，它们只能存在于温度较低的行星、暗物质或者宇宙尘埃当中，甚至当恒星爆炸死亡之后，也可生成大量的有机分子。所以在星系与星际之间、恒星与恒星之间，它们的数量非常庞大。这些有机分子，它们随尘埃或气体飘泊，极不稳定，漫游在宇宙当中。

所以，我们提出"宇宙生命素"的假设。宇宙中飘泊不定的有机分子或者类似有机分子的生命基本元素，都可称为"宇宙生命素"。我们同时认为，中医的精和气，就是这些源于宇宙的"生命素"，它们也可能是像上面谈到的宇宙有机分子，或者就是我们尚未认识的宇宙生命元素。由于生命的构成不同，所以对宇宙生命素的需要也不相同。人体藏象系统中的生命，它们可能来自与我们不同的地球环境，或者宇宙环境，所以它们需要这种生命素。

"宇宙生命素"以中国"气"的形式，从四面八方到达地球，据中医的确切记载，宇宙生命素经由五条通道扫过地球运行轨道，年年如此。所以我们推测，在长期的地球生命进化当中，地球生物很可能已经进化出某种接受、贮藏、转化这些生命素的机能，否则就是资源的极大浪费。有两个例子可以说明宇宙生命素可以到达地球表面：

美国芝加哥的一位医生，名叫威格尔斯沃思，他曾经在阿肯色做过一次实验。他用铝做成几个盒子，并在这些盒子中装上同样的土壤，然后将一些盒子放到漆黑的酒窖中的通风管下，并用几根分开的铜丝与外面阳光下的金属相联，而另一些盒子则未与任何导体相联，同样也放到漆黑的酒窖中。然后威格尔斯沃思在两组盒子内种下同样的稻种，结果，用铜丝与外面相联的盒子中的稻种都发芽了，而另外一组盒子则没有发芽，种子很快就烂掉了。

这种"宇宙生命素"，极像我们正在谈到的精，它"下生五谷，上为列星，流行于天地间"。所以我们对精的定义是这样的：**中医之"精"就是被人体吸纳的宇宙生命素，它是人体藏象生命系统的原始能量形式。**

第二节　天地之气

中医的难懂，除了指导思想以外，最让人头痛的是它的概念。中医里的许多概念都是相互交错、互相涵盖，一词多义。有人曾经统计过，中医理论名词的多义率高达 15.8% 左右，而现代科学允许的概念的多义率只有 0.3%。如此一来，绝大部分的情况下我们都是望文生义。

中医里有"精"这个概念，但同时也有"气"这个概念。这两个概念在某种情况下含义相互交错，但在某种情况下又完全同义。

在初次接触中医时，人们往往容易将中医的"气"理解为空气，其实这是错误的。中医的"气"指的是"宇宙之精"，而不是平常意义下的空气，但"宇宙之精"又确确实实夹杂在空气当中。所以我们只好这样来理解：凡是人呼吸的都是空气，凡是藏象生命需要的都是宇宙之精。中医里谈到的气，绝大部分都属于后一种。

上一节我们提出了一个新概念：气就是宇宙精气，它是一切生命之源，故称宇宙生命素。它飘荡在我们人体之外，充斥在整个宇宙之中。气又可分为两大类，人体内之气与人体外之气，而人体以外的气又可分为天之气、地之气两种。

天之气

让我们将天之"气"想象成风吧！

当我们站在旷野中时，风从四面八方吹来，时大时小，轻拂着我们的脸庞，掀动着我们的衣角。我们能感觉到风中的湿气，也能体会到风中的温暖，更能触摸到风的压力。突然，风变了，阵阵肃杀之气挟风而来，寒冷刺骨。

随着对风的认识，我们知道了更多关于风的故事：看天气预报时，得知有一股冷空气正在南下，屏幕上就会有一个箭头，指示冷空气南下的路径，标识着风的走向。这说明风有走向，也有通道；春暖花开之际，我们到野地踏青，原本微风习习，突然平地会出现一股旋风，劈头盖脸卷来，搞得人满身灰土，老人们称它为贼风，因为它来的诡秘；预报说明天午后有五级大风，可清早起床出门就遇到七级大风，说明风来有迟早、风来有大小……

让我们保留住关于风的知识，来研究一下人体外之气。

风是空气的波动，空气无所不在。宇宙的精气也跟空气一样，充斥在整个宇宙中，当宇宙精气波动时，就称之为气，此为天之气。气与风一样，也有通道、迟早、大小之分，还有风寒暑湿燥火热等特性。

尽管宇宙精气无所不在，充斥整个宇宙。但影响我们地球的宇宙精气则是可数的，它们形成五条通道，每年扫过地球的公转轨道，进而影响我们人类的生老病死。这五条通道是：苍天之气、黅天之气、丹天之气、玄天之气、素天之气。《内经·五运行大论》中对这五种气有专门的论述：

> "臣览太始天元册文，丹天之气，经于牛女戊分；黅黅天之气，经于心尾己分；苍天之气，经于危室柳鬼；素天之气，经于亢氐昴毕；玄天之气，经于张翼娄胃。所谓戊己分者，奎璧角轸，则天地之门户也。"

我们根据这段文字描制一张图，图中的圆圈就是地球绕行太阳的公转轨道，圆圈之外排列的就是周天二十八宿：

地球轨道外宇宙精气通道图

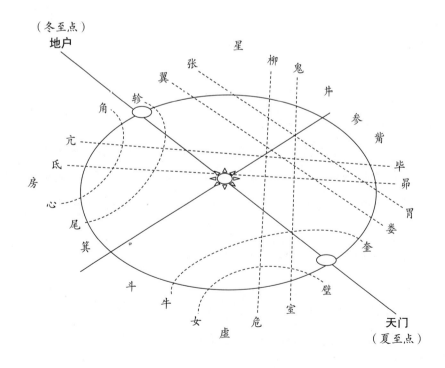

136

也许大家对中国古代的二十八宿不太清楚，无法理解这个图的真实含义，我们将它与目前天文学的星座做一个对比，可能有助于大家理解：

丹天之气：牛女——奎壁（双鱼座——金牛座）

黅天之气：心尾——角轸（摩羯、宝瓶座——人马座）

素天之气：亢氐——毕昂（人马座——巨蟹座）

苍天之气：柳鬼——危室（室女座——金牛座）

玄天之气：张翼——胃娄（天蝎座——双子座）

金牛座最亮的毕宿五距离地球 68 光年；

双子座中最亮的北河三距离地球 35 光年；

巨蟹座中最亮的柳宿增十距离地球 290 光年；

室女座中最亮的角宿一距离地球 260 光年；

天蝎座中最亮的心宿二距离地球 600 光年；

人马座中最亮的箕宿三距离地球 144 光年；

摩羯座中最亮的垒壁阵四距离地球 39 光年；

宝瓶座中最亮的虚宿一距离地球 540 光年；

双鱼座中最亮的右更二距离地球 220 光年；

上述的这些星星，有的属于银河系，有的则为银河系之外的星系，称为河外星系，有的则是以星系团的面貌出现，例如室女座星系团就属于河外星系，它距离银河系大约 6000 多万光年，拥有 2500 多个星系，每一个星系都有银河系这么大。

宇宙精气不但影响着我们，同样也影响着宇宙中的所有生命，它是一切生命共有的生命之源。如果宇宙中存在高级生命的话，尽管它与我们的生命结构可能极不相同，但它们同我们一样也从宇宙精气中获得生命，从这个角度说，宇宙中的一切生命都是同根生的亲兄弟。

上述五个宇宙精气通道，当它们扫过地球时，就受到地球轨道的角度、周长、轨道波动幅度、地球周边星球等因素的影响，所以它的来量、大小、迟早都有区别。这种区别对宇宙而言可能是微不足道的，但对我们人类而言则具有决定性意义，它会影响我们的生老病死，"夫人生于地，悬命于天，天地合气命之曰人"。中医将人体之外的天之气称为阳气，"阳者，天气也"。

为了研究宇宙精气对人体的影响，中医学中专门设置了一个专题，那就是"五运六气"。五运研究的是地球轨道的变动情况，它包括岁运、主运、客运；六气研究的是宇宙精气的变动情况，它包括主气、客气、岁气、司天之气、在泉之气。这部分内容我们在以后的章节中要详细讲。

凡事都是辩证的，比如像股市，发财转运靠的是股市，但亏本跳楼也是因为股市。人活着是因为我们吃进去的食物，但食物同样可以使人患各种疾病，人体半数以上的疾病都与吃有关。宇宙精气对人也一样，必须辩证地来看。

人体手三阳、足三阳六条阳经对应天之六气，经络将天之气转化为人体所需的能量，故中医讲"天食人以五气"。但天之气对人体也有伤害，比如说，应该来的时候它没有来，应该早来的时候来得晚，应该来的少时来得多，等等，都可以对人体造成伤害。即使天之气来的正常，但由于人体五藏、经络的变动、盛衰情况不同，天之气也会伤害到人体。

所以，中医在分析病因时分为阴病和阳病二种。阴病因是与形体解剖系统有关联的疾病，它源自人的体内；阳病因则起源于宇宙精气对人体的影响，它源自人的体外。

在中医学的天文背景中，除了考虑遥远宇宙星系之外，地球周边的天体也被格外注意。原因有二：

第一，宇宙中的任何物体，不论是有机物还是无机物，都可以吸取、截留、保存、再释放宇宙精气。地球周边的星球虽然并不大，但对人类而言已经巨大无比了，所以在它们释放截留的宇宙精气时，对人类的影响还是巨大的。其中有两个天体对人类的影响最大，一个是离我们最近的天体——月亮，一个是离我们最近、最大的恒星——太阳。这两个天体释放出来的宇宙精气，中医称为日月精华。《素问遗篇·刺法论》中记载小金丹的服法中就说："每日东望，吸日华气一口，冰水下一丸，和气以咽之。"

第二，在宇宙中，最基本的力量为引力，一切星球都要受引力的支配。宇宙精气既然是宇宙中的某种物质，它也会受到星球间引力的影响。地球周边的星球，由于运行周期各不相同，它们引力的复合作用，从两个方面来影响地球：一是影响地球轨道的波动幅度，使地球在通过五条宇宙精气通道时角度不同；二是影响宇宙精气的走向，地球周边行星引力的作用可以使宇宙精气径行的路径发生偏差，故而中医说"不及与太过而上应五星"。

地之气

天之气源自宇宙天际，地之气则源自地球的本身。地之气又可分为地球之气、地表物之气二种。

宇宙精气飘荡在天际，一切物体及生命都可以将其截留、保存，再释放出来。地球在宇宙中是个很普通的小行星，对宇宙、星系而言，它可以小到忽略不计的程度。但在几十亿年的运行过程中，地球吸取截获了大量的宇宙精气，在它缓慢的释放过程中，对地球表面的所有生命都会产生很大的影响。中医将地球再释放出来的宇宙精气称为"地气""大气"，因为"大气"从下向上散发，故曰"大气举之"。

所以地球表面一切生命的过程，不但要受到宇宙精气的影响，也会受到地球"大气"的影响，例如中医在讨论地表植物"成熟有多少"时就明确地说："地气制也，非天不生，地不长也。"

地球散发被截留的宇宙精气，受地球在轨道中的位置影响巨大，地球在轨道中的不同位置，标志着不同的季节，每年地气始于子，"正月、二月……地气始发；三月、四月……地气定发；五月、六月……地气高；七月、八月……阴气始杀；九月、十月……地气始闭；十一月、十二月……地气合"。

地之气的另一组成部分是地表物之气。

地球表面生长的动物、植物、矿物、水、地球大气等，同样可以吸取、截留、保存宇宙精气。所不同的是，当宇宙精气处于流动状态时，被称为"气"，当宇宙精气被截留、保存时，则被称为"精"，精是气的一种状态。我们人类有一种特殊的功能，即能够从地表物中提取出它们所截留的微弱宇宙精气，转化成人体藏象系统所需要的能量，这就是中药的理论源泉，天下之物皆可为药。

好啦！人体之外的气就讲到这里，我们将其归纳一下：

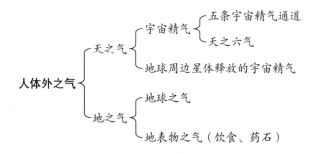

第三节　千古谜底

中药能治病，这全世界人都知道；但为什么中药能治，全世界人却都不知道。

《黄帝内经》及后来历代的《本草》当中，都没有中药的药理说明。后来在几千年中，许多人都想重建中药的药理学，但都没有成功。章太炎先生就曾无奈地说："夫医者以愈病为职，不贵其明于理，而贵其施于事。不责其言有物，而责其治有效也。苟治之有效，安问其筌与蹄为？"章先生的意思是说，白猫黑猫，抓住老鼠就是好猫，只要中药能治病，就用不着去管它为什么能治病的道理。

中药医谁？

最近几十年来，随着科学技术的发展，主张中医现代化的先生们，受西医药理学的启发，在大规模研究中药的化学成分，希望能在几十味中药的方剂中找出能够治病的化学组合。据说有的大学还搞了一套中药指纹技术，还得了什么国家发明奖。但这些先生们没有搞清楚一个问题：中药到底在治谁的病？

我们在以上的章节中，论述了一个重要的论点：人类是个共生体，在我们解剖生理系统之外，还存在着另外一种生命系统——藏象生命系统。这两个生命系统的本质根本不同，而且都有发生疾病的可能。这样一来，我们在治疗疾病之前，首先要搞清楚疾病的根本在哪一个系统中，然后才能谈治疗疾病。

因此，首先必须明确：中医并不是以人类解剖生理系统为核心的医学，它是以藏象生命系统为核心的医学。因此，中医的医理、病理、药理、中药方剂等，都是针对藏象生命体而设立的。相反，西医学主要针对人类的解剖肉体，故它的药理与中医从理论与实践上看都是完全不同的，因为我们的解剖肉体能与化学物质发生作用，从而达到化学药物治病的目的。

　　既然在中医的理论下，绝大多数疾病其根源在藏象生命系统，那么中药现代化的先生们，要想使自己的事业发扬光大，就必须首先证明：藏象生命系统与我们的解剖肉体一样，可以对化学物质做出反应。但至少到今天，我们还没有看到这样的证明。

　　几千年的中医实践也在证明着：中药与解剖肉体并无直接关系。比如说，根据西药学的原理，只有那些具有生物活性指标的化学成分才有治疗的功能，才可以被人体接受。可实际上，许多中药并不具有生物活性指标，但它恰好可以治疗疾病。这只能说明，中药本身并不是针对解剖肉体的，它是针对人体中的另外一种东西，即针对藏象生命体。

　　此外，中药里有"十八反、十九畏"之说，指的是中药配伍上的禁忌，但这种禁忌在现代科学上找不到任何证据。例如，中药有甘草不能配甘遂之说，但在用兔子做的活体实验中，并未发现此种配伍对兔子有任何不良反应，心跳、体温、瞳孔、胃肠均属正常。据药典说，如果一副药中有了半夏、贝母，那么就不能再配乌头，但目前的活体实验中，同样没有发现任何不良反应。由此我们可以得出一个推论：中药"十八反、十九畏"的配伍禁忌原则，并不是针对解剖肉体的，而是针对藏象生命体的。违反了这个原则，虽然不能伤害到解剖器官，但却可以严重伤害藏象生命系统。

　　同样，中药里有许多药物都明确标明有毒性，《本草纲目》中标有毒性的药大约占了70%左右，例如，"三白草……甘、辛、寒，有小毒"，"陆商……辛、平，有毒"，"射罔……苦，有大毒"，如瓜蒂有毒，具有强烈的催吐作用，多则伤身。实验证明，有毒的药物都会对解剖肉体有不良作用，所以许多国家在不断限制中药的进入，比如美国就禁止含有马兜铃的中药进入美国市场，中国也禁止关木通入药。

　　中国人能认识到有些中药有毒，而且明确标注在药典中，那么为什么又要使用这些有毒的中药呢？我们只能这样解释：对解剖形体有毒的中药，可能恰好对藏象生命系统有利，在利害之间，聪明的中国祖先做了一个聪明的选择。因为藏象系统的疾病是根本，而解剖形体的疾病只是表证，为了保车只好丢卒，这是一种极为高明的辩证法。

万物皆为药

中药的原理，必须从藏象"食气"这个角度理解。

我们以上说到，藏象生命系统的能量来源，就是那些飘荡在宇宙空间中的生命素。这些生命素大致可分为五种类型，通过五条气道到达地球，藏象生命可以将其转化为阳气、阴气、赤精（血）、津液、精这五种能量形式。但这些精气还只是"原精"，不能直接被藏象系统吸纳。只有经过加工过的精气，才能最终转化为藏象系统的能量。

当五种宇宙之精在扫过地球之时，自然会被地球的动植物、水、无机物等截留、贮存，这种截留不是有意的截留，而是无意之中的收获，因为目前还无法证明地球上的动植物需要这些宇宙之精。由于动植物的种类各不相同，它们截获的宇宙之精也各不相同。《六节藏象论》说："嗜欲不同，各有所通。"这就是中药的药理，万物由于禀性不同，各通于宇宙精气，以生五味。

如果我们将"宇宙生命素"比喻成七彩的阳光，由不同光谱组成，那么不同物种吸取、沉积的"宇宙生命素"的成分就不同，有些物体可能吸取蓝光，有些物体则可能吸取红光……但更多的则是吸收混合光，将几种宇宙之精混合吸纳。如此一来，恰好证明了中医的一个观点：世界万物均为药，药食本同源，因为这些物体中都包含着宇宙之精。

中药为什么可以治病？因为中药里有藏象系统所需要的宇宙之精，而且经过药材的截留，这些宇宙之精不是"原精"，而是被"粗加工过的精"。因此，中药的治病机理与西药有着本质的不同，西药是以化学分子的形式作用于解剖器官中的疾病，而中医则是以宇宙之"精"的形式作用于藏象生命系统。

我们来进一步分析中药的大致组成。由于中药载体各不相同，也由于生长的地点、高下、季节的不同，因此使中药具备了多种容易被藏象系统利用的成分。

有些中药所截留的宇宙之精，很容易转变成藏象系统的气，例如黄芪、人参之类的中药，有很好的补气作用；有些则可直接转变成比较纯正的原材料——广义上的精，比如黄精、地黄之类；有的可以舒通经络，如通草；有的可以扶阳、通阳，如桂枝；有的可以直接转化为津液，如麦冬……万物所含宇宙精气的多少不同、种类不同，造就了中药的药性，这也是万物皆药的道理所在。

前面我们谈到，藏象生命系统主要是通过脾胃这个环节来吸取饮食、中药里面所含宇宙之精，因此中药的给药途径最主要的有两条：一是脾胃吸收，二是经络穴位吸收。除此而外，中药再无其他给药途径。然而，最近的几十年里，中国人试图将中药提纯后创造出制剂，然后通过肌肉注射给药。有人根据近 3 年全国药物不良反应监测报告分析，中药注射剂不良反应约占中药不良反应的 3/4；国家药监部门从 2001 年至今已发布的十余期药品不良反应通报中，由中药注射液引发的不良反应事件就约占到七成。结果怎么样呢？鱼腥草注射液、葛根素注射剂、双黄连注射液、香丹注射液、刺五加连注射液、茵栀黄连注射液……统统被叫停。

千万要记住，中医和西医的药物的作用对象根本不同，中医是给藏象生命系统治病，严格地说中医不是给药，而是给宇宙之精，它的给精途径只有上面说到的两种，如果出个第三种，像注射液之类，肯定要坏事。

其实人体的疾病是由两套生命系统共同作用的结果，比如说，当藏象生命系统的太阳经感受风寒之后，解剖系统就会出现头颈强痛、怕冷、脾胃不和等等症状；当藏象生命系统的阳明经出现阴阳失衡后，解剖形体就会出现便秘、口渴、腹满胀痛，甚至胡言乱语、神志不清等症状。中药在用药时考虑的不仅仅是藏象生命，也考虑到了解剖形体。因此中药可以大致分为两大类：

一类是针对解剖形体的中药。这类中药很可能是凭借化学成分在起作用，它直接针对解剖器官，其作用的原则与西医类似。例如，承气汤中的大黄、芒硝，它们直接的作用是软坚润燥，泄下实热，此类药物还有麻子仁丸方中的麻子仁，六味地黄中的泽泻等。但这类药物在中药组方中并不多。另一类是针对藏象系统的中药，此类中药占了绝大部分，应该说它才是中药的主流。

下面我们对中药的药效做一个合理的推测：

1. 新鲜中药比干中药效力更强。根据中医的理论，水体是截获宇宙之精的最好载体，所以风水学上讲，气遇水而聚，遇风而散。当中药失去水分之后，相当部分的宇宙之精也随之流失，其效力也大打折扣。古人所使用的中药大多数都是鲜药，故疗效显著。而我们今天使用的中药，几乎都是经过加工、干燥的药材。因此，我们应该在中药的原产地提纯中药汁液，而不是加工易于贮藏的中药。

根据这一原则，地表水体更新缓慢地区的药材，比地表水体更新快的地区的药材更具药力，在同类药材中，北方的药材要优于南方。在同效药材中，陆生动植物药材要优于水生动植物药材。

2. 在同效中药里，多年生中药比当年生中药更有效力，这是因为多年生中药有更多截获宇宙之精的机会，"芳草之气美，石药之气悍"，因为草本植物的生长期远不如无机物。因此，我们应该对现有中药进行筛选，尽量选用那么同效的多年生品种，然后规模化生产，并在当地提纯。

3. 动物所截留的宇宙精气比植物要少得多，其中动物的肉类里截留的精气最少，角质、骨质、甲壳中的精气比肉中多得多。坚硬的部分比柔软的部分截留的精气多，所以植物的根、果、皮比叶更具有药用价值。

4.高原地区的药材比平原优越，这是因为，高原地区的大气环流变化小，而平原尤其是近海地区的大气环流变化剧烈，宇宙之精到达地面的机会相对少一些。

第四节　精之源

宇宙中充满了宇宙生命素，但如果它们到不了藏象系统中，也终归是无用的。那么如何才能使宇宙精气转变为藏象系统所需的能量呢？

先天之精

其实《黄帝内经》里没有一处提到"先天之精"这个概念，却明确提到了"后天之精"。后人为了理解方便，造出了"先天之精"这个概念。当然这个概念也非空穴来风，《内经》确实提到过类似的观点：

《灵枢·决气》说："两神相博，合而成形，常先身生是谓精。"
《灵枢·经脉》又说："人始生，先成精。"
《灵枢·本神》："故生之来谓之精。"

"常先身生是谓精"确实有先天之精的味道，而且它强调了这种精的时间性，只存在于人出生后的一段时间。现在许多人认为，先天之精藏于肾中，是人类的生殖之精。但这个理解有明显的错误。肾主藏精，是最大的一个仓库，里面贮存的都是从水谷、呼吸中化取来的宇宙之精，不分先天后天。

上面讲到，宇宙之精是藏象生命体的能量来源。要想理解"常先身生是谓精"，就要知道"后天之精"是什么时候开始进入藏象生命体的。

人生的初期有后天之精吗？恐怕出乎大家的意料，人最初的十年（这是个约数）中，藏象生命体并不能获取后天之精。

《灵枢·天年》中黄帝问"黄帝曰：何者为神？"岐伯却回答说："血气已和，营卫已通，五藏已成，神气舍心，魂魄毕具，乃成为人。"黄帝是问：什么是神！岐伯却回答"乃为成人"。表面看起来答非所问，其实在《内经》里却是统一的。气血、营卫、神气、魂魄指的就是藏象生命体，而藏象即是神。岐伯回答正确。

也就是说，只有达到"血气已和，营卫已通，五藏已成，神气舍心，魂魄毕具"这几项标准，藏象生命体才算是在人体内安居下来，人才是一个完整意义上的人，是一个同时拥有了两套生命系统的人。

什么时候人才具备了这几项标准呢？《天年》里有明确的记载："人生十岁，五藏始定。"这个观点太有意思了。"五藏已成""五藏始定"才能生化出后天之精，后天之精再变化为气、血、津液通行全身。换个角度来理解，十岁（这是个约数）以前的儿童，按照《黄帝内经》里的定义，都不是完整意义上的人，因为只拥有肉体，而神未"舍心"。这再一次证明，在《黄帝内经》里，人的核心不是肉体而是藏象。

这就出现了一个问题：宇宙之精是藏象生命体的能量，而"人生十岁"之前，没有后天之精进入，藏象生命体靠什么存活下来？只能有两种情况：

第一，靠父母转输。父母是两套生命体具全之人，即是有"神"之人。他们在造人之时，将自己已经贮存的宇宙之精，转输一部分给孩子，以支撑其"五藏始定"之前的消耗。如此一来，我们就能理解"两神相搏，合而成形，常先身生是谓精"这句话。而父母转输来的宇宙之精，就是"先天之精"。

第二，藏象生命体自身携带。其实到今天我们也不能确切知道藏象生命体的来源，但可以肯定的是，它们不源于父母。人之始生，"以母为基，以父为楯"，但"基"和"楯"的本意是指围栏和墙基，只是一座房子而已。父母只是造房子，至于房子里装什么，却不由父母决定。所以，藏象生命体可能另有来处，或许来自宇宙的深处。但无论来自哪里，它必须携带一定数量的宇宙之精，以确保它度过"五藏始定"之前的时间。

无论是哪一种情况，藏象生命体在进入肉体之时，就携带有足够量的宇宙之精，这种精就称为"先天之精"，作为"五藏始定"前维持藏象生命体的能量。等"五藏始定"之后，源源不断的后天之精进入藏象体，与先天之精一起被贮存起来，并不分先天后天。人死之后，多余的宇宙之精，很可能会被藏象生命体带走。

后天之精

首先，我们要搞清楚一个概念，什么叫"后天之精"？凡是藏象生命体通过解剖形体，从人类饮食、呼吸中提取出来的"精"都叫后天之精，这是藏象系统能量的重要来源。这种原材料从两个渠道进行藏象生命系统：

第一个来源是脾胃。人类每天都需要饮食，而藏象生命系统中的脾胃可以从人类饮食中提取出所需要的原始能量——精。比如说，所有的脉都是以胃气为基础，人无胃气就是"真藏脉"，此脉一出现，基本上都是死脉。这在《内经》中有大量的记载（记住：这里的脾胃并不是指解剖系统的脾胃，而是指足太阴脾经和足阳明胃经）：

《奇病论》曰："夫五味入口，藏于胃，脾为之行其精气。"

《玉玑真藏论》曰："谷始入于胃，其精微者，先出于胃之两焦……"

《经脉别论》曰："饮入于胃，游益精气，上输于脾，脾气散精。""肺朝百脉，输精气于皮毛。""食气入胃，散精于肝，淫气于筋。""食气入胃，浊气归心，淫精于脉。"

《阴阳应象大论》曰："形食味，化生精。"

《营卫生会》曰："中焦亦并胃中，出上焦之后，此所受气者，泌糟粕，化其精微……"

现在许多人将中医之"精"理解为可知的种种营养成分，比如说脂肪、蛋白、维生素等等，这是错误的。精就是"宇宙生命素"，我们目前还不知道它的化学成分，甚至它是否可以分解为化学成分也不清楚，但我们知道它源于遥远的星空。

为什么饮食中会有"精"呢？宇宙精气从五条气道扫过地球，地球表面的所有物质都可以将是截留、贮存，植物、动物、水甚至岩石都可以根据自身的特性截留不同的宇宙精气。当我们人类将饮食吃进去以后，藏象中的脾就会从这些饮食中将截留的宇宙精气提取出来，供藏象系统之用。

大家从以上引文中可以看出这样一个问题：藏象脾化精与解剖生理系统消化、吸收营养不是一回事。

大家知道，人体的消化系统包括胃、大肠、小肠，而主要的营养吸收系统在大小肠，胃的主要功能不是吸收，而是分解食物。人类的消化系统从饮食当中提取的有用物质很多，像水、脂肪、各种微量元素、糖、碳水化合物、维生素等等，以供肉体生理系统所用。可是从上文中，我们可以明显感觉到，脾藏从饮食中提取的能量与这些都不同。脾取饮食之精，从胃、大小肠入手，这说明两者所取不相同。由此我们这样来推测：

饮食入于胃，更多地保持了食物的原始状态（因为尚未经过充分消化），而脾藏所取很可能是食物中更加自然的"精华"部分，而不是消化后的维生素、矿物质、微量元素等。食物中的自然精华，大约就是我们假设的"宇宙生命素"，它被脾藏提取，转化成藏象生命系统所需要的能量。可见，人之饮食有二用：一是脾藏从胃的饮食当中提取出"精"，以供藏象生命系统之用，这叫取上游之水，灌藏象良田；二是胃、大肠、小肠从饮食中提取出脂肪、糖、维生素等供人类肉体生理系统之用。

有一个证据可以证明"精"与已知的饮食营养不同。中医有一个观点"人生十岁，五藏始定"，定的标准就是"营卫通、气血和"。也就是说在"十岁"之前，藏象生命系统并不从饮食中化生"精"。如果精就是我们通常认为的营养成分，那么人体解剖生理系统早在"十岁"前就因缺少营养而死亡了。

古印度《五十奥义书·商枳略奥义书》中也谈到了类似中医气化的问题，它说："上气流行腹中者，分化纳于腹中水分、食物，而别出菁华。"此"菁华"其实就是中医里讲的精，它也同样出自食物、水分。

精是藏象生命系统的原始能量，难道它不能成为解剖系统的能量形式吗？这涉及生命体的不同构成。在我们地球上，不同的生命体有不同的需要，所以猎豹就是肉食动物，而羚羊则是草食动物。再说得深刻一些，地球上的动物（包括人），都是碳原子的产物，如果有一种生命属于其他原子构成，比如说硅原子，那么他的需要肯定与我们不同。我们不清楚体内藏象系统的本质，但它肯定与我们生理解剖系统不同，所以它的需求也不同。宇宙之精只能被藏象系统所用，而不能被解剖系统利用。

脾化精的另一个证明是气功。早期的气功练习者当有了气感之后，可以明显感觉到气与饮食的关系。如果此时练习者正在节食减肥，那么过一段时间，会感觉到身体上的气感在减退，原本较粗的气行线，会变得细弱起来，原先气可以到达的部位变得遥不可及。这是因为气的一部分是由后天之精转化来的，当饮食减少，后天之精必然短缺，不能化生足量的经气，气也就相应地变弱了。但如果坚持练习下去，在饮食不变的情况下，气感还会变强，而且越来越强，其原因就是我们的下一个问题。

第二个来源是肺。我们说宇宙之精散布在空气当中，当肺进行呼吸时，藏象系统也会从空气中提取宇宙之精，这是中医后天之精的另一个重要来源。当然，《内经》中的后天之精的概念中并没有涉及肺的这一功能，但这是一个合理的推论，因为在《六节藏象论》中曾明确写道："五气入鼻，藏于心肺，上使五色修明，音声能彰。"

肺从空气中提取的宇宙之精，进入藏象系统后与来自脾胃的宇宙之精合化，最后形成了"宗气"或者叫"大气"。这种气是藏象系统的根本推动力，是促使藏象系统运行的激发力量，如果肺气虚弱，则宗气生成不足，就会出现少气不足以息，语言低微，身倦乏力，脉沉微等现象。

中医将脾胃从地表物（饮食、药石）中化生的精以及从肺呼吸中化生的精统称为"阴精"，而将经络直接从空间吸取的精称为"阳精"，其实都是一个东西。中医认为藏象生命系统采集阴精和阳精与地形、气候有很大的关系，因而直接影响人的寿命长短。

《素问·五常政大论》言："帝曰：天不足西北，左寒而右凉；右热而左温，其故何也？岐伯曰：阴阳之气，高下之理，大小之异也。东南方，阳也，阳者其精降于下，故左热而右温；西北方，阴也，阴者其精奉于上，故左寒而又凉。是以地有高下，气有温凉，高者气寒，下者气热……帝曰：阴精所奉其人寿，阳精所降其人夭。"

这段话讲的是地形高下，气候温凉与人体寿命的关系。它的结论是，地势平坦、气候炎热地区的人寿命短，而地势较高、气候寒冷地区的人寿命长。这个结论与目前的研究正好吻合，1986年，国际自然医学会在全世界确定了四个长寿地区：巴基斯坦的洪萨、位于高加索地区的格鲁吉亚、南美洲的厄瓜多尔、中国的新疆。这些地区要么纬度偏高，要么地处山区。

对于这段话的理解，人们争论不休，我们也来凑个热闹。我们认为，理解这话段要从宇宙精气运行与地球截留两个方面考虑。

中国的东南方基本上是平原，地势平坦，纬度较低，气候炎热。在这个地理环境下，大气环流变动剧烈，热气从地表向空中升腾。当宇宙之精经过这种地区的时候，在大气的推动下，往往从高空扫过，不容易在地表形成富积，因而地表物截留宇宙之精的机会就减少了许多，故而风水称气遇风则散。另一方面，由于东南气候湿润、温度较高，人类可食性植物的生长期相对要短，这也影响了对宇宙精气的截留。更重要的是，由于热气从地表向空中升腾，宇宙之精很难下降到地表，人体经络采集精气的机会相对减少。这诸多的原因，造成了当地人寿命较短。

中国的西北部地区绝大多数属于高原和山区，地形复杂，纬度较高，气候寒冷，大气环流变动平缓。当宇宙精气扫过这些地区的时候，极容易降至地表面，形成富积，故而这一带地区动物、植物、无机物、水中累积的宇宙精气要远远大于东南地区，当这些物质变为饮食进入人体以后，脾胃提取宇宙之精的功率就高得多。另一方面，西北部地区地势较高，宇宙精气可以直接达到地面，人体经络就更容易从空间直接采集。生活在这类地区的人，寿命也就相对长一些。

其实宇宙精气与地势、气候的关系，不但可以影响人们的寿命，它也可以影响人们的精神世界。以建筑为例，东南方的建筑在审美上偏重的是细腻、精巧，不论是造型还是提花镂刻，样样都是精品，苏州的园林小桥流水配上纤细的太湖石，总给人小家碧玉的感觉。西北方的建筑审美则偏重豪放、粗犷，建筑物与配套家具上也很少有像东南方那样精美的图案。

南北的两种风格差异，其实根源在于心智的差异，而心智的差异则来源于对精的获取差异。东南方由于地形、气候的特点，人体的藏象系统获得后天之精的机会相对较弱，点点滴都是宝贝，需要细嚼慢品。这种生理上的特点，影响了人们的心智，从而产生了细腻、精致的文化追求趋势。而西北方的人，由于藏象生命系统获得后天之精的机会相对较多，从而形成了豪放、粗犷的性格。

第五节　精气的运作

每个人赚的钱，都不可能全部花在自己身上，父母需要照顾，孩子需要成长……七算八算，真正花到自己身上的钱很有限。

藏象生命体也一样，它通过水谷、呼吸、经络采集到的宇宙精气，并不能完全为自己所用，为了维护两套生命系统的平衡，它必须将一部分宇宙之精转化为气、血、津液，供支配肉体所用。而转化后的宇宙之精，就被肉体消耗掉了。

藏象食精，形体用气。于是，精、气、神这三者之间的相互关系，就构成了《黄帝内经》的核心。精多则神足，气多则精少。

精之化

脾胃与肺化生来的精在体内又是如何运作的呢？

一、藏精

宇宙之精是藏象生命体的唯一能量来源。虽然现在并不知道藏象生命体为什么要与我们的形体结合，但从《黄帝内经》里可以推出这样一个结论：藏象生命体之所以进入肉体，为的就是这口"气"。宇宙之精随风而荡，遇水而止。而我们的肉体 80% 都是水，是最好的宇宙精气截留的载体。如此宝贵的精气，理应珍藏。

因此，《黄帝内经》在论述精的时候，反复强调"藏精"的重要性。《灵枢·本神》曰："是故五藏主藏精者也，不可伤，伤则失守而阴虚，阴虚则无气，无气则死矣。"《脉要精微论》说："五藏者，中之守也。"门要关紧，藏而不能泄，一旦藏不住，会危及生命，"得守者生，失守者死"。

藏象生命体将宇宙之精藏在哪里呢？藏于五藏之中。脾、肺所化精气，最后都贮藏于五藏中。《素问·金匮真言论》曰："东方青色……藏精于肝……南方赤色……藏精于心……中央黄色……藏精于脾……西方白色……藏精于肺……北方黑色……藏精于肾……"五藏就像是五个容器、五个钱罐、五个大库房，每天从饮食、呼吸中所采集到的精气，源源不断流向五个仓库中，大门紧紧关闭，存藏起来。

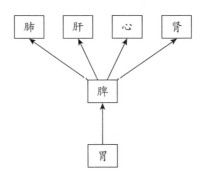

大家要明白一点，只有五藏藏精，"脑为髓之海"，髓为精所化，所以大脑也不藏精。六腑只是个转输的系统，也不藏精，它只负责转输水谷的残物，所以六腑泄而不能满，一胀满就是疾病。

宇宙之精是什么样子的呢？关于精的形态，《内经》中并没有明确说明，但总观经文，"精"应该是液体形态，肾主水，也主藏精，可见精与水形态相同，或者说精只可以在液态中存在；"汗者，精气也""精生血"，都可证精为液体形态，它与血、津、汗、液同态，但以上的看法只是出于我们能理解的角度。其实宇宙之精同样也是无形的，我们不能像观看一滴水一样观察到它们。

那么，藏象生命体私藏起来的精是多是少、存量够不够，我们可以知道吗？当然可以知道。肾是藏精的最大一个仓库，精足不足，可以从肾的情况推知。肾主骨、肾主水、肾主髓、肾主头发、肾主生殖……通过这些外在的表现，我们就可推知藏精的情况；还有另外一个窗口，那就是眼睛。眼睛又称"精明"，通过眼睛可观察精，通过脸色可观察气血。精足则神足，神足则目光炯炯。《大惑论》曰："目者，五脏六腑之精也，营卫魂魄之所常营也，神气之所生也。"

但不能将"藏精"理解绝对化，不能将其理解为藏而不流，此藏字应该理解为蓄。比如说，肾就像是一个水库，来水都存于库中，但库中水也灌溉周围土地，当灌溉有余，则水还流向库中。

我们可以这样来理解，原始的精不可流动，只能贮藏，但精转化为其他能量时却是可以流动的。比如，电力只能存于金属导线中，它不可脱离金属导线满世界乱跑，但当它转化为机械动能的时候，比如说电力车的动力，它就可以满世界乱跑了。

精也是一样，它只能存身于五藏中，当它转变为其他能量或者物质时，就可以脱离五藏容器变成运动态。比如说，它进入经络后就可以变成气，在全身川流不息，故曰"精化气"；而当它变成血的时候，也可以涓涓流行于全身，故曰"精生血"。

二、生化

宇宙之精虽然宝贵至极，但藏象生命体却不能独享。作为一种能量形式，藏象生命体自身就在不断消耗着这些宇宙之精，这就叫"藏象食精"。《内经》里将藏自用的这部分宇宙之精称之为"阳气"。

除此之外，藏象生命体还管控着肉体，尤其是人的七情志。领导也是体力活，而指导形体的运行，也需要额外的支出。也就是说，为了维护两套生命系统的平衡，藏象生命体必须支出一部分宇宙之精。这是它必须付出的代价，这就叫"形体用气"。《内经》将这部分用气称之为"阴气"。

阴气包括哪些内容呢？《内经》里的阴是个大概念，但却有一条红线贯穿之。凡是与形体有关的，都可以称为阴。"阴气"也是这样一个概念，它虽然用法不统一，但那条红线还在。凡是藏象生命体为管控肉体所花费的代价，都可称之为"阴气"，它包括以下常用的概念：阴、阴气、血、营气、津液等。这些概念分开来使用是可以的，混起来使用也是可以的。比如说，"营气"这个概念，有时它指的是就是阴气，与阳气相对；有时它又可称为"营血"、阴血等等。

为什么属阴的概念可以混用呢？因为它们都是由宇宙之精化生而来的，精可化阴气、精可化阴血、精变可化津液，精还可化生殖之精。

由谁来使精发生变化呢？由五藏。五藏不但像五个大仓库，而且它也是五个生产车间，而产生的原料就是已经贮藏的精，产品则各不相同，可能是血，也可能是气，还可能是津液。这五个车间并不是同时开工，而是像值勤一样，轮换着开工生产。春天的时候肝值勤，负责生产整个藏象系统所需要的物质，既生产经气，也生产血和津液。夏天的时候心当值，长夏的时候脾当值，秋天的时候肺当值，冬天的时候则肾当班。比如血就可生于多个部位：

《灵枢·决气》曰："中焦受气取汁，变化而赤，是谓血。"血生于中焦。

《灵枢·邪客》曰："营气者……化而为血。"血生于营气。

《灵枢·营卫生会》曰："此所受气者……上注于肺脉，乃化为血。"血生于心肺。

《素问·六节藏象论》曰："肝者……其充在筋，以生血气。"血生于肝。

后天之精转化的最重要的气，就是五藏之气，行于经络者称为经络之气。经络之气又分为营气、卫气，营气行于脉内，一日夜五十周；卫气行于脉外，一日夜也是五十周。当十二经络充满时，其气又可溢向奇经八脉。

但气与精毕竟不同，精藏而气行；气行经络，精藏五藏。气的最大特点是运动，每时每刻都穿行于经络、五藏间，片刻不能停滞，一停留则为病。这个特点恰恰是精没有的。精的最大特点则是藏，它由脾生成后就藏于五藏间，当它进入经络时，就变化成气的形态。所以我们可以这样来概括：停于五藏者，谓之精，藏者为精；行于经络及五藏者，谓之气，行者为气。

《内经》在人体各部位上都使用气概念，不但五藏、六腑有气，皮骨毛发都有气，看似很混乱，其实有章可循。藏象生命系统由无数经脉、络脉将全身串联为一个整体。由于气在经络中运行，经行至何处，何处受气，行于六腑，则六腑受气，行于皮毛，则皮毛受气。所以全身之气，分则无数，合则为一。

生化的根本要看仓库里原料足不足，一旦原料不足，即宇宙精之足，那么阴气、阴血、津液都会出问题。《内经》里说："是故五藏主藏精者也，不可伤，伤则失守而阴虚，阴虚则无气，无气则死矣。"

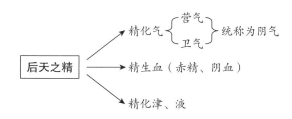

我们之所以将精称为藏象生命系统的原始能量，而不是终极能量，因为精是可变的，它是许多生理功能产生的基础。如果谁对这点还不了解，那么你就将精想象为现实生活中的电力吧。电是工业社会的基础能源，也可称为原始能量。当它流入我们家庭，可以点亮灯，从而转变成光能；当它流入热水器后，又能变成热能；当它进入电冰箱时，则可转化为冷能；当它进入工厂后，则可变成更多种类的动力。

精之耗

宇宙之精就是藏象生命体的口粮，藏象食精。因此，在《内经》里，一般用到"精"这个概念的时候，它等同于阳、阳气、藏象、五神……这些概念。比如我们通常讲的虚实概念，中医说"邪气胜则实，精气夺则虚"，"精气"在这里指的是藏象生命体的状态，一般也称之为正气。正气不足即为虚，虚则受病。从这个意义上讲，《内经》"精神"一词并非指人的思想，而是指宇宙精气与藏象生命体。

既然宇宙之精是口粮，那么藏象生命体就有吃饱吃不饱，吃好吃不好的问题。吃得好就是真人，"上古有真人者，提挈天地，把握阴阳，呼吸精气，独立守神，肌肉若一，故能寿敝天地，无有终时，此其道生"。吃得稍微有些不足，那就是圣人，"有圣人者，处天地之和，从八风之理，适嗜欲于世俗之间。无恚嗔之心，行不欲离于世，被服章，举不欲观于俗，外不劳形于事，内无思想之患，以恬愉为务，以自得为功，形体不敝，精神不散，亦可以百数"。

可惜的是，到写《黄帝内经》的时候，我们没有照顾好藏象生命体，经常让他们处于半饥半饱的状态，最终受害的是我们自己。《内经》开篇说道："余闻上古之人，春秋皆度百岁，而动作不衰；今时之人，年半百而动作皆衰者，时世异耶，人将失之耶。"我们为什么活不长？根本原因就是宇宙之精不足。

精不足藏象就吃不饱，吃不饱即为虚。藏象居身内，对人体有捍卫之责。一般而言，藏象生命体强则身亦强，它弱时身体也弱。"精夺"为虚，虚则气血两亏，六淫乘机侵害其身，人怎么才能活得久？

不但如此，宇宙之精一旦与藏生命体不匹配，还会直接影响人的精神状态，《内经》里分为精失、精并、精脱等情况。比如说，"精失"就会影响人的精神状态，《本神》说："至其淫泆离脏则精失，魂魄飞扬、志意恍乱、智虑去身。"精失会造成人发疯，神志不清。

此外，"精虚"也会影响人的情志，《宣明五气篇》曰："五精所并：精气并于心则喜，并于肺则悲，并于肝则忧，并于脾则畏，并于肾则恐，是谓五并。虚而相并者也。"有人将"并"解释为"偏胜"。其实这里说的是"精虚"的一种情况，与"偏胜"正好相反。

这几种情况，说穿了都是由于藏象生命体吃不饱、吃不好造成的。为什么会这样的呢？关键原因是我们人体。

一精两用，既要满足藏象生命体，又要满足人体。于是就产生了矛盾，成了一个简单的加减法。在采集宇宙精气不变的情况下，人体所用如果偏多，藏象生命体的所用就会偏少。气多则精少，精少则虚，虚则受病。精多则神足，神足则身安，身安则无病。当今的人都属于前者，上古代时代的人都属于后者。

大体来说，人体消耗精气主要有以下三种方式：

第一，是七情志的变化。喜、怒、忧、思、悲、恐、惊都会消耗精气，特别是大喜、大悲等过激情绪，更是伤精损气。情志过激，首先是伤气，而气为精所化，本质则是伤精。"恐惧不解则伤精""暴乐暴苦，始乐后苦，皆伤精气，精气竭绝，形体毁沮"。比如说，人大哭一场，会感觉气短，上气不接下气，萎靡不振，懒言少语，精神恍惚，这是阳气大量消耗的缘故。

《儒林外史》记：那范进本是个穷秀才，数考不中，遭那邻人及岳丈冷落与嘲笑。那日乡试放榜，范进看了一遍，又念一遍，自己把两手拍了一下，笑了一声，道："噫！好了！我中了！"说着，往后一跤跌倒，牙关咬紧，不省人事。竟然疯了！后来被岳丈胡屠夫一个大耳光打醒了过来。

为什么胡屠夫一巴掌就能打好呢？换个其他人还真不行。因为范进穷，常被他岳丈胡屠夫看不起，久而久之，他因为人穷志短，也怕了胡屠夫。这就叫恐胜喜，恐惧可以克制欢喜过度导致的疾病，这是《内经》里情志疗法的一种。

第二，是生殖之精的滥用。房事不节，淫心过重，会大量消耗先天之精，需要更多的后天之精加以转化补充。中国历史上按平均寿命而言，皇帝这个职业平均寿命最低了，除了政治风险以外，后宫三千可能才是根本的原因。所以《内经》才说"淫泆离脏则精失"。但许多人不知珍惜，反而任意浪费这些宝贵的精，甚至还透支使用，致使先天之精越来越虚，不但会缩短寿命，还会带来其他疾病。

第三，疾病消耗掉大量的精气。疾病就是两套系统平衡被打破，而为了再次寻求平衡，精气会被大量消耗掉。我们以临床上的具体病例，来说明之：

例如，当太阳经被病邪侵入时，藏象生命体中的阳气就奋力将邪病驱逐，此时人就会发热。阳气蒸腾着经络中的阴气（营气），使其转变为津液裹挟着病邪排出体外，这是就汗。如果我们用麻黄、桂枝一类的药发汗太过，太阳经中的阴气就必然减少，为了平衡，阳明中的阴气就得过来补充，当补充过猛，胃中就会感到气上逆，发生呕吐。如果发汗太多，其他经络补充不足，太阳经中阳气就会自行胀膨，以弥补阴气缺少的空缺，此时就会出现心烦而热，胸口闷塞。在这个过程中，大量的阴气就被消耗掉了。

再比如说卫气，在战斗中卫气会被消耗掉，《灵枢·痈疽》说："寒邪客于经络之中则血泣，血泣则不通，不通则卫气归之，不得复返，故痈疽。"

解剖形体就是这么任性，从来不知道节制自己的欲望，反而用进步、文明、高品质等等借口，使自己的欲望合法化合理化，从而掠夺走了越来越多的精气。殊不知，我们挥霍的是自己的生命与健康。

补精益气？

现在的人都是实用主义，在面对宇宙之精不足的问题时，大家都在想加法：不就是精不足吗？补啊！最好是一边补，一边任性地消耗，两不耽误。

宇宙之精确实可以补，好好吃饭，好好喝水，就是在补宇宙之精，水谷是精的最好来源，所以《阴阳应象大论》里说："形不足，温之以气；精不足，补之以味。"虽然"味"的概念包括一切味道，但这里的味指的就是食物。通过千百年的实践，我们的祖先发现，只有水谷之精，才是宇宙精气的正统来源。

前面说过，地球万物都可以截留宇宙精气，"嗜欲不同，各有所通"，这也是万物皆为药的理论依据。那么，是否存在这样的可能：除了正常的饮食之外，我们用药物来增加藏象精气的化取。

从《黄帝内经》里看，人体正常的精气只有两条路可以获得，一是呼吸道，从空气中直接获取；二是饮食，从入胃的饮食中间接获取。除此之外，《内经》里并没有看到第三条路。中药里确实含有不同的宇宙精气，但此精气非彼精气，不可一概而论。人吃药是因为有病，而病就是气的偏正偏衰。所以药气是用来纠偏的，绝不能作为精气的第三条路。

黄精、人参都可以补益精气，但谁能将它们作为饭吃，一天三顿人参，每次都吃个饱，看看结果会怎么样。

千万要记住，药是用来治病的，不是用来增加宇宙精气的。后世方剂中"补精益气"的药物，都是利用药气的偏正偏衰，来纠正人体内气的偏正偏衰，而不是让你胡闹的。

要想补精，唯有好好吃饭，而且还要记住，吃饭要吃清淡点，因为清淡的食物精气多，而味很厚重的食物中精气少，多吃青菜少吃肉。因为"味厚者为阴"，肉类味厚而气薄；"气厚为阳"，蔬菜气厚而味薄。

有人还认为，补阳就是增加宇宙精气的绝对量，例如李东垣的"保元汤"、张仲景的"金匮肾气丸"，都有补阳气的功能。中药当中附子、干姜、肉桂、肉苁蓉、仙茅、淫羊藿、阳起石、骨碎补、巴戟天、川续继、狗脊、补骨脂、山药……都有补阳的功用。补了阳气，尤其是补了肾阳，不就顶如往肾这座大仓库新增加了储量！

这其实也是一种误解，道理同上，这只是在治病，而不是为了新增加宇宙精气的储量。

其实仔细看这些方子的药物组成，绝大部分是属于补阴气的药物，我们以"金匮益肾丸"为例，此方虽然名为补肾阳，但它的主药熟地黄、山萸肉都是补益肾阴统摄精气的，山药、茯苓则健脾渗湿，泽泻则泻肾中水邪，丹皮清肝胆相火，唯有桂枝补命门真火。但在其他许多组方里，桂枝一药它有通阳的作用，而很少有补阳的作用。

再比如说附子一药，有回阳救逆、补火助阳的功效，在许多药方中都有此药，如桂枝附子汤、四逆汤、通脉四逆汤等。研究这些药方，其实附子并没有直接补阳气的作用，但有回阳、助阳、温阳、通阳的功能。如果有人认为桂枝、附子一类药真的能补元阳，那就太傻了。

其实你站在藏象生命体的角度想一想，如果真的宇宙精气存量不足了，它会怎么做？它会减少自己的口粮，化生出阴气去满足形体的需要吗？当然不会！相反，它会减少形体的需要首先来满足自己。比如说，人体的衰老，与其说是一种疾病，不如说是一种机制。藏象生命体通过衰老这个机制，来减少精气的支出。

许多医生从实践中总结出来，人体实际上是"阳有余而阴不足"，我们生病的根源恰恰是因为阴气不足所至，而不是因为阳气的亏虚。例如，有的老年人的脉象一般比较洪大，为什么呢？因为人的衰老始于脾胃，我们的脾不能化生更多的宇宙之精，导致藏象生命系统减少了阴气的产生，从而首先保证自己的需要，这就是有的老人脉洪的根本原因。

难道真的没有办法人为增加宇宙之精的存量吗？有，但很难。

道家有个观点：顺则为人，逆则不仙。《金丹大要》云："何谓顺？一生二，二生三，三生万物；故虚化神，神化炁，炁化精，精化形，形乃成人。何谓逆？万物含三，三归二，二归一。知此道者，怡神守形，养形炼精，积精化炁，炼炁合神，炼神还虚，金丹乃成。只在先天地之一物耳。"说得有些虚无。

实际上这个观点早在《上古天真论》里就有："有贤人者，法则天地，象似日月，辨列星辰，逆从阴阳，分别四时，将从上古合同于道，亦可使益寿而有极时。"精化气为顺化，顺化可以为人，可以治病，故"移精变气"就可治病。气化精则为逆化，逆化就可成仙、成神。

通俗一点讲：从银行里取出了一万块钱，作为本月的零花钱，这就好比是精化气。但这个月没有花完这些钱，有了一部分结余，怎么办呢？想办法再存回银行里，这就好比气化精。一个人如果能做到气化精，那么藏象生命体储存的宇宙之精就会越来越多，它本身也就会越来越强大，最后与你合而为一，人将通神达圣。

但要想做到气化精，首先必须减少形体使用气的数量，要有结余，才能谈到化气为精。现在的人，都是月光族，透支生活，哪里有多余的结存，根本谈不上气化精。

163

第五章

生命的大河

世界上什么东西最神秘？不是宇宙中可怕的黑洞，也不是北非耸立的金字塔，更不是美洲丛林中失落的玛雅文明，而是人类生命的本身。人类的医学研究了几千年，实际上我们并不知道生命的本质究竟是什么。

在人体中什么东西最神秘？除了五藏，就是经络。

第一节　神秘的经络

经络像什么？有人说它像一棵大树；有人说它像大地上的水渠；还有人说它像城市中的道路。其实它什么也不像，它就像经络，经络是藏象生命体的触手，或者说是肢体。

访问母亲河

世界四大文明古国的兴起，都与河流有关。中国古代文明起源于两条大河，一条是黄河，一条是长江。印度古代文明则起源于恒河，古埃及文明起源于尼罗河，古巴比伦文明起源于底格里斯河和幼发拉底河。水自古以来就滋润着我们，养育着我们，它们是人类文明的母亲河。

人体藏象生命系统中的经络，也像生命的大河，河中流淌着的水就是经气和血。远远望去，经络系统就像是个如环无端的水系，有宽阔的大河，也有狭窄的支流，更有许多数不清的小溪，流向各处。这些水系看似纷繁复杂，其实它们井然有序，环绕着五个岛屿不停地流动。对于人类而言，经络就是生命之河，就是我们的母亲河。

这就是人体藏象生命系统，五个岛屿就是五藏，那些河道就是经络，而河道中流淌的河水就是经气和血。经络可分为三部分，即经脉部分、络脉部分、连属部分。

1.经脉部分，又可分正经类、奇经类、十二经别类三种。正经有十二条，可分为手足三阴经，手足三阳经：

手太阴肺经、手厥阴心包经、手少阴心经

手阳明大肠经、手少阳三焦经、手太阳小肠经

足太阴脾经、足厥阴肝经、足少阴肾经

足阳明胃经、足少阳胆经、足太阳膀胱经

奇经有八条，称为"奇经八脉"，它们分别是：督脉（身后）、任脉（身前）、冲脉、带脉（腰间）、阴跷脉、阳跷脉、阴维脉、阳维脉。

所谓十二经别，就是从十二经脉中别出的具有一定循行特点的较大分支。例如，足阳明胃经有一支从足背分出，至足大趾内侧端，交于足太阴脾经。

2.络脉部分，有十五别络、浮络、孙络。别络是指络脉中较大的部分，十二经脉、任脉、督脉各分出一支别络，加上脾经之大络，合为十五别络。浮络是指分布于人体浅表部位的络脉。孙络顾名思义，是指络脉中最细小的部分。

3.连属部分，包括十二经筋、十二皮部。十二经筋就是指十二经脉之气"结、聚、散、络"于筋肉、关节的部分。十二皮部则是指全身皮肤按十二经脉所属划分的十二个部分。

经络学是中医的重要内容，它与人体健康有极密切的关系，《灵

167

枢·经脉》有言："经脉者，所以能决死生，处百病，调虚实。"

《灵枢》中有专门讨论经络的篇章，《素问》八十一篇中，论及经络的就有六十多篇，其中还有不少专论。中国历来喜欢圆形的东西，太极就是圆的，阴阳八卦图也排列成圆形，甚至数字也讲九九归圆。因此，经络也是圆的，虽然它分为许多枝枝权权，但总体是相互沟通的，所以《灵枢·邪气脏腑病形》说："经络之相贯，如环无端。"

经络有定数？

人体经络究竟有多少？小经小络数不清也就算了，反正也无所谓。但大经数目却不能不清楚，否则我们很可能忽视某些重要内容。然而，就是在大经上，各书记载也不相同。

1973 年 12 月，在湖南长沙东郊马王堆出土了三号汉墓，墓主可能是西汉初期长沙国丞相的儿子。此人的身份倒无所谓，但是此人的陪葬品却极为丰富，其中发现了两部有关经络的医书，《足臂十一脉灸经》《阴阳十一脉灸经》。

《足臂十一脉灸经》《阴阳十一脉灸经》都只有十一条经络，而比它稍晚一些的《灵枢》中却有了十二条经络，多出了一条手厥阴心包经：

十一脉与十二脉对比表

《足臂十一脉灸经》	《阴阳十一脉灸经》	《灵枢·经脉》
1. 足泰（太）阳脉	1. 巨阳脉	7. 膀胱足太阳脉
2. 足少阳脉	2. 少阳脉	11. 胆足少阳脉
3. 足阳明脉	3. 阳明脉	3. 胃足阳明脉
4. 足少阴脉	9. 少阴脉	8. 肾足少阴脉
5. 足泰（太）阴脉	7. 太阴脉	4. 脾足太阴脉

《足臂十一脉灸经》	《阴阳十一脉灸经》	《灵枢·经脉》
6. 足厥阴脉	8. 厥阴脉	12. 肝足厥阴脉
7. 臂泰（太）阴脉	10. 臂巨阴脉	1. 肺手太阴脉
8. 臂少阴脉	11. 臂少阴脉	5. 心手少阴脉
9. 臂泰（太）阳脉	4. 肩脉	6. 小肠手太阳脉
10. 臂少阳脉	5. 耳脉	10. 三焦手少阳脉
11. 臂阳明脉	6. 齿脉	2. 大肠手阳明脉
		9. 心手厥阴心包络脉

（注：名称前的数字为排列次序）

其实关于《内经》中有多少条经络一直在争论中，北宋大医学家王唯一在整理中医典籍的基础上发明了"铜人腧穴针灸图经"，铜人上明确标有十四条经络；清代大医学家陈念祖也写过一部《灵素集注节要》，书中也明确提出十四条经络说。古代印度说，人体有十四条经络。

现在我们一般认为人体有十二条大的经络，但是不是最终的结论，还不敢说。

有人说：如果将任督两脉加入十二经中，不就恰好是十四条经络了吗？但从后面我们将知道，任督两脉属于另外一个子系统，它不可能归属于十二经络中。再者，如果将任督两脉算在大经络中，那么冲脉、带脉算不算呢？

物质形体环

在藏象生命体整个经络系统中，十二经络是一个相对独立的子系统，它很大，纵贯人体上下全身，既走表皮，也深入腹腔，将人体各个组织都串联起来。手三阴经由胸走手，手三阳经由手走头，足三阳经由头走足，足三阴经经由足走腹，通过十二经的起、止、出入、上、下、侠贯、属络、交、连、支、布、散把人体的五脏六腑、四肢百骸、五官九窍等组织器官有机结合在一起。

人体十二经的经行路线如下：

1. 手太阴肺经，起于上腹部胃脘处，向下联络大肠，由大肠向上又循至胃的上贲门处，穿过横膈膜，入于肺脏，再由喉横出至腋下前面，沿上臂前缘下行，走手少阴、手厥阴的前方，下达肘中，顺前臂内侧上骨的下缘至寸口，出拇指尖端。它的支脉交手阳明大肠经。

2. 手阳明大肠经，起于食指，顺手背入腕，沿前臂上行至肘，上肩，与诸阳经会于柱骨大椎穴，入胸络肺，经膈膜下行属大肠。它的支脉从锁骨上行，入下齿槽，回绕上唇与足阳明胃经交于鼻孔两旁。

3. 足阳明胃经，起于鼻旁，挟鼻上行至根部入于目内眦交于足太阳膀胱经，沿鼻外侧下行至齿龈，绕口唇，再沿下颌骨出大迎穴，上行耳前，穿过颌下关节，沿发际至额颅。它的支脉从大迎穴下行，过喉节入锁骨，深入胸腔，穿过横膈膜，归属胃，并与脾相络。它的另一支脉直下足部二趾与中趾缝，此支又分两支，一支自膝膑下三寸分出，下行至中趾外侧，一支从足背分出，至大趾内侧交足太阴脾经。

4. 足太阴脾经，起于大足趾内侧，上行至足内踝前方，循胫骨上行交足厥阴肝经，上行直达腹部，入属脾经，络胃，从胃上横膈挟行咽喉两侧，连舌本，散舌下。它的支脉从胃分出，注于心中，交于手少阴心经。

5. 手少阴心经，起于心中，下过横膈络小肠。它的直行脉，从心系上行肺，横出腋下，与手太阴、手厥阴重合后，出肘窝内侧，沿前臂入掌出小指端，交于手太阳小肠经。它的支脉，出心系，挟食道上行，连于目系。

6. 手太阳小肠经，起于小指外侧端，沿手背外侧入腕，再沿手臂上行出肩关节，向前入缺盆，行膻中，联络于心，沿食道下行至胃。它的支脉，从缺盆上行至目外眦，转耳内。又一支脉从面颊分出，到达鼻根部的目内眦，交于足太阳膀胱经。

7. 足太阳膀胱经，起于目内眦，上行额部闪于头顶。其直行主线，向后行至枕骨入颅内络于脑，复出下行至肩胛骨，循脊柱入腰中，络于肾属于膀胱。它的又一支脉，从后项分出，沿肩胛骨内缘直下，沿大腿后侧下行，沿足背外侧至小趾外端，交于足少阴肾经。

8. 足少阴肾经，起于足小趾下方，斜行走向足心，沿内踝之后转至足跟，由此上行小腿内侧，上行腹内侧后缘，通过脊柱而入属于肾脏。下行联络膀胱。它的直行脉，从肾上行，穿过肝，通过横膈，进入肺中，沿着喉咙上舌根两侧。它的支脉，从肺出络于心，交于手厥阴心包经。

9. 手厥阴心包经，起于心中，出属心包经，向下穿过横隔，历胸部、上腹、下腹，依次联络上、中、下三焦经。它的支脉起于胸胁处，横行至腋下三寸，又向上至腋下，再沿上臂内侧行于手太阴、手少阴二经之间，继续下行过掌中，出中指末端。它的又一支脉，从掌中分出，沿无名指出于末端，交于手少阳三焦经。

10. 手少阳三焦经，起于无名指末端，沿小指上行达腕关节，行于前臂外侧尺、桡骨之间，向上穿过肘部，沿上臂外侧上肩，交出足少阳经之后，进入缺盆，分布膻中，散络心包，通过横膈，依次属于上、中、下三焦。它的支脉从膻中分出，上耳后，再上耳上角，再屈折向下，绕行面颊，至目眦下。又一分支，从耳后分出，入耳中，经过上关穴前方，到达目眦外，交于足少阳胆经。

11. 足少阳胆经，起于目眦外，上行至头角部，再向下至耳后，沿颈侧上肩交手少阳三焦经，再向下入缺盆。它的支脉，从耳至目外眦。从目眦外分出一支，会合手三焦经，然后经颊车、项部下行，与前一支会合于缺盆，然后下行胸中，通过横膈，联络肝，属于胆腑。直行的一支脉，从缺盆行腋下，沿胸侧过季胁，下行髋关节，由此向下，沿大腿外侧向下，至足外踝之前，沿足背外缘，行出于第四趾端。它的一支脉从足背分出，入大趾缝间，走行大趾外侧闻风而端，交于足厥阴肝经。

12. 足厥阴肝经，起于足大趾，沿足背内侧上行足内踝，经小腿内侧向上，交于足太阴脾经后，沿大腿内侧入阴毛，至小腹，挟胃上行，属于肝络于胆，再向上通过横膈，分布于胁肋处，沿喉咙后面上行，经过鼻咽部上连目系，再向上走额部，与督脉交会于头顶。它的支脉从肝分出，通过横膈，进入肺，交于手太阴肺经。

其实十二经络还不是经络系统的全部，它还有一个补充的系统称为"气街"。人体共有四个"气街"，位于头、胸、腹、胫。所谓的"气街"就好像是多条道路的十字路口，也像水利中的小枢纽一样，它有调节经络气血的作用，也有某种调配的功能，比如经络有阔塞，气街可使气血绕道而行。从这个意义上讲，气街就好像是四片蜘蛛网，分处于人的头、胸、腹、胫，每一个人的气街可能都不相同，因为实验证明，人体经络在气街处，与古老的经络符合率最低。

十二经络起于手太阴肺经，终于足厥阴肝经，恰好形成一个相对封闭的大环。这个大环套住的是人体五脏、六腑、奇恒之腑、皮、毛、骨、筋……几乎囊括了人类形体的全部。所以我们可以将这个环称为"物质形体环"，练气功者将此称为大周天。

通过这个环，藏象生命系统将自己与人体解剖系统有机结合，通过经气的运行，监视、协调、平衡、荣养着解剖形体。因此这个大环运行的状态，就能反映人类形体机能的工作状态。中医利用此环来诊断疾病，当来到中医面前时，伸出手来号脉，六个脉点就是：左手心（小肠）、肝（胆）、肾（膀胱），右手肺（大肠）、脾（胃）、腹（三焦），这就顶如站在一张十二经络的全图边，指点人体江山。中医也利用这个环来治愈疾病，通过调理五藏来达到治疗的目的。

经络不可实证

经络可以利用，却无法将它指证，所以长期以来，人们陷入了一个两难的困境：如果说经络是假的吧，它确确实实可以应用，针刺肺经上鱼际、太渊、列缺，确实是治疗肺结核病的首选穴位；可是，如果说它是真的吧，两千多年来竟然证明不了。

我们所说的证明是纯现代科学意义上的证明，不但要说明其结构组织，而且还得能展现在大家眼前。有现象表明其存在，并不等于证明。正如在天文学上，有现象表明宇宙暗物质的存在，但我们至今没有证明。

1949 年日本滨善夫和丸山昌朗第一次发现人体有循经传感现象。此报道一经公布，立刻掀起了一场"实证经络"的高潮，参加的人范围极广，有中国人，也有西方人，使用的技术也是多方面的。让我们来看一下具体的实证情况：

在日本的报道过去二十多年后，20 世纪 70 年代，由原卫生部协调开展了一场大规模的循经感传现象的普查工作，共调查了大约 20 万人，整个调查涉及中国十几个民族，也有人在国外十多个国家作了类似调查。结果发现，中医经络现象是一个在所有人种中都存在的普遍事实。80 年代国内外大样本调研再一次证实，循环经传感是人体普遍存在的一种机能，是无法怀疑的客观事实，经过特殊诱导，出现感传现象的人数比例大约在 60%—80% 之间。同时证明，由于民族、人种不同，人们出现的循经传感现象的敏感度也有所不同，例如，日本普查的结果则表明，日本人出现感传的比例较低。

除了样本调查以外，国内外学者还进行了许多有趣的科学实验，以期用现代化的科学理论和手段来证明经络的存在。

电阻实验

这个方法就是测定经络与非经络皮肤电阻的大小，结果发现，经络区域的电阻明显偏低，低阻点呈线状分布，直径不超过 0.5 毫米，而且分布的线条与中医记载的经络几乎全部重合。同时也证明，经络确实与人体器官有密切关系，例如，79 例肺结核患者的最低电阻区，都分布在肺经，而且集中在鱼际、太渊、列缺之间，而这三个穴位则是治疗肺病首选穴位；在其他病症的相关研究中也取得了比较一致的结果。

皮肤发光实验

20 世纪 70 年代，人们用科学仪器测量了 12 条经络区域和非经络区域的温度和冷发光现象时发现，经络线上的发光点比非经络区域强 1.5 倍，有人将测试的 10000 多个强光点联接起来，自然形成了 12 条经络。

放射性实验

20 世纪 60 年代，法国人将放射性同伴素锝注射到穴位中，利用锝的 R 射线可使底片曝光的原理，借助电子照相机，成功拍下锝的行走路线，结果发现，同位素注射半分钟以后，以每分钟 3.5—76 厘米的速度移动，移动全长 116 厘米，而且移动的线路与中医经络基本吻合。

好啦！看完以上的实验情况，我们得到的结论又是什么呢？经络的实证研究失败了！上述有所有现象都可以表明经络的存在，但我们依然无法科学证实。经络依然是千古之谜，所有的实验只证明了一点：古人记载是正确的。但这是一句多余的话！

20 世纪 90 年代以来，我国用两个五年计划，即"八五"和"九五"，设立了一个雄心勃勃的大型研究项目——"攀登计划"，投资几千万元，动员了全国许多科研单位及顶级专家，目的就是要实证中医经络。然而，至今没有见到具体的研究成果，甚至连阶段性的成果也没有。看来巨大的投资还会换来一句模棱两可的结论：经络现象是存在的，古人记载是正确的。仅此而已。

为什么以如此发达的科学、近一个世纪的努力，依然不能实证经络的存在呢？这其中一定有重大错误，而且不是手段与方法上的错误，而是理论上的重大错误，是认识方向上的重大错误，现在到了回头检讨的时候了。

人们是这样认为的：经络在人体中具有一定的功能、可以实际应用，这说明经络是物质的。既然是物质的，它就应该有一定的物质结构，并在一定的空间存在，即它必然是人类物质形体的一部分。凡是物质的东西，都是可以被证明的，反过来说，凡是被证明的，都是物质的。以上的推论完全符合现代哲学的理论，也是目前科学发展所遵循的法则。人们正是按照这个推论来实证经络的存在。

但是，如果以上的推论是根本错误的呢？我们认为，经络根本不可能被目前的科学手段实证。依据我们的假设，经络是藏象系统的结构组织，而这个系统很可能与我们目前所知的生命原则根本不同，它无法被现代的手段所证实。

但不能探测的东西并非不存在，在氧气发明之前，没有任何人知道氧是什么。所以，关键不在于存在的本身，而在于我们的方法，拿着照相机只能看见眼前的景物，而拿着红外扫描仪，你将看见完全不同的东西。我们所有的科学方法，都是为了了解我们所知宇宙而发明的，这些方法有很大的局限性。

第二节　经络的作用

经络是藏象系统不可分割的部分，它包括经络与穴位，没有了经络，藏象生命体也就不存在了。那么经络在藏象生命系统中有什么作用呢？一是对外，采集宇宙精气；二是对内，调控解剖形体。

通道作用

在《黄帝内经》中，经络最明显的作用是通道，它是人体气血运行的通道，就如同城市中的输水管道一般，将气血输布到全身。《灵枢·本脏》说："经脉者，所以行气血而营阴阳。"经络运行的气分为阴阳，阴者乃源化水谷，阳者乃发于经络。

经络除了作为气血运行的通道，它还是传递信息的通道。在解剖生理系统中，信息的传导都通过神经，它分为两种方式：一种方式是下传，大脑将发布的信息通过神经向全身传导。一种是上传，神经系统将搜集到的信息向大脑传导。

经络的功能与神经有共同之处，它也是信息传导的通道，不同的是，神经是解剖系统信息传导的通道，而经络则是藏象生命系统信息传导的通道。一方面，五藏神将发布的信息通过经络传导于全身，调控着整个藏象生命系统的运行。另一方面，经络又将本系统和解剖生理系统的状况信息传回五藏，为五藏的调控提供依据。

穴位是经络上的信息端口，《内经》说"所言节者，神气之所游行出入也"，"神气"就是经络中运行经气的总称，它包括气、赤精、神。经气通过穴位到达身体各部位及表面，十二正经的经气通过穴位注于络脉。根据中医的整体理论我们认为，穴位是藏象生命系统的门户，是经气进出的端口。穴位有四大功能：

一、穴位是经络之间经气转注的出入口。人体除了十二经、奇经八脉外，每一条经都有许多络脉，经气必须通过穴位流通到络脉中，它也是络脉回流经气的进入口，完成全身经气的周流不息。

二、穴位是经络的对外接收器。经络气门随太阳的运行节律而开闭，说明经络穴位有调节藏象生命系统与宇宙自然的功能，经络通过穴位，直接接收来自宇宙的精气。但不受欢迎的宇宙精气（邪气）也通过穴位进入经络，导致疾病的发生，"客者邪气也……邪循正气之所出入也"，即邪气通过穴位进出经络。

三、穴位是沟通藏象生命系统与肉体解剖系统的端口。经气对肉体的荣养功能就是通过穴位来实现的，穴位就像个喷泉，将对肉体解剖系统有用的物质喷射到五脏、六腑及全身。同时，穴位也通过回收经气感知来自肉体解剖系统的疾病信息。

四、穴位是藏象生命系统的对外感知器，它感知外来的信息。就如同两个人有信息交流一样，两个独立的藏象生命系统之间，也有相互沟通的需求。沟通的双方以气的方式进行交流，而交流的门户就是穴位。事实证明，孪生同胞之间、母子之间、父子之间等有一种超乎人们想象的感知力，就是由于他们有更加相近的信息沟通渠道，即使远在万里之外，也能相互感受对方。

我们应该明白一个事实，当中医面对病人的时候，表面上是两个人之间的对话，而实际上却是两个藏象生命系统的对话。所以，如果将针灸治疗比喻成一场两个主体的对话，可能更接近中医的原理。

我们认为，针灸实际上是一种信息的传导术，它与气功的治疗在原理上完全一致。施针者在了解了病情之后，将他所了解的信息通过针刺传导给病人的藏象生命系统，但最后进行治疗疾病的，并非施针者本人，而是病者自己藏象强大的调节功能。

从《内经》的记载看，针灸的最终作用对象不是穴位，而是通行于穴位中的经气，故《内经》说"凡刺之道，气调而止""刺之要，气至而有效"。针灸十分讲究"得气"，得气的感觉有酸、麻、胀等。所谓的得气，我们理解为施针者与经气建立了某种联系，即施针者将信息传递给经气，并得到了经气的回应。没有回应的，就没有疗效。就如同打个电话让对方办事，对方不接电话，或者电话总占线，这事自然就办不成。

所以针刺五要的第一要领就是"治神"，意思是针灸不治病而治神，即针灸的最终目的并不针对疾病，而是针对对方的藏象五神，针灸就是要"合形与气，使神内藏"，这样身体上的疾病就自然治愈了。

施针者"得气"与否，并不完全取决于选择穴位的正确程度，而主要取决于施针者自己的修为程度。施针者的修为指的是"天人合一"的程度，我们认为，所谓的"天人合一"，指的就是人体解剖系统与藏象生命系统的沟通程度，本质上是两个精神主体（大脑精神主体、藏象精神主体）的沟通程度。施针者的修为越高，就越容易"得气"，他传递的信息就越准确、越具体，疗效自然也就越高。《素问·针解》曰："必正其神……令气易行也。"《灵枢·终始》曰："必一其神，令志在针。"即施针者有神，就能与病者经气的运行合而为一，这就是"得气"。因此可以得出这样一个结论：真正的气功师如果施针，他的疗效要远高于平常人。

从历史上看，古人善针，而后人善药。《内经》有重针灸而轻方剂的倾向。《内经》记载的处方只有十三个，但讲针灸的篇章远多于药物的篇章。《内经》中唯一提到的早期医学著作也是关于针灸的，例如《黄帝内经》中多次提到"九针""针经"等早期医书，从篇名判断，它们肯定与针灸有关。马王堆出土的医书也是以经络、针灸为主，而方剂却少一些。所以我们认为古人善针，而后人善药。

为什么古人善针呢？大约是这样的：古代人心态较之后人更朴实，在人性上更加自然。从文明上讲，古人的文明程度不高，正因为文明不高，所以两个精神主体之间的砖墙才没有后来厚，他们更容易使两个精神主体间沟通，达到某种"天人合一"的状态。而这种状态在施针时，有特别的疗效。后人随着文明的发展，心态越来越不平和，很难达到心神合一的境界，所以施针的疗效比之古代相差甚远，不得不靠药物来弥补。据统计，目前针灸术对400多种疾病有疗效，但有特效的只有40多种。究其原因，可能与文化背景的越来越复杂化有关。

当人们不能普遍达到"天人合一"的某种程度时，即施针者的藏象精神主体与病人的藏象精神主体不能直接对话时，这就需要为针灸建立一套传导信息的方法，这就是刺法，即针刺的具体方法。这有点像海军的旗语，双旗无规则的挥动是没有意义的，当有规则挥动时，就可附加某种信息。针灸也是如此，它通过一套相对固定的刺法，而传递信息。针灸的刺法有很多，如补泻法中就分为开阖补泻法、呼吸补泻法、寒热补泻法、迎随补泻法、徐疾补泻法等等。

这些针刺的方法如果不从信息传导的角度去理解，很难明确它有什么实际的作用，比如说开阖补泻法，它的方法是这样的：当出针时，不用手按住针孔为开泻，而用手快速按住针孔为阖补；当经气来时刺为开泻，当经气去时刺为阖补。在我们针刺穴位的时候，我们并没有增加什么，也没有减少什么，它怎么可以调节经气的虚实呢？再者，经气虚者，只能用精来补，因为精可化气，不能用针直接来补，这不合中医的整体理论。所以我们只能认为，针刺的方法就是信息传导，经气的调节则是藏象系统本身的功能。

针灸对应的是经络里的经气，人体经络又是一个如环无端的系统，不论从全息论的角度讲，还是信息传导的角度说，只要有强大的信息传导能力，针刺任何一穴都能起到治病的效果，例如针刺足三里，既可以治疗肠胃疼挛，也可以治疗高血压。但正如我们以上讲到的那样，施针者的信息传导能力越来越差，所以只有择其穴位而刺之。

其实不需要医生，我们自己就可以将身体的疾病信息传递给藏象系统，这就是越来越被重视的精神因素。人类的大脑与藏象五神间保持着沟通的环节，这就是奇经八脉，两个精神主体不但在梦里可以沟通，而且在白天也可以沟通（理论上）。所以，当自己得病后，如果能心无杂念，不慌不乱，保持良好的精神状态，疾病的信息就会不断通报给藏象系统，从而使疾病得以自愈。如果慌乱恐惧，反而会加重病情，因为七情可以致病，七情可以干扰藏象本身的平衡、稳定。

经络中经气的运行有自己的节律，分为四季节律，《素问·四时刺逆从论》说："春气在经脉，夏气在孙络，长夏气在肌肉，秋气在皮肤，冬气在骨髓中。"每月节律，《素问·八正神明论》曰："月始生，则血气始精，卫气始行；月郭满，则血气实，肌肉坚；月郭空，则肌肉减，经络虚，卫气去，形独居。是以……月生无泻，月满无补，月郭空无治，是谓得时而调之。"每日节律，《素问·生气能天论》曰："阳气者，一日而主外，平旦人气生，日中而阳气隆，日西而阳气已虚，气门乃闭。"

施针者传导的信息，也不能违背这些节律，否则会出现信息混乱，或者叫信息不对称。比如说，月满之时，经络通过穴位吸取宇宙精气最多，此时如果你给出个补的信号，就与经络自身的运行相违背了，所以"气血扬溢，络有留血，命曰重实"，自然也达不到治愈疾病的目的。

经络的信息通道作用，也决定了它具有调控解剖形体的作用。经络通连人体解剖系统的全部脏腑和各类组织，这就为藏象生命系统对解剖生理系统的调控提供了条件。经络将搜集到的解剖形体信息传导给五藏，五藏根据这些信息，通过调整经络的气血，进而实现调控解剖形体的功能。中医的针灸治疗，恰好是利用了经络可以调控解剖形体的这一特点，通过人为的针刺，将信息传导于经络，再由经络传导给五藏，五藏通过调整经络中的气血治疗疾病。例如，胃肠痉挛的患者，如果针刺足三里穴，就可以感觉到有一股气从足三里穴向上传导，直达腹中，此时痛疼就会消失或者减轻。

通天作用

在整部《黄帝内经》中，我们可以明确看到获得精（宇宙生命素）的渠道只有两种，那就是通过脾藏从胃中饮食里提取这些宇宙生命素、通过肺呼吸采集的宇宙之精，两者合为一处，名之为宗气，《内经》中对此有大量论述。

除了这两个渠道以外，虽然《黄帝内经》中没有说，实际上还存在第三条重要渠道，那就是经络系统的采集功能。这大约是人体精气的重要来源之一，为此中医专门有一套理论与之相配合，那就是五运六气理论。

第一个证据就是辟谷食气的养生方法。

古人在长期的养生过程中，发明了一套辟谷食气的方法，就是通过气功的练习，运行经络的周天，然后就可以做到几日不食，或者更长时间的不食。关于辟谷的报道历史上就不绝于耳，不但中国有，外国也有，印度的瑜伽气功者埋在土里，数天不饮不食，还被拍成了电影，身体一样健康。我们承认，在这些报道里面有夸大的成分，但这并不能否定辟谷食气存在的可能。佛陀时代的苦行僧们，还有中国深山里的老道们，他们的饮食标准远远低于正常人的量，但他们依然健康，有的人还很长寿。

如果人体的精气只有一个来源，即来自脾藏从胃中饮食所提取，那就没有办法解释辟谷食气这个现实。所以这也可证明，精气不仅仅源于水谷，很可能还有另外的途径。

第二个证据就是《内经》中"呼吸精气"。

《内经》讲圣人"呼吸精气"，让人误以为肺藏可以从空气中提取精气。其实我们认为，"呼吸精气"恰恰讲的是经络中气的运行，因为人一呼一吸之间，气在经络中运行六寸。所以"呼吸精气"并不能单一理解为从空气当中吸取精气，而也可以理解为经络在人的一呼一吸之间，从不断的周天运行中获得精气。

第三个证据是《内经》中"圣人传精神，服天气，而通神明"。

这里的"服天气"指的就是吃气、取气的意思，《内经》另外言"天食人以五气，地食人以五味"，正好与此相对。天之五气，就是金、木、水、火、土这五气。但《内经》记载中，我们不知道由谁来食用这五气和怎样"食"用，所以这里肯定缺少了一个环节。

由藏象和经络组成的人体第二生理系统，它本身就有从宇宙中直接采集宇宙精气的功能，所以中医专门设立的一套理论——五运六气，来研究第二生理系统在什么时间、什么地点来采集宇宙生命素，而且还研究精气与宇宙星空之间的相互关系。

那么经络系统怎样采集宇宙精气呢？通过经络上的穴位。《生气通天论》曰："故阳气者，一日而主外，平旦人气生，日中而阳气隆，日西而阳气已虚，气门乃闭。"门就是门户，出入的端口，"气门"就是气进出的门户。这些门户随太阳的运行而开合，明显针对的是宇宙空间，气功讲的采外气，也是通过经络上的穴位进行的。

所以我们认为，经络上的穴位是经络系统的对外接收器，它直接采集宇宙中浮动的生命素——精气。由于这些精气来量、方向、构成不同，按照有利必有害的原则，藏象生命系统也承受来自宇宙精气的伤害，所以《内经》明确说阳病得之外，"其生于阳者，得之风雨寒暑"。

经络的开阖问题，似乎可以进一步证明我们的假设。

《素问·阴阳离合论》记载说："是故三阳之离合也，太阳为开，阳明为阖，少阳为枢……太阴为开，厥阴为阖，少阴为枢。"

《灵枢·根结》也记载说："太阳为开，阳明为阖，少阳为枢"，"太阴为开，厥阴为阖，少阴为枢"。

但什么是经络的开阖？现代争议颇多。有两种意见：一种认为所谓的开阖是从经络的深浅而言，浅者为开，深者为阖；一种意见认为，所谓开阖没有特殊意思，它仅表示经络中阴气或阳气的多少，多者为开，次者为阖，最少者为枢，但哪一种意见都没有说明开、阖、枢的生理意义。也有的人认为，所谓的经络开阖枢是古人主观臆断造出来的，其实没有对应的事实依据。

《说文》曰："开，张也。"我们常说"开张"，打开门做生意就是开张。开为打开，打开门为开。阖的本意为门扇，《说文》曰："阖，门扇也。"这里有关闭的意思。枢就是门轴，古代的门扇上下各有一个圆柱，那个就叫"枢"，起门轴的作用。《吕氏春秋》有句名言："流水不腐，户枢不蠹。"

"太阳为开，阳明为阖，少阳为枢"，"太阴为开，厥阴为阖，少阴为枢"，这两句话表面的意思并不难懂。当门打开之时，就为太阳或者太阴，当门关上时，就为阳明或厥阴。而控制门开关靠的是枢纽，也就是门轴，对于阳经来说，就是少阳，而对于阴经来说，就是少阴。

但别忘了，开阖枢只是个比喻，可它在比喻什么呢？为什么《内经》要用门来打比喻呢？把这些问题搞清楚，才是最重要的。

想想经络的作用：一是对外，采集宇宙精气；二是对内，调控解剖形体，而开、阖、枢恰恰是这二项作用的概括。

开门的意义大家都知道，就是与外界联系。太阴、太阳为开，说的是这两条经络的任务是对外的，对身体之外。对应身体之外的什么呢？当然是精气。"藏象食精"，它通过三条渠道搜集宇宙精气：一是呼吸，二是脾胃，三是体表的经络。

足太阳膀胱经的位置就是体表的最外侧，最接近体外的宇宙精气。它的穴位随太阳的运行而开合，不断采集着精气，所以以太阳为开。

足太阴脾经虽然行得深，但它却是搜集宇宙精气最重要的经络，因为饮食入胃，脾经从食物中化取宇宙之精，这是后天之精的重要来源。所以太阴也为开。

虽然《阴阳离合论》没说到手太阴、手太阳，但按道理它们也有开阖之分。手太阴就是肺经，它通过人的呼吸，从进入的空气中获得宇宙之精，这也是后天之精的重要来源。

由此可见，太阴、太阳为开只有一个合理的解释，那就是对应身体外部的宇宙精气，打开门，把宇宙精气迎进来，所以《内经》才用"开门"来做比喻。

"阖"就是关门的意思，开门做生意，关门过日子。对普通百姓来说，日子都是关起门过。谁跟谁过日子？当然是藏象生命体与解剖形体共同过日子。而阳明、厥阴两经络的任务都是对内的，体现的就是藏象生命体与解剖形体的关系，这种关系是屋里的事，所以才叫作"阖"。

什么是阳明呢？"两阳合明"谓之阳明。先来说"明"，《说文》曰："明，照也"，本意是从窗户上照进屋子里的月光为明，我们可以这样理解，"内照"为"合明"。从宇宙精气的运化来讲，阳明的任务是输入，即把太阴、太阳采集到的宇宙精气源源不断输给藏象生命体，这就好像是月光照进房间里，带来一片光明，所以"两阳合明"谓之阳明！

什么是厥阴呢？"二阴交尽"谓之厥阴！《说文》曰："尽，器中空也。"把一杯水全部倒出来，杯子就空了，这就叫尽。《内经》里对厥阴还有一个形容，"两阴交尽故曰幽"，幽的本意是看不见，还是空的意思。从宇宙精气的运化来讲，厥阴的任务是输出，即把太阳、太阴采集的部分宇宙精气，化为气血津液，用来维护解剖形体与藏象的平衡，这部分气血津液是要被消耗掉的，所以"二阴交尽"谓之厥阴！

我们可以这样来理解：在藏象生命体与肉体的联系这个层面上，阳明对藏象生命体输入精气，厥阴对肉体输出精气，分工很明细。

第三节　精神主体环

作为一个独立的人而言，我们不但有解剖结构，而且还有一个更高级的结构，那就是藏象生命体，这才是区分人与动物最根本的地方，否则我们与动物就没有什么区别了。同样的道理，我们也假设藏象生命体也是由组织结构（五藏、经络）、藏象五神二部分构成的。

然而遗憾的是，这仅仅是一个假设，是从一个活的生命体的角度做出的必然假设，也是从两套生命的共生性做出的假设，可我们根本就无法证明。在几千年里，宗教、超心理学研究、气功等等，都试图证明之，但都没有成功。可是我们相信它是真实的，因为这是我们解开共生之谜不可缺少的一个环节。

我们为什么要相信这个假设呢？因为在《内经》里已经明确记载了藏象生命体对人类解剖形体的控制系统，那就是十二正经，这是一个物质形体环。如果真的是这样，那么人类的精神由哪一个系统来调控呢？对此《内经》并没有明确的说明，也可以说这是《内经》理论上的逻辑缺憾。

其实，并非《内经》中没有这一环，而是以前的人们根本就没有注意到。

"奇经"奇在何处？

在中医的体系中，能够控制人类大脑精神的，我们认为，只有奇经八脉这个系统。

医书上记载，人的奇经有八条，称为"奇经八脉"，它们分别是：督脉（身后）、任脉（身前）、冲脉、带脉（腰间）、阴蹻脉、阳蹻脉、阴维脉、阳维脉。奇经八脉的具体循行：

1. 督脉起于下极之俞，并于脊里，上至风府，入于脑；

2. 任脉起于中极之下，以上毛际，循腹里，上关元，至喉咽；

3. 冲脉起于气冲，并足阳明之经，夹脐上行，至胸中而散也；

4. 带脉起于季胁，回身一周；

5. 阳跷脉起于跟中，循内踝上行，入风池；

6. 阴跷亦起于跟中，循内踝上行，至喉咽，交贯冲脉；

7. 阳维起于诸阳会也；

8. 阴维起于诸阳会也。

喜欢金庸的读者，一定看过《倚天屠龙记》。书中明教有个医仙，人称"见死不救"的胡青牛。此人虽然名声不太好，医术却极为了得，尤其对中国古代医学多有发展，其中对中医"带脉"的一段文字，想必给读者留下了深刻的印象。金庸在书中讲的"带脉"，就属奇经之一。当然书中的描述仅仅是文学，而不是真正的研究。

可是为什么金庸要用对奇经的研究来彰显胡青牛的医术呢？那是因为"奇经八脉"确实是中医的一个谜。这八条脉很是奇怪，主要表现在以下几方面：

第一，它与五脏六腑无关。大家知道，十二正经每一条都与人体的一个器官相关，比如说，手太阴经就与肺相关，足太阴经就与脾相关。可是八条奇经与人体器官却没有任何关系，从记载中只能看出它起于何处止于何处，却看不到它与器官的关系。

第二，它独立于十二正经。人体十二经是一个封闭的环状，而八条奇经却独立于这个环外，不与十二正经发生联系，而是自成一个系统。比如说，它的经气就是与十二经不沟通、不交换。

你们可以将这两个环想象成两条河，奇经八脉那条河地势较高，而十二正经地势较低。只有大河水满的时候，才能将河水溢向小河。而且，一旦河水溢入小河，它就不再流出，这部分精气，就转化成了真气，被封存了。所以只有当人很健康时候，才能与它沟通。

第三，它的作用不清楚，治疗疾病时几乎用不上。金庸之所以要拿八经说事，就是因为这八条经在中医里的作用不明确。大家知道，中药都有归经的属性，比如说"白术"一药，《神农本草》中明确记载它归脾、胃二经，所以在治疗脾、胃疾病的时候我们常用此药。但历代本草中除了龟板和鹿茸二药外，几乎再没有归八经的药。所以这八经在治疗疾病上似乎没有什么作用。

所以历史上对"奇经八脉"的研究就很少，人们至今不知道它在整个经络体系中居于什么样的位置。至于"奇经八脉"的功能，目前研究更少，大家只是将以前的资料罗列说明而已，大而化之，不成体系。

历代对奇经研究最多的人，不是医者，而是道士。丹道家将生死窍（会阴）视为八脉之总根，修习气功者常说的"大小周天"都是以奇经八脉为核心，志在打通任督二脉。李时珍曾在《奇经八脉考》中说："凡人有此八脉，俱属阴神闭而不开，惟神仙以阳气冲开，故能得道，八脉者先天之根，一气之祖。"

经络双环

根据中医对经络系统的记载，我们可以将十二经与八条奇经归纳到一个大系统中，就得到了一个经络系统的结构图。如果用图形来表示，它们则是个套在一起的双环：

经络系统的结构图

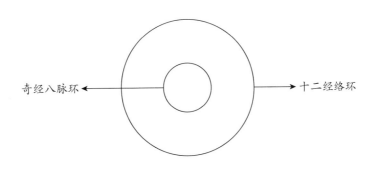

如何来解释这个双环结构呢？我们认为，人体全身的经络可以分为两个相对独立的环，一个叫十二正经环，一个叫奇经八脉环。一个是藏象的外系统，一个是藏象的内系统。外系统联络物质形体，人体的疾病几乎都在外系统上。内系统联络人的精神，所以精神病医治主要取穴都在内系统上。

十二经络是一个相对独立的子系统，它很大，纵贯人体上下全身，既走表皮，也深入腹腔，将人体各个组织都串联起来。手三阴经由胸走手，手三阳经由手走头，足三阳经由头走足，足三阴经经由足走腹，通过十二经的起、止、出入、上、下、侠贯、属络、交、连、支、布、散把人体的五脏六腑、四肢百骸、五官九窍等组织器官有机结合在一起。

你可以将经络想象成一张大网，是由粗的、细的、再细的线织成的一张大网，把人全包裹起来，就像是一只大粽子。藏象生命体想干嘛？它想要的就是精气。它利用无所不在的经络，源源不断地通过解剖形体来采集宇宙的精气。从这个角度讲，解剖形体就是一个充电器，就是一个工具。

如果从防御的角度而言，十二正经络就是最外层的防御圈，来自宇宙精气的伤害，来自解剖形体的伤害，都会被这外层阻挡，让其不能侵入藏象生命体。

这是一个猜测，但也是一个有根据的猜测：

第一，目前《黄帝内经》里提到的病症，基本都在十二经络上，而明确说奇经八脉病症的几乎没有。后来有些人将一些病归于奇经八脉，但比较勉强。比如说，有人认为后背强直头痛，是督脉之病。这就勉强了，太阳经病同样会有后背强直头痛，怎么区分呢？

第二，无论是《神农本草》还是《本草纲目》，在讲药物归经时，都没有讲到奇经八脉，其实，我们目前对于奇经八脉除了走向，作用几乎不了解，更别谈治疗了。

第三，张仲景的《伤寒论》是用三阴三阳来统病的，没有涉及奇经八脉。以张仲景的智慧，这应该不是偶然忘记了，而是没有必要。

从防御的角度讲，十二正经络是最外层的防御网。十二正经里的太阴太阳，负责采集精气，但同时，不好的宇宙精气也被太阴太阳阻挡，无法侵入到藏象；阳明厥阴负责平衡两套生命系统，来自形体的伤害也会被阳明和厥阴阻隔，而无法入侵藏象。

所以，我们基本可以认为，目前中医讲的疾病，除了精神类的疾病，绝大多数都属于十二经络的疾病，与奇经八脉关系不大。能侵入到奇经八脉最内层防御圈的疾病，一般都是陈年旧病，或者相当严重的疾病。

那么奇经八脉有什么作用呢？

在人类生命中，大脑就是解剖形体的精神主体，是我们身体上最重要的一个器官，它控制着全身的生理功能。由于有这个精神主体的存在，我们才能成为人类，才能与世界的其他动物相互区别。对于藏象生命系统而言也是如此，它的精神主体就是五藏神，它控制着第二生理系统的一切功能，并成为藏象生命的主要标志。

奇经八脉在经络整个大系统中，它是两个精神主体相互协调、平衡的特殊子系统，所以它是经络的核心。而且督脉总领一身元阳，任脉总领一身元阴，带脉总束腰身经络，阳维调节六阳经，阴维协调六阴经，它们都有提纲挈领的作用。

为什么奇经八脉一定就是调节、沟通两个精神主体的系统呢？

首先，奇经八脉与人类大脑的关系极为密切。奇经八脉中，督脉顺人背部直入大脑，这是人体经络中最直接进入大脑的经络，其中在风府穴，一条络脉直入脑干。其他七脉中有六脉与脑相关，可以说，奇经八脉就是一个沟通大脑精神的经络组织。

其次，奇经八脉主睡眠。阴跷、阳跷两脉，交通一身的阴阳之气，从而影响人类的睡眠，"不得入阴则阴气虚，故目不瞑""不得入阳则阳气虚，故目闭也"。睡眠又分两种，一种是浅睡，一种是深睡，研究证明，真正意义上的梦就出现在深睡当中，而且一定出现在子时前后，而子时正是阳气搏动之时。所以我们说，奇经八脉控制着人类的睡眠与梦境。

再次，从记载中可以看出，奇经八脉中虽然也有阴阳之分，但阳气居于主导地位。为什么呢？因为脾胃后天之精所化之气，很难到达奇经中，只有在十二正经充满时，才会溢入奇经中。但正如中医所言，人的绝大多数时间是"阳有余而阴不足"，因此，奇经得到阴气的机会极其有限，换言之，奇经中运行的主要是阳气。而我们知道，藏象生命的精神流，正是随着阳气的运行而运行，就像中华鲟只能生活在长江而不能生活在黄河中一样。因而我们推测，奇经中充沛的阳气必然会富集更多的精神流，而奇经主睡眠及梦境的事实，恰好可以证明这一点。

最后，奇经八脉与人类的情志密切相关，《内经》和随后的《难经》中，在论述任督两脉时，都十分明确地提出，此两脉主治情志疾病，尤其是督脉，因它直接入脑，故在全身经络中唯有它首先治疗情志病。

根据奇经的上述特点，我们只能这样来理解奇经八脉：

大脑是人类物质形体的精神主宰，它控制着全身的功能运转。但大脑精神本身却与物质形体有很大的区别，是一类十分特殊的生命现象。大脑的情志变化对藏象生命系统有着巨大的伤害作用，所以中医在论述阴病因时，对七情志的变化格外关注。

藏象生命系统必须与人类肉体生命保持平衡与稳定，否则将会解体。由于人是由物质形体与大脑精神两方面构成的，相应地，藏象生命系统也必须发展出两个子系统，以适应肉体生命的上述构成。十二经络子系统是为了协调、平衡第二生理系统与解剖形体的相互关系，奇经八脉子系统则是为了协调、平衡两个精神主体（藏象精神主体与大脑精神主体）的相互关系。它们虽然侧重点不同，但相互之间又联系密切，形成一个"如环无端"的大系统。

藏象生命系统通过奇经八脉与大脑精神相互沟通。这种沟通经常发生在夜里人入睡以后，藏象精神潜流进入人类大脑，帮助大脑建立模式，回答大脑的一切提问。如果我们能贯通任督二脉，那么两个精神主体的联系就会发生在白天。即使不能贯通，如果常常修炼这两脉，也会使人有超乎常人的感知力，有超乎常人的聪明。

历来练气功者，都十分重视任督两脉，他们的实践证明了人体经络确实存在两个环。气功的周天分为两种，大周天指的是十二经络的循环，而小周天则是指任督两脉为代表的奇经八脉的循环。当肌肉放松、精神专一、意守丹田时，就会感觉到有一股气在任督二脉运行，就如同在身体内转动一个小轮子，当越转越快的时候，它就会带动外面的大轮子（十二经络系统）一齐旋转。大小周天实际上就是我们所说的双环，小周天有调控大周天的功能。

如果以轮子来比喻，奇经八脉是主轮，十二经络是副轮，主轮带着副轮旋转。从理论上说，主副轮相互影响，副轮长期的不正常，可以影响主轮，主轮的任何变化也会影响副轮。所以副轮上的一切不正常（疾病）都可以通过调节主轮来纠正，尤其是那些长期不能治愈的疾病，有众多并发症的疾病，其原因很可能在主轮上，出路也在主轮上。

例如，奇经八脉中运行的以先天之精为主，但也有后天之精，这样才能阴阳平衡。但八脉本身并不生产精，它由副轮十二经络提供，而且只有十二经络精气充满时，精气才能溢出流向八脉。久病之人，十二经络本身精气不满，不能向八脉补充后天之精，导致主轮阴阳失衡，失去了调节副轮的作用，因而久治不愈。糖尿病早期的病因在十二经络系统，但后期病因却在八脉，后天之精不能填入八脉，故导致阴阳两虚。只要能用某种引药将药力引向八脉，许多病都可以治愈。

可惜的是，《黄帝内经》中关于奇经八脉的研究极少，后来的《难经》中稍稍多了一点，但也是很不够。近现代人也有研究此系统者，但大多数从身体疾病的角度入手，而没有从两个精神主体的角度入手。开发智力、使人超凡入圣的希望，很可能就在奇经八脉中。

再者，由于对八脉的研究不够，目前对八脉系统的用药还没有一定之规，许多人都使用过对十二经络有效的药来治疗奇经八脉病，如李时珍的四逆汤、理中汤等，但效果可能并不理想，因为缺少特殊的药将药效导入八脉。而在精神病的研究中却很少看到利用奇经八脉的，这大约也是某种缺憾，因为按我们的假设，精神类疾病有许多是两个精神主体失去平衡的结果。

第四节　经络与《周易》

唐代名医孙思邈说："不知《易者》，不足以言大医。"

中医和《易经》的关系被猜测了几千年，但始终没有一个完整的解释，大家只能从原则上将其相互对应，但落实不到具体细节上，更不能将中医与六十四卦全部统一起来，能落实到病理、诊断、治疗上的就更少了。

我们来提一个大胆的假设：《易经》是生命之书，它是人有两套生命系统的符号模型，而《黄帝内经》则是这套符号模型的理论解释和实际操作，六十四卦就是人体经络的结构方程式。

为了说清楚这个假设，让我们再回忆一下上节提出的经络双环问题。

经络系统是由两个相对独立的双环子系统构成，十二正经环是藏象生命系统控制、协调与解剖生理系统的网络子系统，奇经八脉环则是两个精神主体相互协调平衡的网络子系统。如果用图形来表示，它们则是个套在一起的双圈：

经络系统的结构图

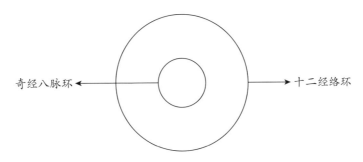

看着以上经络结构的双环图形，我们能联想到什么呢？那肯定是《易经》。在此之前，我们曾经讲到，《易经》的两个基本符号就是阴爻和阳爻，它代表着阴阳的原始本义，而这个本义，就是我们假设的两个生理套系统，阴代表人类解剖生理系统，阳代表藏象生理系统。从这个基本判断，我们进而推测：《易经》本非卜书，亦非哲学著作，它是生命之书，是人体两套生命系统的符号表达形式。

正如我们上面看到的那样，经络的结构图示最接近《易经》的符号模型，所以我们有了进一步的推论：《易经》六十四卦，就是人体经络系统的方程式，五藏（亦为五行）则是破解这个方程式五个已知数。

既然六十四卦符就是经络系统的方程式，那么它是怎样来构建这个体系的呢？

《易经》有两个基本符号——阴爻、阳爻，这两个基本符号相互组合，就会出现八个基本卦型，我们将其称为"八经卦"，它们是：

乾 ☰	坤 ☷	离 ☲	坎 ☵
兑 ☱	震 ☳	艮 ☶	巽 ☴

这八经卦是整个六十四卦的核心，有提纲挈领的作用，任何一个复

卦，都是由不同的八经卦重叠而成，例如乾上乾下，则构成了乾为天一卦。八经卦不同的配合，最后形成六十四卦符号系统。关于八经卦与六十四卦的关系，我们也可以用图形来表示，而这个图形恰好就是经络系统的结构图：

《易经》八经卦与六十四卦构成图

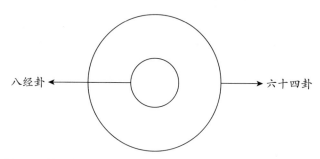

八经卦 ←——————————————→ 六十四卦

中间是八经卦，构成八个宫，即乾宫、坤宫、离宫、坎宫、兑宫、震宫、艮宫、巽宫，每宫下有八个卦，恰好为外圈的六十四卦。

在经络系统的双环中，奇经八脉也恰好处于八经卦的位置，而且它与八经卦提纲挈领的作用也完全相同。甚至我们都怀疑"八经卦"的名称就是来自经络，其中"经"可能指的就是经络，而"八经"则是指奇经八脉。看来，古人的对事物的称谓真的要好好研究，其中可能就已经有了更深一层的秘密。

所以我们认为，八经卦就是奇经八脉，《易经》六十四卦符号系统，就是人体经络系统的真实反映，它是人体经络的结构方程式。

督脉为乾 ☰，主持元阳，主一身阳气，为阳脉之海，统帅阳经。

任脉为坤 ☷，主持元阴，主一身阴气，为阴脉之海，统帅阴经。

冲脉为坎 ☵，主一身阴血，但有一点元阳居其中。

带脉为离 ☲，系腰身一周，内系胞宫为阴，外系筋脉，主一身强力，故二阳在外。

阳跷为震 ☳，交通阴阳，运行卫气，阳入于阴，故多一阴。

阴跷为巽 ☴，交通阴阳，运行卫气，阴入于阳，故多一阳。

阳维为兑 ☱，阳维维于六阳经，故有二阳。

阴维为艮 ☶，阴维维于六阴经，故有二阴。

如果我们将奇经八脉置于圆周内，它可能也会有八经卦的模样。（按我们的假设，八经卦并不代表方位，它也与天文、气象没有任何关系）

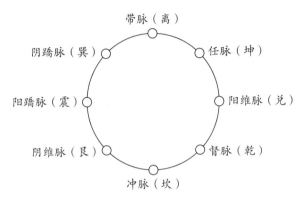

《易经》八经卦虽然是六十四卦的组成基础、元素，但我们在了解、使用《易经》时，却往往不从八经卦入手，我们只能透过现象（六十四卦）去认识它，因为现象离我们更近。奇经八脉也是同样的道理，虽然它是经络系统的核心，但正是因为它是核心，所以才离我们更远，我们的认识能力不可能直接深入进去了解它，而只能通过十二经络系统来认识它。其实现象中间包含着本质，六十四卦中的任何一卦，都可以还原出八经卦。只要善于把握，我们一样可以认识真谛。

所以，我们对经络系统的认识与利用是从十二经络环开始的，也就是说，我们必须从六十四卦入手，来破解经络、《易经》相关的秘密。

然而，六十四卦是一个环形状，十二条经络也是"如环无端"的。对于一个环形的东西而言，哪里都是起点，哪里也都是终点，如果找不到切入点，就可能永远在这个环上周而复始地转下去，如此一来，这个环对于我们也就没有了实际的意义。

那么，我们怎么才能切进六十四卦、十二经络这个环呢？必须寻找一个对比的标准，这个标准异常的重要，有了这个标准，圆周的各点才有了意义。而且我们要找的这个标准，不但对《易经》六十四卦有意义，而且还必须具备中医学上的意义。

通过反复的比较，我们选择了《易经》倒数第二卦——既济卦，并把它作为我们的标准。为什么要选"既济"卦作为标准呢？

第一，既济卦是的卦中最美的一卦。

什么是美呢？对于《易经》六十四卦而言，卦的美丽必须体现《易经》的最根本原则。那么什么是它的根本原则呢？是阴阳平衡！

《易经》中虽然没有直接告诉我们阴阳平衡的原则，但它却深深地印在我们每一个祖先的脑海里。《易传》中将种思想发扬光大，中国古代的"天人合一"就是一种平衡的最佳状态，甚至孔子的中庸思想也是平衡的结果。因此，凡是真正美丽的东西，必然具有平衡、和谐的特点。有的东西看上去很美，但它常常缺少一种和谐的味道，比如说罂粟花，美丽得刺眼，总让人感觉到少了点什么，有股子邪气。

从这个角度来说，在六十四卦当中，四阴二阳卦不美，五阳一阴卦也不美，只有三阴三阳的卦才是美的。

可是又有人说：《易经》中三阴三阳的卦可不仅既济一卦，有二十卦之多，你为什么偏偏要既济卦呢？不错！《易经》三阴三阳卦确实有二十个，但除了"既济卦"，哪个都有或多或少的缺点。比如说，泰与否二卦，都是三阴三阳卦，泰卦三个阴爻在上，三个阳爻在下，否卦则正好与它相反。这种排列法能说是最美的吗？其他卦都有这些缺点，要么二阴扎堆，要么三阳并连。看上去并不美。

第二，"既济卦"爻位得中。

前人在分析卦时，有一些基本原则，比如说，对爻的占位情况就有比较固定的结论。前人认为，一卦之中初、三、五爻，应该是个阳爻，二、四、上爻应该是阴爻。这样配合的卦才是最完美的、最平衡的、最和谐的。

按照这个原则，在六十四卦中我们只能找到"既济卦"，它的初、三、五都是阳爻，二、四上则都是阴爻，这是六十四卦中唯一的一卦。

第三，"既济卦"符合中医原则。

中医认为，"心是百官之主"在五行中心为火，"肾为先天之本"在五行中肾主水，心和肾在中医体系中是最重要的两个器官。

"既济卦"上卦为坎为水，下卦为离为火，正好是水火相济、坎离和谐之意，所以这一卦才叫作"既济"。这完全符合第二个我们选取标准的原则。

"既济卦"不但水火相济，而且它本身也包含了乾、坤两卦。为什么这么说呢？《尚书正义》在解释《洪范》时说："水既纯阴，故润下趣阴；火既纯阳，故炎上取阳。"

第四，"既济卦"符合中医生命的基本解释。

如果按上述中医的标准看，《易经》中还有一卦可以入选，那就是"未济"，它在卦形上正好与"既济卦"相反，也是标准的三阴三阳卦，离上坎下。但为什么我们不选"未济卦"呢？因为它不符合中医关于生命构成的解释。

中医认为，在人在初成形时，首先有的是一点先天元阳，《黄帝内经》中明确记载，先天元阳"常先身生"，这是生命的起始点。所以我们选择的标准卦，初爻必须是阳爻，"未济卦"明显不符合标准。

我们谈了标准的重要性，也确立了一个标准，那就是既济卦。我们想干什么呢？我们要把既济卦作为人体第二生理系统最健康、最平衡、最佳状态的对比标准，然后将人体十二经络配入这个标准当中。这样六十四卦与人体十二经络就统一在了一起，完成了我们关于医易关系的一个重要假设：《易经》是关于人体生命结构的符号系统，中医是这套符号系统的理论解释与实际应用。

既济卦配十二经络图

诊断	爻位	爻象	经络
望闻问切（腹）	上六	▬▬ ▬▬	手少阳三焦经、手蹶阴胆经
望闻问切（脾）	九五	▬▬▬	足阳明胃经、足太阴脾经
望闻问切（肺）	六四	▬▬ ▬▬	手太阴肺经、手阳明大肠经
望闻问切（肾）	九三	▬▬▬	足太阳膀胱经、足少阴肾经
望闻问切（肝）	六二	▬▬ ▬▬	足蹶阴肝经、足少阳胆经
望闻问切（心）	初九	▬▬▬	手少阴心经、手太阳小肠经

　　大家可以看出，这个图基本上可以概括中医的全部应用。通过望闻问切，当确定哪一爻对应的五藏、六腑有病变时，此爻即为动爻，动则生变。也就是说，十二经络的任何变动，都会引起爻位的变动，一旦爻位变动，既济卦就会变成另外一个完全不同的卦，比如说，当初爻变动时，卦就从既济变成了"山水蹇"；当五爻变动时，卦就从既济变成了"地火明夷"：

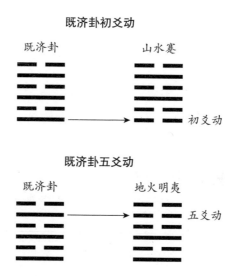

既济卦初爻动

既济卦　　　山水蹇

初爻动

既济卦五爻动

既济卦　　　地火明夷

五爻动

凡卦动者，相对于标准平衡对比卦而言，都是不正常的。我们说的爻动、卦动，实际上是经络动，凡经络动者就是疾病，对于健康状态来说，就是不正常。

《灵枢·经脉》在叙述十二经络病症时，均用"是动则病……是主 X 所生病者"的句式，例如，"大肠手阳明之脉……是动则病齿痛颈肿。是主津液所生病也……"马王堆出土的《足臂十一经脉灸》中，在论述完经络循行后，也常常讲"是动则病"，其出土的《阴阳》中也说"是动则病"。什么是"是动则病"呢？出土于张家山的《脉书》给了我们明确的答案"它脉静，此独动，则为病"。《史记·扁鹊仓公列传》亦言："故络交，热气上行至头而动，故头痛。"

因此，"是动则病"指的是经络病症，或者说是藏象系统的疾病，它是病之源。而"主 X 所生病"则是指病症出现在解剖形体上的位置，它是疾病的表现。前者是藏，后者是象，一个是投影机，一个是影像所投射的位置。

脉动则为病，爻动则为变，变即不正常。所以我们将中医的诊断与六十四卦的变化联系在了一起，它直观地反映了人体健康状态的所有情况。

当既济卦爻动后变出另外一卦，相对应的另一卦的动爻配有一条爻辞，这条爻辞给了我们疾病动态的比喻性提示和治疗的指导原则，有的很直接，有的很抽象，其含义要从每一卦的卦辞中推断，比如说乾卦以龙为象，所以爻辞的判断就要以龙为核心。

在临床上，每一种疾病都不是单一的，所以它可以有几个动爻，然后组成一个新的卦。对于任何一个非既济的卦，都有几种手段变成既济卦，有的要变五六次之多，有的一变就成了既济卦，这要看病情的具体形势。

卦之动，凡遇两个相同八经卦重叠时，表明病在奇经八脉，在主轮。例如，当遇坤上坤下时，病在任脉，糖尿病人心肾脾三者皆动，故病因在主轮而不在副轮。除此之外，病均在副轮，即十二正经范围。

我们举一个例子加以综合说明。有位病人，口渴口苦咽干、发热、大便秘，腹满痛同时还有心烦喜呕、胸胁苦满等症状，医生诊断说，这是少阳与阳明并病。根据我们以上的提示，本病可以用六十四卦的方式加以表达，六二、六五爻变，恰好变为坤上乾下的泰卦：

泰　卦

上六	⚋	
六五	⚋	经曰：六五，帝乙归妹，以祉元吉。
六四	⚋	
九三	⚊	
九二	⚊	经曰：九二，包荒，用冯河，不遐遗。朋亡。得尚于中行。
初九	⚊	

少阳病病在肝胆，阳明病病在脾胃。少阳阳明并病如何来治呢？请看经文：

泰卦六爻描述的是一个村落的生活，有农业生产，如开荒种地；有日常生活，如婚娶；有村周围的地形；也有事故，如房倒塌等等，一派祥和的田园生活。

九二爻辞：包荒，用冯河，不遐遗。朋亡。得尚于中行。

冯河：徒步涉水渡河为冯河，形容河水浅，是条小河。

朋：意思是鸟群聚集，“朋亡”意思是鸟群飞走了。

它的意思是：用小河里的水灌溉荒虚之地，不遗漏遥远地方（这里讲的是开荒）。荒地变成了农田，大量野鸟不见了（为什么野鸟都飞走了？因为没有了树。这里强调了无木）。怎么办呢？退耕还林，耕地少一些，树木多一些，这个办法就叫“中行”，各退一步。

爻辞的意思讲完了，但它与中医有什么关系呢？六爻配十二经络，九二这一爻配的是厥阴肝经，少阳胆经。爻辞里讲的问题是"无木"，对应中医的话，正好是肝胆。那么肝胆的病怎么治呢？爻辞给出的提示是"中行"，不要开垦那么多耕地，让一部分给树木，各退一步，这就是和解。

医圣张仲景在《伤寒论》中，对本病的治法一如爻辞所言，主张和解表里，选用小柴胡汤、大柴胡汤，透邪外出。

> 六五爻辞：帝乙归妹，以祉元吉。
>
> 归妹：嫁女为归。女就男为归，男就女为尚。
>
> 祉：福禄的意思。

它的意思是：帝乙把女儿嫁给贤德而又富裕的人家，因此收获得了很深厚的福分。

爻辞的意思讲完了，但它与中医有什么关系呢？六爻配十二经络，六五这一爻配的是足阳明胃、足太阴脾经。"帝乙"也算是君王，他的女婿不可能再是君王，所以"帝乙"嫁女儿属于"下嫁"。俗话说"嫁出的女儿泼出去的水"，意思是女儿出嫁后就属于别人家的人了，所以女就男为归，出去就回不来了。

因此，这条爻辞强调的是"出去"的意思。如果用在治病人，"出去"就是我们说的泄法。中医说"实则阳明，虚则太阴"，阳明之病常为实症。实症用什么办法呢？当然要用清泄的治法。

张仲景先生治阳明实症时，也是用泄法，最有名的是"承气汤"，与爻辞表达的意思相同。如果治"少阳与阳明并病"，张仲景先生一般以大柴胡汤来救治：柴胡、黄芩、芍药、半夏、生姜、枳实、大枣、大黄。本方系小柴胡汤去人参、甘草，加大黄、枳实、芍药而成，亦是小柴胡汤与小承气汤两方加减合成，是和解为主与泻下并用的方剂。

好啦！我们再回头总结一下：本例的病症是"少阳与阳明并病"，表现在脉象上就是左右关脉异动，左关为肝胆，右关为脾胃。如果用六爻表示，就是九二、六五爻异动，既济卦变成泰卦。泰卦九二爻辞指示要"和解"，各退一步。泰卦六五爻辞指示要"下嫁"，也就是下泄。

张仲景先生治本症时，用的就是"和解"与下泄的方法，处方用柴胡汤与小承气汤两方加减，两病同治。可见，《易经》的爻辞实际上就是一个开处方的原则，指导握好这个原则，一切病都可以治。整个《易经》有三八四条爻辞，对应三八四个主要病症。

在结尾处我们再多说几句，那就是《易经》能不能预测？

我们说《易经》不是卜书，而是生命之书，它本身并不是为了预测而发明的。但《易经》确实有预测的功能，为什么呢？

其一，按照我们以上的理论，《易经》是人体生命结构的符号系统，它是人体经络系统的方程式。尤其是奇经八脉，它将人类精神主体（大脑）与藏象精神主体（五神）串联在了一起，为我们预测未来提供了依据。因为藏象精神主体是超绝的智慧，与我们人对比，它有无限大的能量，既可以预知未来，也可以改变事件的发展过程。

但预测绝非像一些江湖术士所理解的那样，它有完全对应关系，哪个爻动就说明了要发生什么事，哪个爻动又会发生什么事，这是绝不可能的。用易卦预测，主要还是靠我们在排出卦后那一瞬间得到的启示，而不是从卦中寻找事件的逻辑关系。

当我们排出一卦时，我们就接近了藏象的精神主体，我们大脑的感应就可以通过奇经八脉与其交流，但这种交流是模糊、不确定的。因为我们大脑与藏象精神主体在表现形式上有很大的不同，对方不能将它的信息直接翻译成图像、语言、逻辑等要素，只是模模糊糊的一股信息潜流。但我们的大脑可以翻译这些信息，不过这需要长期的训练，将模糊不清的信息具体化、明确化。当能做到这一点时，可以说就获得了灵感。当你能经常能做到时，大约就是圣人了，有预知未来的能力。并且可以通过信息传导，影响发生在对方身边的事，或者通过信息传导，与对方藏象的精神主体沟通。

其二，我们以上讲到，六十四卦其实就是人的经络系统，也是藏象生命系统，因此通过经络的变动，我们可以知道藏象五神的情况。比如说在上例中，肝藏魂，主谋略，如果肝不好，则魂不安，谋略则会有误，肝胆相关，胆主决断。假如有一个老板正准备进行一项投资，但此时他的肝藏恰好是天刑，或者肝郁不舒比较严重，那么他在投资谋略或者最后拍板决断时肯定会有偏差。

第六章

仰望星空

自有人类以来，人们都在期盼着什么？不是文明的进步，也不是自我的重生，而是宇宙中那道经天而过的精气。那些有"两只眼"的中国先祖们，手里攥着占卜用的蓍草，久久仰望着星空，嘴里喃喃道："五日谓之候，三候谓之气，六气谓之时，四时谓之岁……"

第一节　五运六气之谜

五运六气之学，载于《黄帝内经》七篇大论中，历代医家对其评价很高，金元四大家的张子和曾说："不诵十二经络，开口动手便错；不通五运六气，检尽方书何济？"但是，可惜的是，无论张子和也好，刘完素也罢，他们对五运六气的理解，并没有让后人形成统一的认识，至今，此学说依然疑问很多。

关于七篇大论

今版《素问》九卷是经过唐代王冰的整理，而在整理的过程中，王冰补入了七篇大论，即"天元记大论篇""五运行大论篇""六微旨大论篇""气交变大论篇""五常政大论篇""六元正纪大论篇""至真要大论篇"。这七篇文章，都是关于精气理论的，篇幅几乎占到了《素问》的三分之一左右，共计五万多字。

关于这七篇大论起于何时，谁人所著，源出何处，是否《黄帝内经》原配等问题，历来争论不休。

客观地说，这七篇大论里道家的色彩比较浓，在体系上也好像是自成一体。王冰号启玄子，生活在唐代的中期，相传他也是道家。有人就认为，因为王冰本人的偏好，所以在整理《黄帝内经》的时候，挟带了"私货"，将道家的运气学，也就是这七篇大论放到了《内经》中。其实，这有点冤枉王冰了。

首先，运气理论《内经》前面就讲过，并不独在七篇大论中，比如说，《六节藏象论》里说："帝曰：五运之始，如环无端，其太过不及何如？"岐伯回答说："太过，则薄所不胜，而乘所胜也，命曰气淫不分，邪僻内生，工不能禁；不及，则所胜妄行，而所生受病，所不胜薄之也，命曰气迫。"讲的就是运与气的关系，也讲到了"五运"这个概念。可见"五运六气"原本就是《内经》里的东西。

我们曾经推测，《黄帝内经》似乎有个"祖本"在春秋末年时被姬朝的后人拆解了，分成一篇一篇流向社会，汉代时第一次被人综合起来，但综合的是否完整就不得而知了。到唐代时，汉代的综合本再一次零散，王冰进行的是第二次综合。好在当时散落在民间的医书、医经尚有许多，甚至王冰本人手中即有得之老师的"秘本"。

而在这一次的综合时，王冰要么是还原了汉代综合本的原貌，要么是补入了汉代没有综合的内容。但不论是哪一种情况，运气的七篇大论都应该是《内经》"祖本"的内容。

如果换一个角度看，上面的推论也是成立的：整部《内经》从理论的角度看，它有两个支撑点，一个是阴阳学说，一个就是精气学说。我们曾经讲到，《黄帝内经》可以用三句话概括，一个核心，两个基本关系。

七篇大论更详细论述了"藏象生命体与宇宙精气的关系",如果拿走七篇大论,就等于是砍去了一条腿,中医就成了拐腿中医。

其次,七篇大论有道家色彩,本身就证明它原属于《内经》。

在"《易经》与《内经》"一章中,我们曾经提出这样的观点:《易经》与《内经》原本就是一套东西,《易经》是人体两套生命系统的符号模型,而《内经》则是这套符号模型的理论解释与实际应用。所以,道家源出《易经》,同样也源出《内经》,道家不过是《内经》的一个分支而已。

道家的理论核心围绕一个"气"字,这个气与《内经》的气是同义的,指的都是宇宙精气以及人体内气,气的"生化""升降""经行"也与《内经》相合。可以说是《内经》为道家"修长生"提供了一个坚实的生理基础,离开了这个基础,道家的修为目的不过是空中的楼阁。

反观这七篇大论中的六气理论,六气配三阴三阳六经,主客加临后得出一年中六经与六气的顺逆关系,恰好是一个大周天。所以王冰所补入的七篇大论,实际上是唐代以前道家人的实战经验,弥足珍贵。

除了七篇大论本身的诸多疑问,还有一个更大的疑问现在解决不了,那就是:五运六气的作用何在?

预测气候变化?

中国的古代学问大多数存在这样的问题:读得懂但理解不了。《易经》是如此,《黄帝内经》如此,五运六气学说也如此。

《素问·六元正纪大论》说:"五运六气之应见。"这是此学说的正式得名。但再往下就没有具体的说明了,七篇大论虽然讲的都是五运六气,呈现给我们的主要是土运、金运、木运……湿土、燥金、风木等名词,还有一些推算方法。至于这门学说是干什么用的,却没有说得明白。

现在的研究者几乎都认为,运气学是古代中医推算气候变化及疾病发生规律的一门学科，或有人将它称为"医学气象学"。现在通行的高等中医院校的教材中认为：五运就是金、木、水、火、土、五行、五方之气的运动，它既是用以说明形成气候变化的地面因素，同时也是古代用以解释宇宙运动变化规律的一个哲学概念。六气就是存在于空间的风、寒、暑、湿、燥、火六种气候变化要素，属气候变化的空间因素。五运六气学说，就是运用五运六气的运动节律及其相互化合，来解释天体运行对气候变化，以及天体运行、气候变化对生物及人类的影响。

无论怎么表述，大家都将目光聚焦到"气候变化"这一点上，至于为什么五运六气就一定指气候变化，大家谁都没有说，好像是约定俗成的。

但我们认为，以上的结论很可能是错误的，中医的五运六气根本不是推算地球气候变化的方法。为什么呢？

首先，"五运六气是推算气候变化的方法"的结论，缺少直接的证据。

不可否认，在中医五运六气的记载中，涉及大量与气候、气象有关的名词，比如说季节、节气、时间、黄道等等，但《黄帝内经》中没有一条记载可以直接告诉我们说：五运六气就是推算气候的方法。所以"运气学说是推算气候"的结论，缺少最为直接的证据，它只是我们后人的一种推测、假设而已。

这也不怪大家，因为《内经》里也是这样描述的。我们举个例子。

《五常政大论》曰："阳明司天，燥气下临，肝气上从，苍起木用而立，土乃眚，凄沧数至，木伐草萎，胁痛目赤，掉振鼓慄，筋痿不能久立。暴热至，土乃暑，阳气郁发，小便变，寒热如疟，甚则心痛，火行于槁，流水不冰，蛰虫乃见。"

这一段话里，"木伐草萎""暴热至，土乃暑""流水不冰，蛰虫乃见"指的都是气候，而"胁痛目赤""筋痿不能久立""寒热如疟"指的都是疾病。所以大家认为五运六气讲气候与疾病的关系是没错的。

但是，上面讲到的气候也好、疾病也罢，都落不到实处，与现实并不相符。比如说，2017 年就是阳明司天，"土乃眚，凄沧数至，木伐草萎"就是庄稼汉长得不好。可是根据国家统计局的数据，2017 年全国夏粮产量为 2810 亿斤，比 2016 年增产 26 亿斤，是个大丰收的年份，这与"木伐草萎"对应不上。至于"流水不冰，蛰虫乃见"就是冬不冷，河里的水冻不成冰，应该冬眠的虫子不冬眠，这也与现在对应不上。仅以 2017 年北京为例，2017 年北京冬天的气温与往年相比，大体是一致的，并没有出现明显的暖冬现象。

其次，中国处于北温带，几千年来一直以农业立国。北温带的气候变化比较强烈，自然灾害也比较多，主要灾害就是干旱、水涝、风灾……气候灾害，整个一部中国史，就是与北温带自然气候做斗争的历史。如果五运六气之学确实可以推算长期气候的变化，那么对于我们这样一个农业民族而言，它是何等的重要，老农捏指一算，就知道五年甚至六十年的气候变化，今年种豆，明年种瓜，早就安排得妥妥当当。但事实并不是这样的。翻一翻从唐朝以后的各朝史书，皇帝和官府的诏令中从未使用"五运六气"来指导农业生产，各史书的《天文志》里也没有见过相关的记载。

所以，"五运六气预测气候变化"的结论可以休矣！

从另一个角度讲，即使我们在运气学中看到了许多关于季节、节气等名词，我们也不能就此认为它一定与气候变化有关，这是一个常识。我们知道，地球气候的变化与时间、空间确实有关，而五运六气的推算方法中也确实十分重视时空因素。但是，如果我们需要从其他角度来研究大的时间、空间范围，来说明其他问题时，我们同样要用到上述这些名词。比如说，我们在发射航天飞机时，就必须考虑黄道与赤道的角度，还要考虑地球倾角几万年的变化规律。难道这也与气象有关吗？

根据现代的研究，地球轨道存在 2 万年、4 万年、10 万年的循环，相应地，地球气候的变化也存在如此大的循环规律，比如说，上一个冰河期结束到现在，时间已经过去了一万多年，再过几千年，可能我们会迎来下一个冰河期。而五运六气研究的时间周期最长不超过 60 年，这相对于几万年而言，是一个极小的数值，这个数值对地球气候的影响关系，目前还没有明确的证据。

地球气候除了受轨道原因而存在大跨度的变化以外，地球自身的气候也似乎有变化周期的存在，它也是不稳定的。据竺可桢的研究，秦到西汉时中国的气温明显偏高，东汉及魏晋南北朝气温偏低，唐代的气温再次升高，这中间的时间跨度同样不能以运气学的 60 年来计算，而要用几百年甚至上千年来计算。

例如，公元 300 年至 500 年间，全球气候类型突变，导致欧洲到中国西北部的大面积干旱，欧洲历史上最大一次移民潮开始了。中国相对应的时期是魏晋南北朝，这个时期的特点就是北方游牧民族大量南迁，在中原地区建立政权，史称"五胡十六国"。所以这次气候的大变迁也是以 200 年的时间跨度来计算的，同样不能纳入六十甲子。

就现实而言，地球气象的变化是一个世界性的难题，中长期天气预报根本不可能做到。因为影响地球气候变化的原因很多，各种原因之间的关系也很复杂，完全是混沌式的。比如说，虽然地球轨道是决定气候的根本原因，但它只能决定季节的划分，至于今年冬天下不下雪，下多少雪，轨道是无能为力的。我们身边就有很好的证据。

北京地区这十几年来气候变化很大，春天与夏天几乎没有明显的分界，冬天与秋天的气温也不像以前那样明显。至于降雨量，更是比以前少了许多。但这些变化却不是地球轨道能解决的问题，它是由许多地球表面原因引起的。

所以，地球气候是一个最不稳定的系统。有人说，一只蝴蝶在中国沿海扇动几下翅膀，美国就有可能发生滔滔洪水。影响它的因素有很多很多，例如 1991 年菲律宾纳图博火山爆发，就使 1992 年到 1993 年的地球表面平均温度降低了 0.2℃。此外，地形、地貌、植物、洋流等都可以影响到全球或者局部地区的气象变化。

在地球气候变化的诸多因素中，人类活动是个巨大的变量，事实证明，工业文明以来，人类的活动对地球气候的影响越来越大。比如说，从 1958 年至 1991 年，地球大气中的二氧化碳的浓度（PPM 值）从 315 增加到了 360。二氧化碳浓度的增高，直接导致地球大气升温。据统计，从 19 世纪以来，因为人为因素的影响，地球温度平均升高了 0.5℃，温室效应笼罩了全球，使影响地球气候的许多因素都发生了剧烈的改变，从而导致了整个大气环流的异常。

厄尔尼诺现象就是大气升温的直接表现。从 20 个世纪 80 年代以来，人们发现，每隔几年秘鲁沿海的水温就要升高，加热了沿海大气，而太平洋西端的热带海洋的水温则要降低，冷却了周围的大气。这种不正常的温度升降，使大气环流混乱，改变了全球许多地方的降水模式。

因此，世界上不存在一种长期可以套用的气候推算模式，中国人也不可能发明这种模式。我们不能因为热爱，就替古人大唱赞歌。

第三，现在的研究也不支持"五运六气预测气候"的结论。

学者张年顺对河南三千年气象资料总结分析后认为，运气学说推断的符合率最高仅有 21.4%，提出运气学不能用来推断河南气候异常变化；他还对中国五百年旱涝气象资料进行分析，其符合率最高的为昆明，达 50.6%，其他地方的符合率自然不高。他得出运气学不能进行长期天气预报的结论。

预防疾病？

如果五运六气不能用来预测气候变化，那么用它可以预防疾病吗？

宋代官修大型方书《圣济总录》当中，大量引用运气学说的内容，书中将六十年的运气图一一列入其中，目的就是"预防疾病"。但这样做的效果不得而知，史书中没有明确的记载，我们只知道宋代以后的金、元、明、清各朝代，官方再也没有如此推行过运气学。

我们再以 2017 年为例子，本年大运是木运，并且是岁木不及之年，本年也是"阳明燥金"司天之年。

《气交变大论》里说："岁木不及，燥乃大行，生气失应……民病中清，胠胁痛，少腹痛，肠鸣溏泄……"而《五常政大论》里说："阳明司天，燥气下临，肝气上从……胁痛目赤，掉振鼓慄，筋痿不能久立……阳气郁发，小便变，寒热如疟，甚则心痛……"

2017 年的运气对人的影响主要在肝，肝胆弱，身侧有肿痛感，同时还有目赤、筋痿等现象。金气盛，"所胜妄行，而所生受病，所不胜薄之"，脾胃妄行，多患肠鸣、泄渲等症。"所生受病"，木生火，岁木不及则心火不足，故民病中清。

但是大家回忆一下，你本人或者你身边的人，2017 年有上述症状的人有多少？可能有的人确实有肝胆方面的疾病，但大多数人可能根本没有。相反，2017 年的年末，出现了一场比较严重的流行性感冒，却未在上面的表述中。也就是说，上述的结论没有普遍性，作为一种理论它是不成立的。

也许有人会说："五运六气"不是预测个人疾病的，它是用来预测流行病的。大家都拿"非典"来说事，但"非典"那一年五运六气的排法并没有什么特殊，每间隔五六年都会出现一次，但除了 2003 年，其他年份并没有发生"非典"疫情。

再者说，如果"五运六气"真能预测流行性疾病，为什么除了宋朝用过，其他朝代都没有官方的认可？好像现在的"中国疾病预防控制中心"，也没有用五运六气这套理论来指导工作的。其实在很早的时候，就有人研究"五运六气"与疾病的关系，国家也有相关的课题，但到现在，依然没有见过正式的成果。

有人对照历史记载，将大疫年摘出来，与五运六气进行对照，认为与运气相合。但你要知道，古代全国性疫情并不多，但各地方疫情各不相同，中国这么大，比如几州、几县的疫情，能说明什么呢？还有的人为了证明五运六气能够预测流行病，竟然用世界上其他国家的流行病数据为证，比如西班牙流感之类的例子，那就更加不靠谱了。此类研究都不严肃。

写到这里，大家可能有些糊涂了，既然"五运六气"不能预测气候，也不能预测疾病，那它有什么用呢？难道古人就是个大忽悠？

让我们静下心来，首先问自己一个问题：我们彻底读懂了这七篇大论了吗？我们在智慧上是否已经超越了春秋战国时期的那个时代？恐怕无人敢说这个话。那么就有另一种可能性：不是五运六气不正确，而是我们的理解有问题，我们可能犯了"以今人之心度古人之腹"的错误，犯了"望文生义"的错误。

要想真正地理解五运六气，可能还是要回到最基础的问题：什么才是《黄帝内经》里的人？如果那个"魂魄毕具，乃为成人"的人，并不是我们所理解的人的概念，那么我们的理解就根本不对。

所以，我们为什么不能换个角度，把自己当成那个藏象生命体，站在它的角度来重新认识一下五运六气呢？

第二节　天人之际

"天人合一"既是哲学，更是一门技术。追根溯源，肯定是先有技术而后有哲学。后世无知，以哲学盖之，这是本末倒置。

"天人合一"合在哪里？合在"气"上。所谓的"合"就是相互交叉的意思，人与天地之气相互交叉，"天人合一"就开始了。《六微旨大论》说："言天者求之本，言地者求之位，言人者求之气交。"

但是，"天人合一"也是哲学：人为什么一定要与天地之气相合呢？这就是个纯粹的哲学问题。这其中可能就包含"藏象生命体"的来源！

人类没有归属感

我们一直在说"藏象生命体"，然而《内经》中却没有讲到的它来源问题。《黄帝内经》的精气理论只给出了一条线索："藏象生命体"不起源于地球，它不是地球生物，而是某种宇宙生物。

这个观点虽然很难得到证实，但人类的一些文化现象却可以作为旁证，那就是人类在地球上没有归属感。

中国在春秋战国时期，留下了一部伟大的天文学著作，名叫《甘石星经》，书中记录了800多颗恒星，并且列出了一张恒星表，这些所记录的恒星，有的在银河系，有的在银河系之外。大家回想一下，春秋战国是怎样的一个混乱时代，窗外是刀光剑影，血肉横飞，楚人甘德、魏人石申居然能在这样的环境下，持续观察记录800多颗恒星，这简直就是发疯。

其实并不只是中国人在发疯，全世界许多早期的民族都疯了，他们都留下了与实际生活关系并不大的天文学。古代埃及有一种历法是以天狼星的周期为基点设立的，而天狼星距离太阳系有8.6光年之远，一个运行周期是3000年，这就需要人类不间断观察3000年，才能设立一种历法。

而这种历法又有什么用呢？有人说是为了确定尼罗河洪水的到来，每当天狼星于日出前不久在东方地平线上开始出现，即所谓的"偕日升"，再过两个月，尼罗河就泛滥了。其实尼罗河的汛期根本不用天狼星来标记，用太阳和月亮的运行轨道同样可以辨认。

玛雅人的历法极其复杂，大约有三种历法同时使用，即长纪年历、卓金历、太阳历。由于前两种历不知其真实用途，所以不好评论。但玛雅人太阳历之精确，确实是有目共睹的。玛雅一年计算为 365.2420 天，现代一年计算为 365.2422 天，相差仅仅 0.0002 天。除此之外，玛雅人计算出金星公转的周期为 584 天，而今天我们实测为 584.92 天，这在当时已经是非常精确的观测。人们实在想不透，对于一个在丛林中种玉米的民族来说，这么精确的天文学有什么实际作用呢？

马里亚纳海沟是地球上最深的地方，深度为海平面下 10916 米。自有人类以来，曾经有 3 个人成功到达这一深度。1960 年，雅科斯和美国海军上尉沃尔什搭乘"迪里亚斯特"号，下潜到了马里亚纳海沟的深处。2012 年，美国好莱坞著名导演卡梅隆独自乘坐潜艇"深海挑战者"号，下潜到这一深度。

月球是地球的卫星，距离地球有 38 万公里之遥。从 1961 年开始到 1972 年结束，美国连续实施了六次"阿波罗登月计划"，其中五次成功将 12 名航天员送上了月球。整个计划历时约 11 年，耗资约 255 亿美元，有 2 万多家企业、200 多所大学和 80 多个科研机构参与，总人数超过 30 万人。这些年来，人类发射的月球探测器共有 70 多个。

为什么深度 10916 米的海底只有 3 人到达，而远在 38 万公里之外的月球却有 12 人到达？答案只能是关注度不同。人类宁愿抬头望天，而不愿低头看地。

再以探索马里亚纳海沟为例，包括载人深潜，人类至今共 9 次考察过本海沟。与此形成鲜明对照的是人类对太阳系行星的探索。

水星距离地球 1.5 亿公里，美国曾发射"水手 10 号""信使号"两艘探测器；金星距离地球 4500 万公里，探访过金星的探测器不下 20 个，其中 5 个探测器着陆金星；火星距离地球最近 5500 万公里，至今人类已经发射成功 17 个探测器，其中 6 个在火星着陆；土星距离地球最近 12 亿公里，至今人类已经发射过 4 个探测器；海王星距离地球 45 亿公里，至今人类有 3 个探测器飞临过海王星……

为什么？为什么？

最客观、最合理的解释是：因为人类在地球上一直找不到归属感、认同感，所以才持续地仰望星空。

自从人类出现以来，虽然在地球重力的限制下，我们只能在地球表面像其他动物一样地活着，无可奈何地生生死死。然而，在人类的内心世界里，总是不愿意接受这样的现实，总不愿意承认自己是个纯粹的地球生物。冥冥之中，总有一个模模糊糊的意念提醒着我们：地球不是你的家，你来自遥远的宇宙深处，地球只是一个客栈而已。于是，正像旅行者无法在客栈找到家的感觉一样，人类也一直无法在地球上找到归属感，孤独、失落、寂寞、没有安全感……时时困扰着我们。这份内心的痛苦，折磨着一代又一代人，促使我们倔强地抬起头来，久久地仰望着星空。

为什么人类在地球找不到归属感呢？只能有一种解释：人类体内的藏象生命体，它们不起源于地球，它们来自遥远的宇宙。正因为这个原因，《黄帝内经》才创造了一个巨大的宇宙框架，发明了一套严密的五运六气算法，将渺小的人类与无垠的宇宙相联。

交叉点

人与气相交、相合，其实就是一道数学题：两个运动着的物体，一个做平面圆周形运动，一个做垂直直线性运动，在双方速度变动的情况下，求出双方相交叉的时间地点。这道题还是比较难的，难就难在双方都在运动着。

人从一出生起就像个旅行者，从父母抱着我们移动，到迈开小腿晃晃荡荡跨出第一步，一刻都不停息。因为在人们的脑海里，机会总在远方，希望需要迈开双腿去寻找。所以一年又一年，一个地方又一个地方，生命在旅途中被燃烧，青春在旅途中变成了回忆。等我们再也不能快步奔跑的时候，在黄昏极缓慢的踱步里，留在记忆最深处的还是我们旅行的起始点。老人们会叹口气说："唉！我这一辈子。"

其实人类生命的旅途远不止在地球表面上的微小移动。

我们生活在地球的表面，地球每时都在围绕地轴旋转着，每秒大约运行 458.8 米；除了地球自转，它还围绕太阳公转，公转速度是每秒 30 公里，太阳又以每秒 250 公里的速度围绕银河中心公转，每年行程 76 亿公里，而银河系又以每秒 600 公里的速度奔向长蛇座。在这样大的时空跨度上，我们感到极度的渺小，简直脆弱不堪，就像是一小堆尘土，一口气就吹得无影无踪了。

人在旅途，身不由己。只要人移动，四周的环境就会对人造成影响，时空的交替、地势的高下、寒热的变化等都可以影响人的健康。比如说，从青藏高原来到了东南沿海，会醉氧，迷迷糊糊的，而且还很容易患上风湿等疾病。即使人不移动，昼夜、四季却在不停地变化，同样可以影响人的健康。

不但人在运动着，天之气也在运动着。宇宙精气从遥远的星际出发，在某种引力的牵引下，跨越浩瀚宇宙，历经无数光年，呼啸着扑向太阳系，并分成五条气带，横扫过地球运行的轨道，然后消失在茫茫宇宙当中。

中医不但要算出人与气在宇宙中的精确交叉点，还要了解周围各种影响交叉点的因素，其中既有太阳系中运行的五大行星的影响，也有地球公转、自转的影响，还有人体自身运作强弱的影响……于是，围绕人与气的交叉，中医研究了无数时间与空间的节点。

时辰：天有十二时，人有十二经。人体十二经络与每天十二个时辰是对应的，一个时辰流注一经，十二个时辰则十二经流注一周，第二天再从头开始，这就是"子午流注"，被称为"中国人的生物钟"。

昼夜：人体的运行节律常常以昼夜区分。人有营卫二气，卫气白天行于阳经 25 周，夜里行阴经 25 周，每日经行 50 周。营气却没有白天夜晚的限制，如环无端地周行全身。人一呼一吸之间，气行六寸。人一昼夜大约呼吸 13000 次，气行正好 50 周，长度为 810 丈。气穴日开而夕闭，人气日行经而夜入藏。

甚至疾病也与昼夜的变化相关，"肝病者，平旦慧，下晡甚，夜半静……心病者，日中慧，夜半甚，平旦静……脾病者，日昳慧，日出甚，下晡静……肺病者，下晡慧，日中甚，夜半静……肾病者，夜半慧，四季甚，下晡静"。

四季：人体五藏系统与四季的变化也是对应的，所以肝主春、心主夏、脾主长夏、肺主秋、肾主冬。疾病的变化也与四季相关，比如说肺部疾病的人，其病的发生、发展就与四季变化相关，"病在肺，愈在冬，冬不愈，甚于夏，夏不死，持于长夏，起于冬"。

四季的天地之气也对应人体五藏之气，所以"正月二月，天气始方，地气始发，人气在肝；三月四月，天气正方，地气定发，人气在脾；五月六月，天气盛，地气高，人气在头；七月八月，阴气始杀，人气在肺；九月十月，阴气始冰，地气始闭，人气在心；十一月十二月，冰复，地气合，人气在肾"。

中医提倡养生，但养生要与周围的环境变化相一致，要与宇宙天地运行的节律相一致。《四气调神大论》将养生与自然的关系说得更透彻："逆春气，则少阳不生，肝气内变；逆夏气，则太阳不长，心气内洞；逆秋气，则太阴不收，肺气焦满；逆冬气，则少阴不藏，肾气独沉。夫四时阴阳者，万物之根本。所以圣人春夏养阳，秋冬养阴，以从其根。"

月亮：人随月行，月亮的盈亏，对人体气血的影响巨大，《灵枢·岁露》说："人与天地相参也，与日月相应也。故满月则海水西盛，血气积，肌肉充，皮肤致，腠理郄（闭），烟垢著。当是之时，虽遇贼风，其入浅不深。至其月郭空，则海水东盛，人气血虚，其卫气去，形独居，肌肉减，皮肤纵，腠理开，毛发残，膲理薄，烟垢落。当是之时，遇贼风则其入深，其病人也卒暴。"

太阳：太阳是我们生活的宇宙星空中离我们最近、最大的一颗天体，我们人体也同样随着太阳的东升西落周行不休，所以《生气通天论》曰："故阳气者，一日而主外，平旦人气生，日中而阳气隆，日西而阳气已虚，气门乃闭。"

人体的疾病变化也与太阳的运行有关，"朝则人气始生，病气衰，故旦慧；日中人气长，长则胜邪，故安；夕则人气始衰，邪气始生，故加；夜半人气入藏，邪气独居于身，故甚"。现代研究表明，中医旦慧、日安、夕加、夜甚的疾病发展规律极其有道理。

太阳系五星：人体不但与日月相关，而且与太阳系其他行星的运行规律也有密切的关系，金星、木星、水星、火星、土星是太阳系中离我们最近的几颗行星，它们对疾病的发生有不可忽视的作用，所以《素问·气交变大论》说："岁木太过，风气流行，脾土受邪……岁火太过，火暑流行，肺金受邪……岁土太过，雨湿流行，肾水受邪……岁金太过，燥金流行，肝木受邪……岁水太过，寒气流行，邪害心火……"

遥远的宇宙：中医里人类的生命不仅仅属于地球，而是属于无限大的宇宙，《五运行大论》说："臣览太始天元册文，丹天之气，经于牛女戊分；黅天之气，经于心尾己分；苍天之气，经于危室柳鬼；素天之气，经于亢氐昂毕；玄天之气，经于张翼娄胃。所谓戊己分者，奎璧角轸，则天地之门户也。"上述二十八宿代表了银河系以及部分银系河之外的星系。

人体节律：中医讨论的人体节律极为精细，每天有一个节律，比如气随太阳的运行而完成一个周期；每年有一个节律，比如六气一年的变化起于风木终于寒水；每五年、十年、十二年、三十年、六十年各有一个节律。比如五运值年，每五年循环一次，在五年中每运值一年；每三十年为一纪，每纪每运值六年；每六十年为一周，每周每运值十二年。像如此精细的生命周期研究，恐怕在世界上还找不出第二个。

我们上面提到的这些资料只是节其大略，并没有一网打尽。有兴趣的读者可以读读《黄帝内经》，一定会大有收获的。

这些节点，汇聚成一张大网，时时锁定藏象生命体与宇宙精气交汇的情况。如此一来，构成了一张图，表明藏象生命体、宇宙精气、时间、空间四者的关系。

藏象、宇宙精气、时间、空间四者的关系可以用下图来表示：

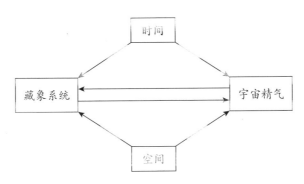

这四者之间，藏象与精气是核心，时间与空间是附加关系。中医为了推算四者的关系，发明了一套相当复杂的推算体系，这就是"五运六气"学说。

<h1 style="text-align:center">第三节　五运应天期</h1>

什么是五运？五运是通过研究地球在公转轨道上所处的位置，进而

明确藏象生命体在宇宙中所处的位置。

想象一下：地球就是一辆大卡车，车上拉着五个木桶，飞奔在一条9亿多公里的轨道上。在前进的过程中，这辆大卡车要依次穿过五条下雨的地带，而车上的五个木桶，要接住这些雨水。但是，接多接少，与卡车的速度有关，也与车上的木桶有直接的关系，是好桶还是坏桶，差别就大了去了，而这木桶就是五藏。

这就是"五运更治，上应天期"。地球在哪里，你就在哪里；你在哪里，藏象生命体就在哪里！

雨中的木桶

《内经》有言："天以六为节，地以五为制"，五运在其中也。"五运"其实很简单：初运木，二运火、三运土、四运金、五运水。五运对应了五个季节，初运应春、二运应夏、三运应长夏、四运应秋、五运应冬。

首先要明白，五运六气是讲天地的配合问题。大论里说得很明确，"五运更治，上应天期"，说的五运的交替，是为了呼应精气的往来。天之气要落地才有意义，地上要接得住落下的气才有意义，否则就都没有意义了。

五运指的是什么？《说文》曰："运，移徙也。"就是移动的意思。《易·系辞》里说：运"日、月运行"，是指太阳与月亮的运动。所以，"运"可以简单理解为圆周运动。那么"五运"究竟指谁在做圆周运动呢？

有人说：五运即金、木、水、火、土五行的运行规律。也有人认为：五运即是五候，指一年四季的五个阶段，即春风、夏暑、长夏湿、秋燥、寒冬。但这些都是表面现象。抛开这些具体的说法，来找一找这些说法背后的共同点，才有可能接近古人的本义。

无论表述上有多大差别，但有一点是肯定的：五运指地球在公转轨道上的五个方位，或者五个点。这五个点，既可以用五行来表示，也可以用五季来表示，甚至可以用二十四节气来表示。

地球围绕太阳转一圈是 9 亿多公里，五运就是把这里 9 亿多公里的轨道分成五段。这五段，既可以指地球围绕太阳太阳公转时的五个节点，也可以指地球围绕太阳公转轨道的五个时段。所以五运是用来计算地球在轨道的位置。

那么，中医为什么要研究地球在轨道上的方位呢？最终的目的还是为了人。地球载着你飞驰在太阳系中，地球在哪里，你就在哪里；地球在轨道上所处的位置，就是你在太阳系或者在宇宙中所处的位置。四季、节气的划分、天度的计算，在中医里目的只有一个，那就是标定你在太阳系中的具体位置。

所以，我个人认为，五运讲的是方位，"天有五行，御五位"，地球在围绕太阳运行时，划出一个圆形的轨道，"五运"就是标定地球在轨道上的方位，将地球每一年的轨道划成五段，这五个方位就是"运"，它分为岁运、主运、客运。

为什么会有岁运、主运、客运的划分呢？

地球沿着一条 9 亿多长公里的椭圆形轨道，围绕太阳在旋转，这条轨道是在太阳、月亮、周围行星的万有引力影响下形成的，但是每过 10 万年地球轨道就会从略微的椭圆形变成近乎圆形。椭圆形的轨道决定了地球运行的速度并非匀速，在近日点时稍快一些，在远日点时稍慢一些，也就是说，每年公历的 1 月份地球稍快一些，每年的公历 7 月份地球稍慢一些。

在公转的同时，地球也在围绕自己的地轴自转，但巧的是，地轴是倾斜，也就是说地球并不是直立在轨道上运行，而是倾斜着"身体"在公转。地轴的倾角，每经过 4.1 万年与垂直方向之间的角度从 21.8° 变化到 24.4°，如今的地轴斜角为 23.5°。正因为如此，地球在公转时是摇摆的，这种摆动会影响季节，比如说，地球从春分的时刻出发，绕太阳转了一周，当地球在轨道上回到原先位置时，自转轴的方向已经变化了，地球并不是处于最开始的那个春分点。春分点的位置，将影响季节的起止时间，也会使近日点和远日点的时间发生变化。地球在春分点的位置沿着地球公转轨道向西缓慢地移动，大约每2.6万年，春分点的位置在地球公转轨道上移动一周，称为岁差。

地球轨道除以上这种现象以外，还有更加复杂的变动。《黄帝内经》里常常有这样的记载：

"岁木太过……上应岁星（木星）……甚则……上应太白星（金星）"

"岁火太过……上应荧惑星……甚则……上应辰星（水星）……上应荧惑星（火星）"

"岁土太过……上应镇星（土星）……上应岁星（木星）"

"岁金太过……上应太白星（金星）……上应荧惑（火星）……上应太白星（金星）"

"岁水太过……上应辰星……上应镇星……上应荧惑、辰星"

"岁木不及……上应太白星……上应太白星……上应太白、镇星……上应荧惑、太白……上应荧惑、太白星"

"岁火不及……上应辰星……上应荧惑、辰星……上应镇星、辰星"

"岁土不及……上应岁星……上应岁星、镇星……上应太白星……上应岁星"

"岁金不及……上应荧惑星……上应太白星……上应辰星"

"岁水不及……上应镇星……上应辰星……上应镇星……上应岁星"

"岁木太过……上应岁星（木星）……甚则……上应太白星（金星）"

"岁火太过……上应荧惑星……甚则……上应辰星（水星）……上应荧惑星（火星）"

现在已经无人能懂这些记载的真实含义，但这些记载与五运相关联却绝不是偶然的。于是我们有了一个推测：太阳系一共有八大行星，其中五颗星与地球的关系最为密切，它们是水星（辰星）、金星（太白星）、火星（荧惑星）、木星（岁星）、土星（镇星）。引力是宇宙空间中普遍存在的一种力量，所以地球在围绕太阳公转时，无时不受旁边几大行星引力的影响，使得地球轨道存在一定的波幅。

"岁土太过……上应镇星（土星）……上应岁星（木星）"与"岁土不及……上应岁星……上应岁星、镇星……上应太白星……上应岁星"，指的是每逢甲年，地球运行轨道受土星、木星的影响比较大；而每逢巳年，地球运行轨道受木星、土星、金星的影响比较大。

古人为什么要研究地球轨道的波幅以及地球在轨道上的姿态呢？因为地球的速度、波幅、黄赤夹角的变化，决定了地球进入精气带的早晚，还有迎向精气带的角度，这些都会影响五个木桶（五藏）承接宇宙精气的情况。

将地球轨道的变化概括一下，我们可以得到三个基本结论：

1. 地球轨道尽管存在变化，但它依然年复一年围绕太阳运行，这是固定不变的。

2. 地球由于黄赤夹角的变化，它对应的宇宙天际也就有了变化。

3. 地球轨道受周围行星的影响，轨道存在波动幅度。

如果将以上地球轨道的三个结论，应用到中医五运六气中，它恰恰是岁运、主运、客运的三种状态，一个是常态，二个是变态。岁运是地球轨道一年的概括总结，主运是地球轨道的常态，客运是地球轨道的变量。

岁　运

《黄帝内经》将地球在轨道上具体运行的状态，总结成五个特征，并用金、木、水、火、土来加以描述，这就形成了岁运，也叫"中运"。为了更加细致地描述这五个特征，《内经》又将每一特征分为太过与不及两种类型，这就构成了岁运的五种特征、十种类型。

为了具体表述五种特征、十种类型，《内经》借用了阴阳、天干、五音、二十四节气等符号系统。

十干化运：甲、乙、丙、丁、戊、己、庚、辛、壬、癸，此为十天干。

十干分阴阳：甲丙戊庚壬为阳，乙丁己辛癸为阴。

十干配五行：由土开始，按相生次序相配，周而复始。甲己为土，乙庚为金，丙辛为水，丁壬为木，戊癸为火。这种配法，是由所谓"五天之气"决定的。

甲己为黔天之气所贯，故属土；

乙庚为素天之气所贯，故属金；

丙辛为玄天之气所贯，故属水；

丁壬为苍天之气所贯，故属木；

戊癸为丹天之气所贯，故属火。

地球轨道的五个基本特征就用这十天干来划分，又称十干统运。具体的划分法在《天元纪大论》里："臣闻之：甲己之岁，土运统之；乙庚之岁，金运统之；丙辛之岁，水运统之；丁壬之岁，木运统之；戊癸之岁，火运统之。"

甲己两年，岁运为土，根据年干的阴阳，分为岁土太过、岁土不及。

乙庚两年，岁运为金，根据年干的阴阳，分为岁金太过、岁金不及。

丙辛两年，岁运为水，根据年干的阴阳，分为岁水太过、岁水不及。

丁壬两年，岁运为木，根据年干的阴阳，分为岁木太过、岁木不及。

戊癸两年，岁运为火，根据年干的阴阳，分为岁火太过、岁火不及。

岁运五年一换，到第六年是己巳年，又轮到土运当值，再一轮就开始了。转六次三十年为一纪，而在一纪中，每运当值六年，六十年为一周，每运当值十二年。

例如，2017 年是丁酉年，年干为丁，是个阴年。所以丁酉年的岁运就是少角木运，属于阴，所以今年是不及之年，称为岁木不及。

五音建运：为了表示五运的强弱、盛衰，古代将五音借用过来，用五音太少来表示盛衰。五音太过为盛，五音不及为衰。

宫为土声，太宫表示土太过，少宫表示土不及。

商为金声，太商表示金太过，少商表示金不及。

角为木声，太角表示木太过，少角表示木不及。

徵为火声，太徵表示火太过，少徵表示火不及。

羽为水声，太羽表示水太过，少羽表示水不及。

五运	初运木	二运火	三运土	四运金	五运水
年干	丁壬年	戊癸年	甲巳年	乙庚年	丙辛年
五音	角（太少）	徵（太少）	宫（太少）	商（太少）	羽（太少）

但岁运并非只有太过与不及两种情况，还有"平气"。《五常政大论》里有"三气之纪"的说法，就是指太过、不及、平气。什么是平气呢？《内经》里有这样的定义："故生而勿杀，长而勿罚，化而勿制，收而勿害，藏而勿抑，是谓平气。"

但如何来确定平气，《内经》里并没有说，后世医家也是多有臆测，算不上定论。例如 2018 年是戊戌年，"戊癸之岁，火运统之"，岁运就是火运，年干为阳，属于岁火太过。恰好该年是太阳寒水司天，火被水克，火气有所收敛，所以本年就是平气之年。

主 运

地球轨道周长 9 亿多公里，为了标定地球在轨道上的具体位置，《黄帝内经》将这条轨道切成了五段，这就是主运。所以主运是死的，年年如此，固定不变。

主运的顺序是：初运木、二运火、三运土、四运金、五运水，始于木而终于水，始于春而终于冬。每一运大约对应的时间是 73 日零 5 刻，中国用五个主运来划分一年的时间，就有了五季：春、夏、长夏、秋、冬。每运的交接日是以节气来计的，如初运起于大寒日，火运起于春分后十三日……水运起于立冬后四日。

但是，由于地球公转的速度有细微的差别，有时快，有时慢，这就决定了地球进入每一段的时间各不相同，导致主运各年的交接时间都不同，例如：

子、辰、申年各运如下：

初运（木）：大寒日寅初初刻起。

二运（火）：春分后十三日寅正一刻起。

三运（土）：芒种后十日卯初二刻起。

四运（金）：处暑后七日卯正三刻起。

五运（水）：立冬后四日辰初四刻起。

丑、巳、酉午各运如下：

初运（木）：大寒日巳初初刻起。

二运（火）：春分后十三日巳正一刻起。

三运（土）：芒种后十日午初二刻起。

四运（金）：处暑后七日午正三刻起。

五运（水）：立冬后四日未初四刻起。

寅、午、戌年各运如下：

初运木起于大寒日申初初刻起。

二运火起于春分后十三日申正一刻起。

三运土起于芒种后十日酉初二刻起。

四运金起于处暑后七日酉正三刻起。

五运水起于立冬后四日戌初四刻起。

卯、未、亥年各运如下：

初运（木）：大寒日亥初初刻起。

二运（火）：春分后第十三日亥正一刻起。

三运（土）：芒种后第十日子初二刻起。

四运（金）：处暑后第七日子正三刻起。

五运（水）：立冬后第四日丑初四刻起。

上面说到，主运是死的，年年不变。但主运里的太少却是会变的，主要是初运的角木，它会随岁运的太少而改变。一旦初运太少改变，其他各运太少也要随之而变，基本原则是：太少相生，太生少，少生太，再又太生少。

怎么来确定初运的太少呢？先确定本年岁运的太少，凡是阳年，岁运为太，凡是阴年岁运为少。确定完岁运的太少，逆推至木角，以此来确定初运的太少。确定了初运的太少之后，其他各运的太少按太少相生的原则推算。

例如，2018年是戊戌年，"戊癸之岁，火运统之"，岁运就是火运，年干为阳，属于太徵火。逆推到初运角木，就是少角，那么2018年初运就是少角。

如此算来，主运就只有两种：

初运木太角　二运火少徵　三运土太宫　四运金少商　五运水太羽

初运木少角　二运火太徵　三运土少宫　四运金太商　五运水太羽

客　运

《黄帝内经》将地球轨道切成了五段，这是固定的，不会有变化。但地球在运行的过程中，不断受到周边行星引力的影响，造成轨道有一定的波动幅度，每一段的情况是变动的，这就是客运。客运却年年不同，但存在十年一个周期。

客运的推算，是以当年岁运的五音太少为该年的初运，然后根据五行相生的次序，依次排列出当年的客运。在十年中，由于年干不同，初运就不同，因而客运就年年不同，十年一个周期。

例如，2018年是戊戌年，"戊癸之岁，火运统之"，岁运就是火运，年干为阳，属于太徵火。以太徵火为初运，二运就是少宫土，三运就是太商金，四运就是少羽水，五运就是少角木。

十干客运表

客运	初运	二运	三运	四运	五运
壬年	太角	少徵	太宫	少商	太羽
癸年	少徵	太宫	少商	太羽	太角
甲年	太宫	少商	太羽	太角	少徵
乙年	少商	太羽	太角	少徵	太宫
丙年	太羽	太角	少徵	太宫	少商
丁年	少角	太徵	少宫	太商	少羽
戊年	太徵	少宫	太商	少羽	少角
己年	少宫	太商	少羽	少角	太徵
庚年	太商	少羽	少角	太徵	少宫
辛年	少羽	少角	太徵	少宫	太商

此处要特别注意，我们说主运有两种，一种是初运起太角，一种是初运起少角。这样一来，在十年中，主运初运起太角的统五年，即统壬、癸、甲、乙、丙这五年；而主运初运起少角的统五年，即统丁、戊、己、庚、辛这五年。

凡是太角统的那五年中，没有少角，凡见到少角都要改成太角；同样，凡是少角统的那五年中，没有太角，凡见到太角都要改成少角。例如，2018年是戊戌年，属于少角统之，那么2018年第五运应该是太角，但它必须与主运的初运相合，所以就变成了少角。

主客加临

人们都知道六气有加临一说，很少有人认为五运也可以加临，因为七篇大论中，根本没有明确说到五运的加临。那么，五运需要不需要加临呢？

好！我们再回头来读这七篇大论。在五运六气这个体系当中，经常提到而有用的，其实只是岁运。大论中明确说到只有岁运不及会如何，岁运太过会如何，而主运和客运却极少被提起，更未见有什么实际的用途。

如果真是这样，那么推算主运、客运还有什么意义呢？

首先，我们必须明白，五运最后要落在五藏上，因为《黄帝内经》是以五藏为核心的医学。划分地球的轨道不是目的，标定地球在轨道上的位置也不是目的，最终还是离不开五藏。所以离开五藏谈五运，毫无意义。《六节藏象论》曰："帝曰：五运之始，如环无端，其太过不及何如？"这里的五运，指的就是五藏，而没有其他意思。

其次，神魂魄意志五藏深而无形，唯其运作的"象"是人们可以把握的。五藏之"象"有许多，五色、五味……都是"象"，但最基本的"象"却只有两个，一为盛，一为衰。明白了五藏之"象"，方能揆度五藏的运作，这是《内经》的基本原则。

明白了这一道理，我们再来看客运。如果问：主运与客运有什么区别呢？主运强调的是五藏的位置，这个位置与次序是确定不变的。

春季肝当值，冬季肾当值，无论在任何情况下都是如此。而客运强调的则是"太少"，它已经不太关心位置与次序，只关注盛衰。也就是说，《内经》里之所以要给出客运，那是为了要进一步明确具体年份的五藏盛衰。

那么，为什么在七篇大论中没有谈到加临呢？我个人认为，《内经》前面许多篇章都讲到了五藏的盛衰，比如说，《六节藏象论》："岐伯曰：未至而至，此谓太过，则薄所不胜，而乘所胜也，命曰气淫不分，邪僻内生，工不能禁；至而不至，此谓不及，则所胜妄行，而所生受病，所不胜薄之也，命曰气迫。"这里的太过与不及，其实讲的都是盛衰。

《六节藏象论》里说："不知年之所加，气之盛衰，虚实之所起，不可以为工矣。"更加明确说五运应该加临。所以，到七篇大论时，五藏盛衰是个已知的条件，没有必要再刻意重新强调。

那么，具体年份的五藏盛衰怎么确定呢？

用岁运能确定当年五藏的盛衰吗？当然不行。岁运每年只有一个，它是人在一年中所受各种影响力的概括总结，不能标定具体的五藏盛衰。

用主运能确定当年五藏的盛衰吗？当然也不行。因为主运的盛衰只有两种情况，如果仅以主运来确定盛衰，天下人的五藏就只有两种情况，而且年年如此。这不符合实际情况。

用客运能确定当年的五藏盛衰吗？当然还是不行。客运不关注五藏的位置与次序，它只关注太少。如果用客运来确定五藏，那就全乱套了。

那就只有一种办法，就是借用六气主客加临的方法来求出当年五藏的盛衰，来弥补七篇大论中缺失的部分。而加临的原则是：当客运生、克主运时，以客运为主；当主运生、克客运时，以主运为主。

五藏盛衰加临表

主运	初运木 太角	二运火 少徵	三运土 太宫	四运金 少商	五运水 太羽
壬	太角	少徵	太宫	少商	太羽
癸	少徵	太宫	少商	太羽	太角
甲	太宫	少商	太羽	太角	少徵
乙	少商	太羽	太角	少徵	太宫
丙	太羽	太角	少徵	太宫	少商

主运	初运木 少角	二运火 太徵	三运土 少宫	四运金 太商	五运水 少羽
丁	少角	太徵	少宫	太商	少羽
戊	太徵	少宫	太商	少羽	少角
己	少宫	太商	少羽	少角	太徵
庚	太商	少羽	少角	太徵	少宫
辛	少羽	少角	太徵	少宫	太商

例如，2018 年是戊戌年，属于少角统运，借用主客加临的方法和原则，就可以得出当年五藏盛衰的具体情况。

主运：初运木少角　二运火太徵　三运土少宫　四运金太商
五运水少羽

客运：初运火太徵　二运土少宫　三运金太商　四运水少羽
五运木少角

结果：肝木衰　心火盛　脾土衰　肺金盛　肾水衰

为什么一定要知道五藏的盛衰呢？宇宙精气就是藏象生命体的口粮，五藏的盛衰决定了藏象生命体在一年中化取宇宙精气的能力大小。我们曾比喻五藏就像是大雨中的五只木桶，一场春雨过后，这五只木桶能接多少雨水，则取决于以下三个方面：

1. 宇宙精气的来量、方位、迟早；

2. 地球轨道的变动，它经过气带的方位、迟早、迎取的角度等；

3. 人体五藏的盛衰，五只木桶在雨中的状态，摆放的位置、角度、木桶的好坏等。

当我们明白了一年中地球轨道的特点，明白了一年中宇宙精气的特点，就可以对比自己五藏的盛衰，从而预测自己身体疾病。

第四节　六气谓之时

如果说五运是研究地球在轨道上的位置，强调的是空间，那么，六气研究的就是宇宙精气到达地球轨道的时间。

《六节藏象论》里，黄帝问"何为气"，岐伯则回答："五日谓之候，三候谓之气，六气谓之时，四时谓之岁。"岐伯并没有直接回答什么是气，而是说明中国节气的来历。所以"六六之节"讲的都是时间。可见中国的节气最早指的是宇宙精气到达地球的时间，而不是指气候变化的时间。

六气就是天下要掉下来的那个"林妹妹"，只有算准了时空相交，藏象生命体才能化取精气，这就是"五运六气"的真义。

五气乎？六气乎？

宇宙精气到底有多少种？是五气还是六气？关于这一点，《黄帝内经》里本身就有歧义。

《六节藏象论》："天食人以五气，地食人以五味。"又说："五气更立，各有所胜。"《五运行大论》里更是明确说，宇宙精气分为丹天之气、黅天之气、苍天之气、素天之气、玄天之气五条带，每年都会横扫地球轨道。似乎宇宙精气只有五种，再配合上五行学说，五味、五气、五色、五音……形成一个完整的体系。

然而，除了五气说，《内经》里还有六气说，而且六气所指各有不同：

第一类，六气指宇宙精气。《至真要大论》说："六气分治，司天地者，其至如何？"《六节藏象论》里又说"六气谓之时"，这里的六气指的就是宇宙精气。

第二类，六气指人体经络之气。《天元纪大论》里说"阴阳之气各有多少，故曰三阴三阳也"，具体指的是："厥阴之上，风气（木）主之；少阴之上，热气（君火）主之；太阴之上，湿气（土）主之；少阳之上，相火主之；阳明之上，燥气（金）主之；太阳之上，寒气（水）主之。"

第三类，六气指身体里运行的六种东西。《灵枢·决气》："余闻人有精、气、津、液、血、脉……六气者，各有部主也，其贵贱善恶，可为常主，然五谷与胃为大海也。"

第四类，六气指六种致病因素。《左传·昭公元年》载："天有六气，降生五味，发为五色，徵为五声。淫生六疾。六气曰阴、阳、风、雨、晦、明也。"这就是"六气病源说"。

第五类，六气指六种正常的气候，即风寒暑湿燥火。

这五气与六气是个什么关系呢？传统认为，地之气有五，天之气有六。人秉地气而生五藏，人秉天气而生六府。但这个说法畅想的成分更大一些。

其实，宇宙精气只有一种，并没有五种或者六种之分。当宇宙精气被藏象生命体利用的时候，为了说明利用的方法，我们先祖人为将气分为五气或者六气。我们曾经讲过，藏象生命体结构很简单，只有五藏与经络两部分。当论述五藏与精气的关系时，则气分为五。当阐明经络与精气关系时，则气分为六。《六微旨大论》曰："岐伯曰：物，生其应也。气，脉其应也。"说得很清楚，六气的划分是以经络为基础的。

厥阴风木——肝经、胆经、心包经

少阴君火——心经、小肠经

少阳相火——三焦经

太阴湿土——脾经、胃经

阳明燥金——肺经、大肠经

太阳寒水——肾经、膀胱经

为什么要以经络来划分宇宙精气呢？在整个《内经》体系中，藏象生命体采集、转输宇宙精气靠的就是经络。《阴阳别论》中说"太阴太阳为开，阳明厥阴为合，少阴少阳为枢"，太阴太阳负责化取精气，故而为开；阳明厥阴负责向外（即向形体）转输精气，故为合；少阴少阳负责向内（藏象生命体）转输精气，故为枢。

从这个角度出发，我们可以更好理解六气的学说。五运六气中"六气"的算法，本质上是推算三阴三阳六经化取宇宙精气的能力。但经络每年采集精气的能力，即取决于五藏的盛衰（因为经络只是五藏触手，五藏的盛衰决定经络的强弱），也取决于经络在时间上是否与宇宙精气匹配。

我们用个比喻来形容六经与宇宙精气的关系：有六个人在一条河里钓鱼，由于他们高矮胖瘦各不相同，所以分处在最有利于自己的不同河段中。但是，他们各自能钓多少鱼，取决于各自钓鱼的本事，也取决于这条河流中鱼的数量和种类。

在这个比喻中，河流就是时间，六个人就是六经，鱼就是宇宙精气，六人所处不同的位置就是气位，这样就有了初之气、二之气、三之气、四之气、五之气、终之气六个气位，也就是主气。

主　气

我们再沿用上面的比喻。这六个人就是厥阴风木、少阴君火、少阳相火、太阴湿土、阳明燥金、太阳寒水。他们在一年这条时间的河流上一字排开，等着鱼儿的到来。厥阴风木占了初之气位，少阴君火占了二之气位，少阳相火占了三之气位，太阴湿土占了四之气位，阳明燥金占了五之气位，太阳寒水占了终之气位。

这六个人的占位不是随便排的，他们是按五行相生的次序排列的，木生火，火生土、土生金、金生水。他们每个人占的位置长度几乎是相等的，把一年的时间分成了六段，每一段都是四个节气，大约是60天87刻。比如说，初之气厥阴风木，就包含大寒、立春、雨水、惊蛰，交于春分，一共四个节气二个月左右。

所以，主气就是一年中的常气，它固定不变，其顺序是厥阴风木——少阴君火——少阳相火——太阴湿土——阳明燥金——太阳寒水，始于风木终于寒水。我们用两张表来说明主气与节气、主气与时间的关系。

主气与节气表

厥阴风木	少阴君火	少阳相火	太阴湿土	阳明燥金	太阳寒水	主气
大寒到春分	春分到小满	小满到大暑	大暑到秋分	秋分到小雪	小雪到大寒	节气

主气气位表

气位	初之气	二之气	三之气	四之气	五之气	终之气
主气	厥阴风木	少阴君火	少阳相火	太阴湿土	阳明燥金	太阳寒水
月份	十二月中到二月中	二月中到四月中	四月中到六月中	六月中到月八月中	八月中到十月中	十月中到十二月中
地支	寅卯	辰巳	午未	申酉	戌亥	子丑

这六人一字排分，静候鱼儿的到来，准备大干一场。但是，钓鱼也是有风险的，钓得好满载而归，神清气爽；钓得不好，就会被鱼所伤，留下伤痛的印迹。《内经》中将这些主要的伤痛印迹归为六类，这就是风、火、暑、湿、燥、寒。

《生气通天论》里说："因于寒，欲如运枢，起居如惊，神气乃浮。因于暑，汗烦则喘喝，静则多言，体若燔炭，汗出而散。因于湿，首如裹，湿热不攘，大筋緛短，小筋驰长，软短为拘，驰长为痿。因于气（火），为肿，四维相代，阳气乃竭。"

《阴阳应象论》时说："冬伤于寒，春必温病；春伤于风，夏生飧泄；夏伤于暑，秋必痎疟；秋伤于湿，冬生咳嗽。"

必须明确一点，并非厥阴只伤于风，太阳只伤于寒。风、火、暑、湿、燥、寒可以伤到任何人，只是由于占位的关系，厥阴被风伤到的多一点，故以"风木"名之；太阳被寒伤到多一点，故以"寒水"名之。比如说，《伤寒论》里论太阴本病"太阴之为病，腹满而吐，食不下，自利益甚，时腹自痛"，但太阴也伤于风"太阴中风，四肢烦痛"。

客 气

宇宙精气不论怎么变化，但它每年都来，这是恒定不变的。不管大少多少，一条河里总是有鱼的，这也是为什么主气不变的道理。

但一条河里鱼有多少？是大是小？啥时多啥时少？这是不确定的，年年不一样。客气指的就是每年到来的宇宙精气的具体情况，它是个变量，是个不确定的因素，大约每六年变化一次。

客气的推算，由地支来确定，分为三步：

第一步，推算出当年的司天之气。主管上半年的气就叫"司天之气"。

《天元纪大论》说："子午之岁，上见少阴；丑未之岁，上见太阴；寅申之岁，上见少阳；卯酉之岁，上见阳明；辰戌之岁，上见太阳；己亥之岁，上见厥阴。"这里说的就是司天之气。

十二地支年司天表

年号	子午年	丑未年	寅申年	卯酉年	辰戌年	己亥年
司天	少阴	太阴	少阳	阳明	太阳	厥阴

也就是说，每逢子、午之年就是少阴君火司天，逢丑、未之年就是太阴湿土司天，逢寅、申之年就是少阳相火司天，逢卯、酉之年就是阳明燥金司天，逢辰、戌之年就是太阳寒水司天，逢巳、亥之年就是厥阴风木司天。

比如说，2018 年是戊戌年，地支为戌，"辰戌之岁，上见太阳"，故 2018 年就是太阳寒水司天。2019 年为己亥年，地支为亥，"己亥之岁，上见厥阴"，故 2019 年厥阴风木司天。

第二步，确定在泉之气。主管下半年的气就叫在泉之气。

将算出来的司天之气，放在六气中的第三个气位上，那么终之气就是在泉之气。比如说，2018 年太阳司天，那么就是太阴在泉；2019 年是厥阴司天，那么就是少阳在泉。

十二地支年司天在泉表

年支	子	丑	寅	卯	辰	巳	午	未	申	酉	戌	亥
司天	少阴	太阴	少阳	阳明	太阳	厥阴	少阴	太阴	少阳	阳明	太阳	厥阴
在泉	阳明	太阳	厥阴	少阴	太阴	少阳	阳明	太阳	厥阴	少阴	太阴	少阳

第三步，算出司天、在泉左右四间气。

司天之气与在泉之气确定之后，就可推出四间气，完成全年客气的推算法。首先确定本年的司天之气，并以司天之气作为三之气，然后按照少阳—阳明—太阳—厥阴—少阴—太阴—少阳的顺序来推算，就能推算出本年的客气。

此法记载于《五运行大论》："厥阴在上，则少阳在下，左阳明，右太阴；少阴在上，则阳明在下，左太阳，右少阳；太阴在上，则太阳在下，左厥阴，右阳明；少阳在上，则厥阴在下，左少阴，右太阳；阳明在上，则少阴在下，左太阴，右厥阴；太阳在上，则太阴在下，左少阳，右少阴，所谓面南而命其位，言其见也。"

例如，2018年戊戌年，地支为戌，"辰戌之岁，上见太阳"，故2018年太阳寒水司天，太阴湿土在泉。将司天之气放在三之气上，再在泉之气太阴湿土放在终之气上，按照少阳—阳明—太阳—厥阴—少阴—太阴—少阳，得出左右四间气。太阳司天，左厥阴右阳明；太阴在泉水，左少阳右少阴。那么，2018年的客气如下：

初之气	二之气	三之气	四之气	五之气	终之气
少阳	阳明	太阳	厥阴	少阴	太阴

主客加临

河中有鱼，这是确定无疑的。但是否能钓得上来，具体能钓多少？这是不确定的。必须考虑河中的鱼与钓者双方的配合。就河中的鱼而言，今年河里的鱼是大是小？何时密集、何时疏散？等等。就钓者的情况而言，钓者的技术如何？身体状态如何？如果钓鱼者身体很不好，即使钓到大鱼也拉不上来，只能钓些小鱼小虾。

所以，主气、客气的加临，就是要推测一年中六经获取宇宙精气的能力，重点在考察六经的强与弱，以及六经与宇宙精气匹配的情况。因此，主气与客气的加临，重点也要落在顺逆上。

主气将一年分为六步，其顺序是厥阴风木——少阴君火——少阳相火——太阴湿土——阳明燥金——太阳寒水。主气的气位与顺序都是固定不变的，年年如此。但客气的顺序却与主气不同，它的顺序是少阴——太阴——少阳——阳明——太阳——厥阴。

六气的主客加临算的是顺逆，而且顺逆以客为主，客气胜过主气为顺，主气胜过客气为逆，"主胜逆，客胜从"。但这只是个大原则，还要考虑到不生不克，君火、相火的具体运作。所以，主气客气加临的细则如下：

客气生克主气都为顺。

主气生克客气都为逆。

主客不生不克为平，即同气。

君火生克相火为顺，相火生克君火为逆。

客主加临表

主气气位		初之气 厥阴风木	二之气 少阴君火	三之气 少阳相火	四之气 太阴湿土	五之气 阳明燥金	终之气 太阳寒水
客气气位	子午年	太阳水	厥阴木	少阴火	太阴土	少阳火	阳明金
	丑未年	厥阴木	少阴火	太阴土	少阳火	阳明金	太阳水
	寅申年	少阴火	太阴土	少阳火	阳明金	太阳水	厥阴木
	卯酉年	太阴土	少阳火	阳明金	太阳水	厥阴木	少阴火
	辰戌年	少阳火	阳明金	太阳水	厥阴木	少阴火	太阴土
	己亥年	阳明金	太阳水	厥阴木	少阴火	太阴土	少阳火

我们以2018年戊戌年为例。根据司天在泉之气，推出本年的客运。再根据主客加临的细则，推算出本年六经与六气的顺逆。

初之气 厥阴风木	二之气 少阴君火	三之气 少阳相火	四之气 太阴湿土	五之气 阳明燥金	终之气 太阳寒水
少阳相火逆	阳明燥金逆	太阳寒水顺	厥阴风木顺	少阴君火顺	太阴湿土顺

为什么要知道顺逆呢？《五运行大论》："气相得则和，不相得则病。"宇宙精气与六经相互配合为顺，代表人体健康。相反，宇宙精气与六经不配合为逆，逆者为病。

就2018年具体情况而言，问题多在肝藏、心藏上。肝遇寒水，血流不畅，多有瘀堵，严重的皮肤上会出现肿包。心遇寒水，因为血流瘀滞，会有心痛的现象，严重时会发生吐血、鼻出血、心律不齐等情况。这一年由于心气小逆，心情会不太好，心气虚者悲，伤不已。

由于肝木、心火都会影响脾土，今年脾胃所受牵连比较大，消化系统不太好，常常会有胃脘不安、胸腹肿满的现象，由于消化不良，胃火大，常常感到口干舌燥。这些都是受牵连的表现，病因不在脾胃上，而是在心肝上。

但这里有个问题：《内经》里所描述的是一种普遍现象，并不针对每个具体的人。比如说，2018年太阳寒水司天，它的特征是针对全国人口而言，中国有十几亿人，难道本年所有的人都会出现心、肝两藏疾病吗？如果十几亿人一起流鼻血，那个场面一定相当惊人！经验告诉我们：这种情况绝对不会发生。

所以，如何将"五运六气"理论落实到个人，这是一个急待解决的问题。

第五节　运气相合

五运的核心是五藏，我们将其形容为五只木桶。这五只木桶，如果放在那里什么也不干，是没有什么意义的；而六气的核心是宇宙精气，就如同天降的甘露，如果白白流走，也没有什么意义。有意义的是：把木桶放在雨中，让木桶去接雨水，接多接少全凭木桶的化造了。

在"五运六气"这套理论中，一共涉及三个主要对象：

一是，五运。木、火、土、金、水，分别代表肝心脾肺肾，也就是神魂魄意志，即五藏；

二是，宇宙精气。《内经》里常常用风寒暑湿燥火来代表天之六气；

三是，六经。少阴代表心经、小肠经，太阴代表脾经、胃经，少阳代表三焦经，阳明代表肺经、大肠经，太阳代表肾经、膀胱经，厥阴代表肝经、胆经、心包经。

如果进一步简化，我们会发现，其实"五运六气"这套理论只有两个对象，一是藏象，二是宇宙精气。如此一来，"五运六气"恰似一部微缩版的《黄帝内经》。

从以上的论述中可知，"藏象生命体"是个大概念，它是与解剖形体对等的一个概念，"藏象"与解剖形体共同构成一个完整意义上的人，每个人都有两套完全不同的生命系统。"藏象生命体"利用人类肉体的唯一理由，就是借人类肉体来采集宇宙精气。所以，整部《黄帝内经》的核心内容只有两项，一是藏象生命体，二是宇宙精气。

"藏象生命体"是由五藏与经络两部分构成的，而经络是从属于五藏的。可以想象一下，经络就像是五藏触手，外联宇宙精气，内联解剖形体，都需要它的存在。所以五藏可以代表藏象，而经络却不能代表藏象。

因此，在运气相合的过程中，是五藏合于气，而不是经络合于气。这一点必须分清楚。

《黄帝内经》里讲到了合算应用，但比较粗。它是用本年的大运与当年的司天之气进行合算，然后再对比五行的生与克，从而得出本年的运气情况。结果只有两个：要么是运盛气衰，要么是气盛运衰。

1.当大运生克司天之气的时候，就是运盛气衰。分为两种情况：

第一种，运生气。当藏象生命体生宇宙精气时，即为小逆。五藏没问题，木桶完好无损，很想多接一些，但当年宇宙精气本身不足，再努力也是个"小逆"。"小逆"之年气足精不足，因为化气没问题，只是原材料少了一些，人容易患上精亏的疾病。

比如说，1971年是辛亥年，"丙辛之岁，水运统之"，那么1971年大运就是水运，而且是岁水不及之年；我们再来看司天之气，1971年地支为亥，"己亥之上，厥阴主之"，那么1971年的司天之气就是风木。

将"水运"和"风木"进行对比，你发现水生木，属于运生气之年。按照大运生克司天之气都为运盛气衰的原则，那么1971年就是运盛气衰，就是小逆之年。木桶是好的，雨水来的不好。

第二种，运克气。当藏象生命体克宇宙精气的时候，即为"不和"。五藏出了毛病，木桶有了破洞，但是当年的宇宙精气很好，来量很足很及时，即使是个破桶，也会灌满，这就叫"不和"。"不和"之年精足气不足，问题出在化气上，人容易患上气虚的疾病。

2.当司天之气生克大运的时候，就是气盛运衰。也分为二种情况：

第一种，气生运。当宇宙精气生藏象生命体时，即为"顺化"，皆大欢喜。说明该年宇宙精气来量正常，木桶接受也正常，精足气壮，人体气血旺盛，精力充沛，不易患病。这就叫"顺化"之年。

第二种，气克运。当宇宙精气克藏象生命体时，即为天刑，大凶之象。意思是该年宇宙精气不正常，要么是精气的来量不足，要么是精气成分不好。这种情况下，即使木桶再好，也接不够数量。精气不足，气血两亏，人极易患上恶疾。

比如说，2018年是戊戌年，"戊癸之岁，火运统之"，那么2018年的大运就是火运，而且是火运太过。我们再来看司天之气，2018年地支为戌，"辰戌之上，太阳主之"，那么2018年就是太阳寒水司天。

将"火运"和"寒水"进行对比，你发现水克火，属于气克运之年。按照司天之气生克大运为气盛运衰的原则，那么2018年就是气盛运衰，是天刑之年，大凶之象。木桶可能是好的，但雨水来的不正常。

除了上面这四种关系外，还有一种关系，就是运和气不存在生克关系，如火运遇上少阳相火，或者水运遇上太阳寒水。具体可分为五种情况：

1. 天符之年。凡是每年值年大运之气与同年司天之气在五行属性上相同者，便称作天符。以己丑年为例，己丑年的年干是己，故本年的大运是土运。己丑年的年支为丑，故本年年司天之气是太阴湿土。大运是土，值年司天之气也是土，土湿同化，大运与司天之气的五行属性相同，所以己丑年便是天符之年。

《六微旨大论》："土运之岁，上见太阴；火运之岁，上见少阳、少阴；金运之岁，上见阳明；木运之岁，上见厥阴；水运之岁，上见太阳……天之与会也。故天元册曰天符。"

2. 岁会之年。凡是每年值年大运与同年年支之气的五行属性相同，便叫岁会。以丁卯年为例，丁卯年的年干是丁，故本年大运是木运。其年支是卯，卯在五行也属木。大运是木，年支五行属性也是木，所以丁卯年便是岁会之年。在甲子一周六十年中，逢岁会者八年。其中四年既属岁会，又属天符，所以单纯岁会的年份，实际上只有四年。

《六微旨大论》："木运临卯，火运临午，土运临四季，金运临酉，水运临子，所谓岁会，气之平也。"

3. 太乙天符。既逢天符，又为岁会，这样的年份就叫太乙天符。还以己丑年为例，己为土运，丑为太阴湿土司天，此为天符，同时年支丑的五行属性亦为土，与运的属性相同。

4. 同天符。凡年干与年支均属阳，同时值年大运又与同年在泉之气的五行属性相同，便叫作同天符。以庚子年为例，庚子年的年干是庚，庚属阳干；其年支是子，子为阳支，年支年干皆属阳。庚子年的年干是庚，故本年的大运为金运。而本年支是子，在泉之气就是阳明燥金。年干和年支均属阳，大运属金，在泉之气也属金，故庚子年便是同天符之年。

5. 同岁会。凡是年干与年支都属阴，同时值年大运又与同年在泉之气的五行属性相同，称为同岁会。以辛丑年为例，年干辛为阴干，年支丑也为阴支，所以辛丑年属阴年。辛丑年的大运是水运。本年支太阳寒水在泉，年干和年支均属阴，大运和在泉之气同属水，所以辛丑年便是同岁会之年。

这五种年份应该如何来确定属性呢？我个人认为，凡遇这五种年份，都应该视为"平气之年"。因为在运气相合中，缺少了一个比较的基准，"顺化"是比基准点稍好的标志，而"天刑""不和""小逆"都低于基准点，这套评价标准中，如果缺少了"平气"，就是不完整的。而且在《内经》中关于平气的算法极为复杂，且没有一定之规，不如削繁就简，将这五种年份视为"平气"。

但大家要记住，这只是个大原则，大家只能参考，不能照搬。为什么呢？

其一，因为它少了太过与不及，也就是少了盛衰。比如说，气生运时，如果运是太过怎么办，如果运是不及怎么办？《内经》里并没有明确说。所以大家只能参考，不能照搬。

其二，本年大运与本年司天之气相合，只能得出其人与气的总体情况，不能精确到五藏，甚至是经络，最后的结果依然是大而化之。

第六节　预测个人疾病

大家静下心来想一想：五运六气这套理论对你本人的指导意义在哪

里？我敢肯定，大家一定会感觉，这套理论如果套用在个人身上，似是而非，大而化之，听着有些道理，但对每个人而言并不特别切合实际。

为什么会这样呢？这就是普遍性与特殊性的关系。《内经》七篇大论讲到的都是普遍性，不涉及特殊性。而每一个人却是特殊的个例，用普遍性来套，必然是不切合实际。比如说，2018年运气合算后结果是"天刑"，也就是说这一年精亏、气亏、血亏，全不对头。从道理上讲，这种年份会诱发恶疾。但是，这一结论好像不适合每一个人。可以想象得到，这一年肯定有许多人会发生恶习疾，但对绝大多数人而言，这一年肯定会过得相当平顺，身体上不会出现大问题。所以今年的"天刑"，只有普遍性，没有特殊性。大家更想知道的特殊性，而不是普遍性，是自己今年的具体情况。

那么，怎么才能知道自己每年的具体情况呢？偏偏这一点《黄帝内经》里没有讲，一个字都没有讲。这就使得五运六气这套理论如同天空中飘浮的白云，看得到，但摸不到，听着蛮有道理的，偏偏无法实际去应用。

这就出现了一个问题：五运六气理论到底能不能具体到每一个人呢？我认为能！！因为在《黄帝内经》里，关于五运六气已经给出了大原则，也给出具体的算法，而且在《内经》的其他篇目里也给出了不少的线索，只要活学活用，这套理论就可以严丝合缝地落在每个人身上。

于是，在《黄帝内经》的基础上，我就发明了一套针对个人的算法，用以推算每个人、每一年五藏的运行情况，这套算法可以预测你一生的健康情况。当然，这套算法还没有经过大样本的检验，希望在以后的实践中可以增加实验数据。

个人健康预测

这套算法一共分为五步：

第一步，起大运

所谓的起大运，就是找到"五藏始定"的那一年，就是"藏象生命体"开始发挥作用的那一年，也是"藏象生命体"成熟的那一年，而不是你出生的那一年。大家一定要记住，这两个年份是不同的。

为什么不是出生年呢？我们以前讲过，中医的核心并不是解剖形体，而是身体里的"藏象生命体"，所以这套算法要以"藏象"为核心，而不是以肉体为核心。出生的那一年，是解剖形体诞生的时间，而"五藏始定"却是藏象生命体全面掌控的时间，两者非常的不同步。

怎么找呢？《内经》里明确说"人生十岁，五藏始定"，标准就是"营卫通、气血和、魂魄具，乃为成人"。但是，"人生十岁"只是个约数，每个人"五藏始定"的那一年都不相同，有人一岁，有人三岁，最晚十岁，故曰"人生十岁"。

我们先来介绍一下将要用到的知识，十天干、十二节令；

阳年干：甲、丙、戊、庚、壬

阴年干：乙、丁、己、辛、癸

十二节令：每个月有两个节气，第一个节气称为节令，一年共有十二个节令，每月一个：正月是立春、二月是惊蛰、三月清明、四月立夏、五月芒种、六月小暑、七月立秋、八月白露、九月寒露、十月立冬、十一月大雪、十二月小寒。

起大运的方法是：首先要知道自己出生的年月日，以阴历为准，为基点，按阳年生男、阴年生女顺行，阴年生男、阳年生女逆行的原则，从出生之日算起（出生日也算一天），顺数或者逆数到下一个或者上一个节令，然后用天数除以3（为了整除，多一天可以舍去，少一天可以加1），所得之数即为"五藏始定"之年，也是起运之年。如果得1，则为1岁起运，如果得9，则为9岁起运，最晚是10岁起运。

示例：某男，生于1961年，阴历3月15日，那一年是辛丑年，年干辛为阴年，故此男属于阴年生的男子。根据阴年男逆行的原则，要从出生的那一天往前逆着数，数到前一个节令清明，共25天，然后用3来除，为了能够整除，减掉一天，24除以3，得数为8。此男人8岁才起运，1968年才"五藏始定"。

我们举个例子来说明起大运的意义：有人花钱买了一套新房，当然是套毛坯房。他首先要做的就是装修，按自己的要求，也按房子本身的布局进行装修。由于双方的原因，这装修的进程并不统一：有的房子本身布局很好，不用花什么功夫就装修完成；有的房子布局很不好，再加上房客不经心，这一装修就是许多年。

我们解剖形体就是房子，而藏象生命体就是房主。它进入到形体之后，就面临双方匹配的问题，怎么才能把房子装修到阴阳平衡，双方都满意的程度，这是一个技术活，需要双方不停地协商。上例某男的房子装修起来就比较费事，整整装修了八年。"五藏始定"就说明装修完成。

装修年限的长短对一个人意味着什么呢？由于我们的资料还在搜集当中，无法给出一个具体的答案，只有一些推测：装修年限的长短影响一个人性格！

第二步，算先天五藏盛衰

"五藏始定"那一年，五藏就带有或盛或衰的印迹，这是老天给定的，称为先天五藏。所以第二步就是要知道先天五藏的盛衰情况，它将伴人的一生。

先天五藏盛衰，按起运那一年的主客加临来算。其原则是：当客运生、克主运时，以客运为主；当主运生、克客运时，以主运为主。

如上例某男8岁起运，"五藏始定"的那一年是1968年，戊申年。"戊癸之岁，火运统之"，那一年是太徵火运。

主运：初运木少角　　二运火太徵　　三运土少宫　　四运金太商
五运水少羽

客运：初运火太徵　　二运土少宫　　三运金太商　　四运水少羽
五运木少角

结果：肝木衰　　心火盛　　脾土衰　　肺金盛　　肾水衰

加临出来的结果，就是上例某男先天五藏盛衰情况。五个木桶中，只有心肺这两个木桶还不错，剩下的三个木桶先天不足。此男自小肾气不好，中年刚过头发早白；而且此男脾气比较大，动不动容易发火，肝气多年不舒。原因都在这里了。但没有办法，这是老天给的。

但先天的五藏盛衰，并不能全面反映一个人实际的身体状况，这里面缺了一个关键的因素，那就是气。只有气运相合，才准确知道身体的真实状况。

第三步，合算先天身体状况

用起运年的岁气与起运年的五运合算，即知先年的身体强弱。合算的原则如下：

岁气生五藏，五藏盛者更盛，为不和，五藏衰者得扶为平；
岁气克五藏，五藏衰者更衰，为天刑，五藏盛者得抑为平；
岁气与五藏比和，为顺化；
五藏生岁气，五藏衰者为小逆，五藏盛者为平；
五藏克岁气，五藏衰者为平，五藏盛者为不和；

比如说，上例某男想知道先天的身体强弱，就要用1968年的岁气进行合算。1968年地支为申，"寅申之上，少阳主之"，当年的司天之气就是少阳相火，然后再与此男的先天五藏合算。

岁气	少阳相火	少阳相火	少阳相火	少阳相火	少阳相火
五藏	肝木衰	心火盛	脾土衰	肺金盛	肾水衰
合算结果	肝为小逆	心为顺化	脾为平	肺为不和	肾为平

第一排，肝木生相火，属于运生气，五藏衰者为小逆。

第二排，心火对相火，不生不克，比和为顺化。

第三排，相火生脾土，属于气生运，五藏衰者为平。

第四排，相火克肺金，属于气克运，五藏盛者不和。

第五排，肾水克相火，属于运克气，五藏衰者为平。

这样算下来，虽然上例某男的先天五藏不太乐观，但当年的宇宙精气可以弥补、平衡一些，结果还不算太糟，勉强可以接受。

大家应该记住自己的起运年，以及先天五藏的盛衰表状况，这个将伴随你的一生，是你日后生活的基础。以后具体年份的运算，都要以先天五藏为基准点来进行对比。这套算法可以将一生的五藏运行摆到眼前，成为健康的路线图。

第四步，合算当事年五藏的盛衰。

先天五藏盛衰是老天给定的，终身不可变。但当事年的五藏运行情况却是变动的，年年不同。怎么算呢？用当事年的岁运，来合算先天五藏，得出的结果就是当事年五藏的真实情况。

例如，上例某男，想知道 2018 年五藏的具体情况，就要用 2018 年的岁运来合算他的先天五藏。记住：是用当年事的岁运来合算先天五藏。

2018 年是戊戌，"戊癸之岁，火运统之"，岁运就是火运，年干为阳，岁运就是太徵火，然后用这个岁运合算他的先天五藏。以当年岁运值年为主，以先天五藏远来为客。合算的原则如下：

1. 主客比和，相互喜欢，盛衰取主；

2. 主生客，主人喜欢客人，客人未必喜欢主人，盛衰取客；

3. 主克客，主人讨厌客人，盛衰取主；

4. 客克主，客人不喜欢主人，主人可能喜欢客人，盛衰取客；

5. 客生主，客人喜欢主人，主人未必喜欢客人，盛衰取主。

2018 岁运：太徵火　　太徵火　　太徵火　　太徵火　　太徵火

先天五藏：肝木衰　　心火盛　　脾土衰　　肺金盛　　肾水衰

当年五藏：肝盛　　心盛　　脾衰　　肺盛　　肾衰

最后合算出来的结果，就是某男当事年的五藏盛衰情况。同先天五藏相比，2018 年有了一点变化，此男的肝强壮了一些，今年肝气会比往年顺畅。但也不见得，要与岁气合算后才知道。

第五步，合算当事年身体情况

用当年的岁气来合算当年的五藏，所得的结果，就是这一年中身体的具体状况。比如说，上例某男想知道 2018 年的具体情况，就要用 2018 年的岁气（司天之气），来合算此男的当年五藏。

2018 年是戊戌，地支为戌，"辰戌之上，太阳主之"，今年的司天之气就是太阳寒水，然后与此男的当年五藏合算，合算的原则就是上面讲到的：

岁气生五藏，五藏盛者更盛，为不和，五藏衰者得扶为平；

岁气克五藏，五藏衰者更衰，为天刑，五藏盛者得抑为平；

岁气与五藏比和，为顺化；

五藏生岁气，五藏衰者为小逆，五藏盛者为平；

五藏克岁气，五藏衰者为平，五藏盛者为不和；

岁气	太阳寒水	太阳寒水	太阳寒水	太阳寒水	太阳寒水
当年五藏	肝木盛	心火盛	脾土衰	肺金盛	肾水衰
合算结果	肝为不和	心为平	脾为平	肺为平	肾为顺化

第一排，寒水生肝木，属于气生运，五藏盛者为不和。

第二排，寒水克心火，属于气克运，五藏盛者为平。

第三排，脾土克寒水，属于运克气，五藏衰者为平。

第四排，肺金生寒水，属于运生气，五藏盛者为平。

第五排，寒水遇肾水，不生不克，比和为顺化。

此男今年的状态相当不错，没有什么可担心的，基本是个平顺之年。

这套算法才是真正属于个人的，它将五运六气理论上落到了实处，具体到每一藏、每一年的情况。得不得病，病从哪里来，将会传变到哪里去，什么时间是治病的最佳时间，如何预先化解得病的因素……都可以在这张健康路线图中找到依据。当然，疾病的发生还有一个因素不包括在这张路线图中，那就是人的情志变化。

五个标志的含义

天刑、小逆、不和、平、顺化，这五个标志，是五藏在一年运行中实际情况，特别具有提醒的意义。

顺化：就是宇宙精气与人体五藏比和的标志，没有生克关系，顺顺当当。要善加利用，可以改善相生、相克两藏的情况。比如脾土顺化，如果肺金小逆，或者天刑，脾土可以施以援手，化解一部分不好的因素。同样的道理，脾土顺化时，如果心火小逆，或者不和，心火生脾土的压力就会少些。

平：就是衰者得扶，盛者得抑，该藏运行平稳，如果没有大的外因作用，比如情志变化剧烈，该藏不会出现大的意外。

不和：藏象生命体与宇宙精气不匹配，或者因为宇宙精气相生盛藏，或者因为盛藏相克宇宙精气，两者都太过，超出了正常的度，产生不匹

253

配，但一般也不会发生大的疾病。不和需要调理，如果不调理，将会伏下隐患。

小逆：藏象生命体与宇宙精气不匹配的标志，衰藏生宇宙精气，如童子挑重担，险象也，其严重程度比不和更进一步。本年应注意小逆之藏的健康，肝小逆切忌生气，而且在年初就要针对小逆之藏用中药调理，切不可大意。

比如上例某男，2014年患类风湿，当年有两个不太好的标志，"肝小逆""肾不和"，而且当年大运、岁气都无补益。本来也没有什么大事，但当年此男因为家里的事生了一场大气，"怒伤肝"，雪上加霜，肝气严重伤损。本来肾水能生肝木，但恰好当年肾水"不和"，衰母救病儿子，结果母子俱损，病在筋骨，就成了类风湿关节炎。

天刑：衰藏遇岁气之克为天刑，天刑为恶象。凡遇大病者，在五藏的运作中，许多都会有天刑的标志。要么在本藏，要么在母子藏。

某女肺癌去世的，在她发病的前一年，脾土天刑，当时并没有发现癌症，只是那一年脾胃差得很，什么都吃不下，脸色苍白。第二年就发现了肺癌，从发现到去世也就十七个月。此女癌症可能早就有，但并没发作。偏偏前一年脾土遭遇天刑，土不能生金，常言道：母壮子肥。脾土母亲处于死地，无法再护佑她的孩子肺金，于是激发了原来的恶疾。

再，某男2015年的肺癌，治疗效果很好。发病当年他的心小逆，肺平、肾天刑。前一年他突发暴发性耳聋，说明肾已经受损严重，当年又遭天刑。肺金之母全力来救，引发了肺病。所以他的肺病本因不在肺，如果那一年肾水不遭天刑，也不会发病。好在当年司天之气是太阴湿土，脾土又处于顺化，肺金得天地之助，发病并不严重，后期恢复很好。

第七章

藏象即灵魂

灵魂观念就像一个幽灵，一直徘徊在我们的周围。然而千百年来，无论科学怎样发达，人类社会如何进步，但都证明不了灵魂的存在，也证明不了灵魂的虚无。这是一道亘古未解的难题，也是迄今为止人类心灵深处每每躁动的根源。

其实灵魂也是可证的，而且早在数千年前，中国人就写了一部书来证明灵魂，那就是中医学的《黄帝内经》，藏象生命体即是灵魂。

第一节　人有灵魂吗？

藏象生命体的存在，向我们提出了一个十分尖锐的问题：人是什么？人有灵魂吗？因为目前关于人的概念中，不包括藏象系统在内，它仅是针对解剖生理系统做出的定义。既然我们承认人类是个共生体，藏象生命系统作为独立的生理系统而存在，那么现在关于人的定义肯定就是不完整的。

关于人

可能有人会说：这个问题太傻，我们都是人，每天接触的也是人，世界上所有的学问许多都涉及人，比如说哲学、文学、历史学、宗教、诗歌等等，怎么会不知道人是什么呢？其实人们不要太过自信，在我们这个社会中，千百年来最难回答的正是这个问题：人是什么？

中国大哲学家老子在《道德经》中说："知人者智，胜人者有力，自胜者强。"意思是：认识别人证明有智慧；战胜别人证明有力量；唯有战胜自己才证明真正的强大。"自胜"的前提当然是认识自己，可见此事多么艰难。

几乎与老子同时期，古希腊人也有类似的看法。在古希腊帕那苏斯山坡上有座叫德尔斐的城市，市内有一座著名的阿波罗神庙，在神庙的入口处写着这样一句格言：认识你自己。在哲学极度昌盛的古希腊，这句话的意义十分深远。从那时起，人类就走上了"认识自己"的道路，但几千年过去了，我们似乎并没有找到正确的答案。到了今天，我们依然有权提问：人是什么？

庄子说："天地与我并生，万物与我唯一。"

《尚书》说："唯人万物之灵。"

孔子说："仁者，人也。"

古希腊哲学家普罗泰戈拉说：人是万物的尺度。

德莫克利特说：人是原子构成的生命。

亚里士多德说：人是政治动物。

神学家说：人是上帝创造物。

拉美特立说：人是机器。

生物学家说：人是蛋白质的堆积物。

物理学家说：人是时空中的一个客观实体。

语言学家说：人是语言的唯一所有者。

历史学家说：人是历史的创造者。

《圣经》赞美人说："你无所不备，智慧充足，全然美丽……你从受造之日便是完美的。"

……

如果我们仔细统计一下关于人的定义，恐怕少说也有几百种。看着以上这些关于人的经典论述，谁敢说已经回答了"人是什么？"的问题。不同的人从不同的角度，可以得出完全不同的结论。然而，在以上这些不同定义的背后，却有一点是共同的，那就是：无论哪一个民族的早期文化当中，他们都相信人是有灵魂的。在这一点上，人类出奇得一致。

关于灵魂

中国的灵魂观念很丰富，也很特殊，从浩浩甲骨文，到民间小故事；从宗教崇拜，到尸体处理；从深奥的哲学，到特殊的中医学，处处透露出灵魂的诡秘。但中国人却从来不直接讨论什么是灵魂，灵魂有什么作用等问题，而是将虚无的灵魂观念化作许多具体的小观念，让人能想象得到、理解得了，比如说，鬼魂信仰是中国古代最主要的一种宗教信仰，在这其中就包含了丰富的灵魂思想。

中国人认为，人活着的时候除了肉体之外，还有一种东西在身体内，那就是魂与魄。魂魄像个旅行者，在宇宙空间里到处游荡，那时候它称为鬼。一旦魂魄游荡累了，它就要找一家旅店住下来，而这个旅店就是人类的身体。奇怪的是，这个旅行者有一个嗜好，它总要找那些新开张的旅店居住，而且一旦住下来就不走了，非要住到旅店破产那天不可。旅店破产倒闭时，魂魄就离开了旅店，开始新一轮的旅行，此时它的名字又叫作鬼。魂魄就是灵魂，它旅行的过程十分符合古印度的"磨羯法则"，即生死轮回。

不但人有灵魂，而且世间万物皆有灵魂，区别在于，人的灵魂叫人灵，物的灵魂叫物灵。在中国人看来，任何一物灵，只要它活得够长久，都可以显现为人形，或者都可以具备像人一样的智慧，故古人说：物老为怪。比如说，一棵大树可以变成神树，甚至一把扫帚也可以变成美女。既然无生命的物体可以变化为怪，那么有生命的各种动物是否有可能变化呢？古人考虑很周全，无生命的叫"怪"，有生命的叫"精"，所以古时志怪小说中常有狐狸精、老虎精之类的东西。这是标准的"万物有灵"观念。

古希腊虽然是现代哲学和科学的鼻祖，但在那些先哲的头脑中，飘忽不定的灵魂始终挥之不去。公元前600年左右，在古希腊有个奥尔弗斯教团，他们相信灵魂可以无限制地在生命中间旅行，这都是些有罪的灵魂，被放逐到物质世界中来，有点像印度的"轮回学说"，此派最终成为很有影响的毕达哥拉斯学派。

恩培多克勒（公元前495-435）：他相信有轮回学说，灵魂是永生的，曾经生活在一个极快乐的群体中，由于罪恶玷污了自己，所以才被驱逐。这些灵魂必须在外游荡3万年，历经植物、动物、人类，才能得到最后的升华。因此，人世生活是一种惩罚。他推测，灵魂可能记忆原先的生活和较早的化身。

柏拉图更是希望以逻辑的方法，实证灵魂的存在，在《高尔吉亚篇》《斐多篇》《理想国》《蒂迈欧篇》中，我们都可以看到他实证灵魂的过程。他总是坚定不移地相信，灵魂不仅生前存在，死后也存在。肉体只是灵魂的一个载体，它与灵魂只是暂时结合在一起，灵魂以什么形式投胎，投胎多少次，这都决定于灵魂的道德行为。照料灵魂是人的最高任务。

亚里士多德是柏拉图诸弟子中最出色者之一，与老师一样，他也相信灵魂的存在。不同的是，亚里士多德的灵魂更加具有科学性，或者说表面如此，比如说，他将灵魂归为运动的两个条件之一，所谓的灵魂就是运动的形式，而肉体则是运动的质料。因此证明灵魂与肉体的结合，就是形式与质料的结合。他还将灵魂划分为三级：最低级是植物的灵魂；

中间是动物的灵魂；最高级是人类的灵魂。

古埃及是地球上较早的文明之一，可惜的是，这一文明文字性的东西并不是很多，主要是墓葬文化丰富。而且它的宗教思想保留的也不是很全面，因为埃及的本土宗教只延续到公元前 535 年，以后就是在其他文化影响下形成的混合宗教，这些宗教基本上都是短命的。因此，在四大文明古国中，中国有道教，印度有佛教，巴比伦一带更是产生了众多的宗教，只有古埃及最惨，没有留下任何一种宗教，甚至没有留下一种哲学。

但从现有的资料看，古埃及人与世界其他地区的人一样相信人是有灵魂的，比如说，埃及留下一部书，名为《死者书》。因为埃及人相信，人死之后俄赛利斯要称人们的心，以此来作为审判的标准。所以《死者书》内容分为两类：一类是请求神的，不断拍神的马屁，迷魂汤一碗一碗端上去，神被拍晕了，自己乘机过关；另一类是欺骗神的，自吹自擂，说自己干了多少多少好事，道德又是多么多么高尚，如果要判这样的人有罪，那可有失公道。

其实最能反映埃及人灵魂观念的，还在于它的人死可以复活的思想上。相传，俄赛利斯因为与弟弟争夺权力，而被其弟所杀，他的妻子伊西斯走遍了天国、人间、地狱，想尽一切办法使他死后复生掌管着神的世界。故而埃及人深信，死去的人在神来临之日会复活过来，为此，他们不惜重金建造巨大的金字塔，用来保护法老的尸体。任何一座金字塔上都刻着这样一行文字："你只是活着离开了！"埃及人相信，只要人的肉体不腐，灵魂就可以重新与肉体结合，死人就可以复活，因此他们将尸体创造成木乃伊，以最大限度地保存尸体的完整性。

古巴比伦所在的两河地区，是个宗教的圣地，历史上先后产生过许多宗教，基督教的许多内容也出自这一地区，比如创世纪的神话、大洪水的神话等，但古巴比伦自身的宗教却没有保留下来。

最能反映古巴比伦人灵魂观念的是《摩奴法典》，书中认为创造世界的就是灵魂，"当他在安眠中休息时，具有活动本性的有形物体就停止活动，意识也不起作用……当这灵魂进入黑暗（人的身体内部），他长时间逗留在黑暗中，同感官联合在一起，但他并不完成他的职能，他离开了有形的躯体。当他被一层细分子包着，进入蔬菜和动物的种子时，他就和纤细的身体结合在一起，具有了一种新的有形的躯体。这样，这不朽者，由于交替地醒来又睡去，不断地使全部动的和不动的天地万物获得再生或使之毁灭"。

这个观点与古代印度颇有些相似，印度《弥勒奥义书》中有一段更加深奥的论述："唯然，太初，般荼帕底独立。彼无乐焉，唯独也。乃凝思虑其自我，而后嗣繁滋；皆唯有其自我而醒觉者也。然见其皆无生气，直立如柱，又不乐焉。遂自化如风而欲入，彼为一而未能入也，乃自分化为五气，所谓上气、下气、平气、元气、充固气是也。"大意说："梵"无形无体，创造了世界，但他发现所创造的东西都无生气，呆呆地像根木头时，"梵"心里想：只有我进入他们的身体内，他们才能有生气。于是，将自身化为五气而入。这里讲的梵，对人而言就是构成生命的根本要素——灵魂。

《圣经》记载说："耶和华上帝用地上的尘土造人，将生气吹在他的鼻孔里，他就成了有灵的活人，名叫亚当。"上帝吹的这口气，不论从什么角度来理解都是灵魂，《圣经》的意思是说，当一个人有了灵魂之后，才是一个有意义的活人，否则他只是一堆肉，一种动物而已。这种思想在人类的早期神话里也是比较常见的。

阿拉伯的神话说，上帝使泥土形象有了生命，赋予它理想的灵魂。美洲印第安人，非洲土著人等神话里均有神创造人时赋予人们灵气一类的记载。

其实早在没有文字记载以前，原始人类的灵魂思想就相当强烈，他们通过对尸体的各种处理方法，将对灵魂的崇拜表现在各个细节当中。研究一下古代人类的葬俗，会发现十分惊人的一致性，比如死者的头向问题。

中国古代的墓葬，死者头的方向有一定之规，基本上有两个方向，一是西北，一是正北。现代人们发现，在龙山文化、仰韶文化、大汶口文化的墓葬中，死者的头部绝大多数指向西北或正北方；在殷墟的墓葬中，绝大多数头部向北。《礼记·檀弓下》曰："葬于北首，北首，三代之达礼也，之幽之故也。"《礼记·礼运》说："故死者北首，生者南乡。"学者却认为，原始人死后头向西、北，它是要告诉后人，人死灵魂要回到这个方向上去，因为那里曾经是我们的故乡。

古埃及人的墓葬头向也比较固定，在公元前2000多年的一篇石棺铭文《创世神的独白》中这样写道："我提醒人们勿忘西部，须按时给神献上供品。"有人说这里的西部指城的西面，此论有误。虽然古埃及旧城的西面是葬地，但如果不是死在城市中，而是死在野外呢？所以这里的西部实际上是个方向，意思是说人死埋葬时头部都向着西方——西卢之野，这里也是传说中的地狱。埃及的墓室中经常有这样一段文字："西部是睡眠的王国，漆黑无光，死者在这里唯一的事件就是睡觉……生命之泉的水对他们而言，只是更加口渴。"

在葬式上世界民族也有许多相同点，比如说，一般实行土葬的民族都将尸体装在棺木中，外面用大钉子封上，表面看来是为了保护尸体，其实它源于另外一种心理，即防止死人的灵魂跑出来。另一种方法就是在埋葬时对死人进行许多限制，例如，在中国大溪墓地中发现了许多屈肢葬，其下肢向上蜷曲，膝盖弯至胸侧，双手在臀部或者抱着臀部，有的双脚交叉被压在臀部下。研究者认为，这种葬式应该是将尸体捆绑后入葬的，目的也是不让死人灵魂轻易逃脱。这一葬式在世界其他民族中也多有发现。还有的人直接破坏尸体，这就是发现的所谓的"割体葬"，要么割去下肢，让鬼跑不快；要么割去手指，让鬼无法抓人。

其实如果仔细研究一下世界其他民族的墓葬安排，都可以发现许多共同点，如供灵魂出入的假门、墙上的壁画内容、供品、随葬物品等等，它们都是按照统一的原则来安排的，中国如此，埃及如此，甚至南美洲的印第安人也如此。

说来很是不可理解，早期的人类在物质资料很缺乏的情况下，却为虚无缥缈的灵魂费尽了心思，不但用各种形式阐述、记录、描绘、验证灵魂，而且还专门为灵魂创造了两个机构，那就是天堂与地狱。

关于天堂，可能是由于谁也没有去过的原因，反正世界上对天堂的描写比较简单，几乎没有什么实际的内容。基督教中的天堂没有过细的描写，只说里面有天使，有各类神仙，想必能升入天堂的人生活一定无忧无虑。但这个天堂缺少细节，好像对世人没多大的吸引力，它还不如人类初期生活的伊甸园。

印度的天堂主要反映在佛教的经典里，《阿弥陀经》在描绘西方极乐世界时说，西方净土周围被七重栏盾、七重罗网、七行宝树重重围绕，国土平坦，气候温和，地是以金银玛瑙等自然七宝合成，到处是奇花异草。宫殿、楼阁、讲堂、精舍都用七宝建成，在这里面生活的人，没有世上的一切痛苦，享受着说不出的快乐生活，而且这里面也没有等级，大家和和气气，平等相处。最让人羡慕的是，这里面的人，都有一种常人想不到的本事，只要想什么，什么就自然到来，比孙悟空可厉害多了。这大约就是佛教里的天堂了。

但印度的极乐世界，并不讲究人类感官的实际享受，更多的是让人体会那种精神上的虚无境界，这对很实际的人类来说，恐怕难以一下子接受。比如，《西游记》中入了佛教的猪八戒取经成功，最后论功行赏封了个"尽坛使者"，就是打扫坛上的供品，但光能闻而不能吃，这让猪八戒大为不满，因此认为这个天堂没什么了不起。

中国人就更怪了，中国本身并没有天堂的思想，后来从佛教中虽然学来了天堂，也不是很重视，志怪小说中常把"天曹"与"地府"混为一谈就是证明。因为中国人有一个根深蒂固的思想，死了以后哪都不去，还回到祖先那里，当然最好是尽快转世为人，上不上天堂无所谓。

但中国道教的仙境，也就是天堂却很有些意思。为了迎合中国民众重现实轻玄想的思维特点，道教的天堂（仙境）与世界其他宗教根本不同，它百般突出物质享受，山珍海味、奇珍异宝，而且还百般强化个人无上的神力，点石成金，炼制不死神药。

可见，在创造天堂方面，世界各民族的人都缺乏想象力，把一个应该人人都向往的天堂搞得云里雾里，不客气地说，所谓的天堂就是人类感官超级享受的地方，安全、富足、平等、宁静。至于升入天堂的方式，几乎所有民族都认为，天堂不在地面或地下，天堂只在天上，人死以后灵魂会像一团空气一样飘飘荡荡，徐徐上升，直入天堂之门，那里有美丽的天使在迎接。

如果以工程质量而论，人类的天堂是一项劣质工程，至少可以说它的许多方面考虑不周，缺少细微、精巧的美感，甚至缺少可以激起人们向往的细节。住在一团空气当中，没有具体的生活，别说活人不愿意，可能连死人也不愿意。

但世界各民族所创造的鬼世界——地狱却大不相同了，内容具体，设置齐全，结构严密。比如说，所有的地狱中都有一条河，或者是水、海，这水上必有一座桥，中国的孟婆在渡口卖迷魂汤，而印度的摆渡者则是一位面目狰狞的汉子；所有的地狱都是地下的一座大城，它黑乎乎的，终日不见阳光；所有的地狱中都有审判者，中国的死人拿着道士所画的符对抗地狱审判者，埃及的死人则口诵《死亡书》去欺骗那些无知的小鬼；所有的地狱都设有类似人间的刑罚，中国的地狱中无非是些官府的衙役，但印度的地狱中则有无数面目可怕的恶鬼……

如果说，人类的天堂是一项劣质工程，那么人类的地狱却是一项极为伟大的工程，因为它结构全面，理论完善，系统明确，内容丰富，从构成到诸般刑罚，样样俱全，生动细致，令人读了就毛骨悚然。

可以这样说，世界上凡是有神话传说、有宗教信仰的民族，都有灵魂观念，而且灵魂层面的认识和体会几乎是相同的，人们可以一边涮着中国特色的火锅，一边交流着对灵魂的看法；也可以一边喝着法国葡萄酒，一边谈论着神灵。

人们常说"历史在进步"，但这仅仅指时间的推移和物质水平的发达而已，在对待灵魂的问题上，我们其实和老祖母没有丝毫的差别，甚至能与旧石器时代的人直接沟通。几百年前，当科学刚刚起步的时候，曾经有些政治家、社会学家就在做这样一个梦：梦想通过科学的发展来揭露和批判宗教灵魂的虚伪，从而使宗教自生自灭。直到今天，当我们批判宗教迷信时，依然在用科学来对抗宗教。然而，事实证明这是错误的，人们相信灵魂与相信科学并不矛盾，西方许多人都是开着汽车进教堂，牧师在传道时也经常使用现代化的设备。

为什么呢？因为直到今天为止，科学还没有提供一条直接、确切的证据，来证明灵魂不存在。比如说，人们迷信现代医学，相信解剖刀下看到的事实，但解剖学找不到灵魂，并不能作为灵魂不存在的证据，因为解剖学同样找不到经络，可经络确实存在。因此，科学与灵魂世界是两个范畴的东西，科学的法则不适应灵魂世界。

灵魂学说不仅影响普通大众，它还深刻影响着从事科学研究的科学家们，爱因斯坦曾说："任何一位从事科学研究的人都深信，在宇宙的种种规律之间，明显地存在着一种精神，这种精神远远地超越了人类的精神，能力有限的人类在这一精神面前应当感到渺小。这样研究科学就会产生一种特殊的宗教情感。"科学家所说的宇宙精神，不论从任何方面看，它与古老的灵魂观念十分相似。英国大历史学家汤因比先生就相信宇宙之中，存在一种超人的"终极精神"，他认为："终极精神存在"与灵魂观念基本同义。他说："人的灵魂，可以再一次为宇宙背后的超人的精神存在所吸收。"

好啦！其实我们并不想证明灵魂的存在（就目前而言也无法证明），仅仅是回顾一下历史上对灵魂的看法。我们的真实目的是想引起大家注意一个事实：灵魂思想像影子一样伴随人类的发展，而且它具有最广泛的普遍性、同一性，世界上尽管肤色不同、地域不同、文化不同，但对待灵魂认识却有着惊人的相似性。

大凡有宗教信仰的人，基本上都会相信灵魂的存在。而许多没有宗教信仰的人，也相信灵魂的存在，比如说，英国大学者李约瑟，他没有具体的宗教信仰，但他相信人死后会有灵魂。

更重要的是，这些认识并不依据理性的判断，因为没有一种关于灵魂的学说可以像牛顿三定律那样确实可信，人们相信灵魂，大多数都出于直接的个人体验。想一想，全世界有几十亿人共同体验着灵魂的存在，这本身就是一个巨大的证据。

藏象的所有特征，都与灵魂观念相似。《黄帝内经》中关于藏象的所有论述，可能是全世界文化中唯一实证灵魂的资料，而且是以医学的形式阐述灵魂与肉体、灵魂与人类意识关系的学说。这是何等重要，何等珍贵的资料！

第二节　五神与大脑

人体有大脑，它是我们身体充满智慧的司令部，它发布一切命令，指挥身体各部位协调运行。当人们在野外突然遇到一只老虎，大脑会立刻发布一道命令：上树！于是手脚并用，飞快爬上旁边的大树，气得老虎干瞪眼。

我们说中医藏象系统是个完全独立的生理系统，它具有一般生理系统的所有特点，其中也包括精神，所以它也应该有一个类似大脑一样的智慧司令部。这个司令部就在五藏中，五藏就是藏象系统的大脑，它有五种精神形式可以与肉体发生联系，那就是神魂魄意志，这就是五神。

但关于五神的定义，《黄帝内经》中并没有讲清楚，或者说它的定义今天的我们很难理解：

神："两精相博谓之神。"

魂："随神往来者谓之魂。"

魄："并精而出入者谓之魄。"

意："心有所意谓之意。"

志："意之所存谓之志。"

大家知道，神魂魄经常在民间宗教里出现，比如说，中国民间就用魂魄来解释鬼，说人死之后魂魄就变成了鬼。《楚辞·国殇》曰："身既死兮神以灵，子魂魄兮为鬼雄。"此时的神魂魄就是宗教意义的词汇。

但将神魂魄用在医学上，就让人摸不着边际了。现在人们基本上将藏象五神理解为人类的精神，即大脑产生的精神。《简明中医辞典》是这样来定义神的："神，广义指人体生命活动的总称……狭义指思维意识活动。"《素问·八正神明论》曰："请言神，神乎神，耳不闻，目明心开而志先，慧然独悟，口弗能言，俱视独见，适若昏，昭然独明，若风吹云，故曰神。"而张介宾在《类经》中又说："魂魄志意及意志思虑之类皆神也。"也就是说藏象五神及七情志都是"神"的某种表现，而"神"则等同于人类大脑产生的精神。

目前中医学界依然以人类精神现象来解释神魂魄等，认为五藏病变可以影响神魂魄等，例如，"肝藏血，血舍魂"的解释是这样的：因为肝主血，肝脏出了问题，就会影响全身血液流通，会导致许多病症。肝血不足常见的症状有：精神萎靡、健忘失眠、多梦、癫狂等，也就是人们常说的魂不附体，进而证明《内经》关于魂的记载其实与人类精神表现是一回事。

但这类解释很难让人信服，因为这些症状在其他藏器的病变中也有类似反映，例如，肾阴虚最常见的就是失眠多梦，心气血不足也会表现为心悸、失眠多梦、精神委顿等现象。再比如说人的癫狂，就是精神失常，在肝病中可见，《灵枢·本神》说："魂伤则狂妄不精，不精则不正。"不精就是精神不振，不正就是神识混乱、妄行癫狂。但这类病症在心病中同样可见，古代范进中举的故事就是喜极过度而伤心，心受伤则神志不清，行为癫狂。

我们认为，五藏神（神魂魄意志）都归于"神"的范畴是可以理解的，但将它们说成等同于人类大脑精神、思维、意识活动却难以接受。理由如下：

第一，五神与人类大脑意识产生的系统不一样。人类的意识产生于解剖系统的大脑，而五藏神则生成于五藏。我们在以前曾经说过，解剖五脏并非藏象五藏，五藏的位置在人的腰部，它不对应人体解剖器官。由此可见，五神与大脑精神完全产生于两个不相同的系统中。

其实在中医里很少讲到大脑，更很少提及大脑的精神作用，只在奇恒之腑中提到脑，但对于脑的生理作用和精神作用几乎没有讲。在其他篇章中，偶有"精明之腑"论，但也不能肯定指的就是大脑，也许指的是眼睛。其实，中医的理论构架中核心是藏象，在理论框架里，没有给人类大脑留出多余的空间。

第二，五藏神独立于大脑。《灵枢·天年》说："（人）百岁，五藏皆虚，神气皆去，形骸独居而终矣。"这段话我们可以体会出两层意思：一、神气可以离开形体，所以当达到天年以后（120 岁），神气就离开了形体。而大脑意识永远无法离开大脑，没有了大脑，就谈不上意识。二、神气离开形体，形体可以继续存在（指的是尽天年的老人），所以经文用了"独居"两字。当神气离开了人体，形体活着就会有思维、意识、情绪。所以我们认为，五藏神与大脑意识不是一回事。

现代医学中有一种人，名为"植物人"，由于种种原因，大脑死亡了，此时"植物人"完全没有意识、思维、情感等人类精神活动。但他的五藏系统却可能并未受损，依然在运行着。此时，"植物人"光有五藏神存在，而没有大脑精神活动，这也说明五藏神与大脑意识不是一回事。

第三,五藏神不等于情志。《阴阳应象论》说："人有五藏化五气，以生喜怒悲忧恐。"喜怒悲忧恐属于人类的情感变化，它们产生于大脑。人们由此而证明五藏神等同于大脑意识。但我们认为，五藏神与七情志并不等同。

从《黄帝内经》中可得知，人的情志首先影响气，而气在经络中运行，经络又属于藏象系统，因而情志可以通过气、经络而影响到五藏神。这在《内经》中有大量的记载：

"人有五藏化五气，以生喜怒悲忧恐。"

"故喜怒伤气……暴怒伤阴（气）……暴喜伤阳（气）。"

"怒则气上，喜则气缓，悲则气消，恐则气下""惊则气乱""思则气结。"

"忧恐忿怒伤气，气伤脏，乃病脏。"

相同，当五藏神由于种种原因出现异常时，也首先影响气，进而通过气、经络而影响到人类的情志。这在《内经》中同样有大量的记载："肝藏血，血舍魂，肝气虚则恐，实则怒……心藏脉，脉舍神，心气虚则悲，实则笑不休。"

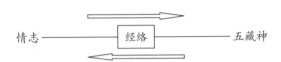

情志 ——— 经络 ——— 五藏神

从上面的图示中可以看出，五藏神与大脑精神本来相互独立，只是因为气的存在，才使二者发生了联系，气是中间的桥梁，五藏神与七情志通过气而相互影响。中国和朝鲜中间有条鸭绿江，江上有座桥，两国由此而往来，相互影响促进，但它们永远是平等的两国，绝不能画上等号。所以尽管两者有联系的渠道，但藏象五神却永远并不等于七情志，它们是完全不同的东西。如果将"人有五藏化五气，以生喜怒悲忧恐"中的"生"字，改为"控"，可能更符合中医的整个系统，五藏神控制着人类的大脑精神活动。

第四，藏象精神主体出现在人类生命中的时间与大脑精神不同步。《灵枢·天年》说："何者为神？……气血已和，营卫已通，五脏（藏）已成，神气舍心，魂魄毕具，乃成为人。"这里讲到了藏象精神主体出现在生命中的几个条件，那就是"气血已和，营卫已通，五脏（藏）已成"。这几个条件何时具备呢？《天年》中也有明确的记载："人生十岁，五脏（藏）始定，气血已通。"

所以我们的看法是：中医藏象的本质的确是精神，但藏象的精神与人体大脑产生的精神活动并不是一回事。人有两个精神主体，一个是大脑精神主体，一个是藏象系统的精神主体。

中医核心在藏象，藏象的本质是精神，但这个精神又不等同于大脑的精神意识活动，它是完全独立于大脑精神之外的另一个精神主体，我们将此称为"藏象精神主体"。

藏象五神安居何处呢？《灵枢·本神》说："肝藏血，血舍魂，肝气虚则恐，实则怒；肝藏营，营舍意，脾气虚则四肢不用，五藏不安，实则腹胀，经溲不利；心藏脉，脉舍神，心气虚则悲，实则笑不休；肺藏气，气舍魄，肺气虚则鼻塞不利，少气，实则喘喝胸盈仰息；肾藏精，精舍志，肾气虚则厥，实则胀，五藏不安。"神藏于心、魂藏于肝、魄藏于肺、意藏于脾、志藏于肾。但此处指的是藏象五藏，而不是解剖五脏。

五藏神并非藏而不动，它将精神化作一股信息的潜流，如同电脑网络中的信息流一样，随阳气而能达经络所能到达的部位，故神随气行，气有神思。比如说，《阴阳应象大论》说："人有五藏化五气，以生喜怒悲忧恐。"《管子》曰："气道（通）乃生，生乃思，思乃知。"不但中医这样认识气与精神因素的关系，古代印度人也这样认为，《考史多启奥义书》说："以心而思维，诸气随之而思维。"

临床上也可以证明阳气负载着藏象的潜精神流。比如说，当太阳经有病时，一般采用发汗的方法，但发汗太多，就会大大损伤阳气，其后果之一，就是人会语无伦次，精神错乱，故《伤寒论》说："发汗多……亡其阳，谵语。""诸逆发汗……剧者言乱。"《难经》也说："脱阳者见鬼。"可见阳气确实与人类的精神有密切的关系。

这股信息流监控着藏象系统和整个解剖生理系统的运行状况，具有调节、稳定、修复等功能。《灵枢·本藏》说："志意者，所以御精神，收魂魄，适寒温，和喜怒者也。……志意和则精神专直，魂魄不散，悔怒不起，五藏不受邪矣。"它还能将人体的疾病状况及时通过梦反映给大脑，《黄帝内经》中有多处关于疾病梦的记载，例如《淫邪发梦》云："肝气盛梦怒，肺气盛梦恐惧、哭泣、飞扬，心气盛则梦善笑、恐畏，脾气盛则梦歌乐、身体重不举，肾气盛则梦腰脊两解不属。"正是因为五藏象随气流行，控制着解剖生理的过程，因而五藏神的表现才有了诊断学上的意义。

神随气行是五藏神正常的功能表现，但如果五藏神发生位移，则是疾病的表现。《素问·举痛论》说："惊则心无所依，神无所归，虑无所定。"惊这种情志可以影响心神，使神离开了心，这是一种位移现象。不但心神可以移动，魂魄同样可以移动。《灵枢·淫邪发梦》说："正邪从外袭来，而未有定舍，反淫于脏，不得定处，与营卫俱行，而与魂魄飞扬，使人卧不得安而喜梦。"外淫侵入人体，扰乱魂魄的安定，使其飞扬不宁，导致人睡眠不好，心悸多梦。《刺法论》说："神移失守，虽在其体，然不致死，或有邪干，故令夭寿。"《灵枢·行针》也说："重阳之人，其神易动。"

这些记载都说明，藏象五神并非固定不变，在某种情况下，它也会脱离五藏，发生错位。根据《内经》的记载，有如下一些情况可以导致五藏神的移动：第一，人类的情志可以致使五藏神移动。第二，宇宙自然的因素（外淫）可以导致五藏神移动。

第三节　精神控制

人类大脑精神的运行过程，其实并非自主的过程，而是受控的过程，即大脑精神现象的背后，有一个更强大的精神之源，这个精神之源就是藏象精神主体，它通过控制大脑，进而控制解剖生理系统的运作过程。

两个精神主体

1978 年，诺贝尔奖得主、神经生理学家艾克尔斯总结多年的研究实验，提出了一个惊人的新观点：大脑的兴奋并不等于精神和意识。他认为，人有一个完全独立于大脑的"自觉精神"，大脑只是它的物质工具而已。这个观点其实早被哲学家和物理学家察觉，并将它扩大为"宇宙的终极精神"，这在爱因斯坦、汤因比、池田大作等人的论文集中有明确记载。

在中医的理论中，藏象系统可以化意为神魂魄意志五神系统，我们称之为藏象精神主体。正如藏象独立于解剖生理系统一样，藏象精神主体完全独立于大脑精神，具有"自觉精神"的特征。因此，在人的体内，实际上存在两个相互独立的精神主体：一个是大脑精神主体，它位于人体的最上部，负责解剖生理系统的正常运行；一个是藏象精神主体，它位于人体的中部，负责藏象系统的正常运行。这与上述艾克尔斯的结论完全一致。

《内经》中关于五藏神的功能记载不多，上面看到的，都是在疾病情况下五藏神的表现，但缺少对五藏神功能、性质的完整论述。《灵枢·病传》说得很明确："生神之理，可著于竹帛，不可传于子孙。"更由于《黄帝内经》的超稳定性，所以关于五藏神我们所知甚少。下面的一些看法仅仅是感觉，远不能作为定论。

我们认为，五藏神的精神模式与大脑精神模式根本不同。大脑精神模式可以表现为图像、记忆、语言、文字、情绪变化、感觉、知觉、逻辑等形式，而被我们感知。但五藏神的精神模式却不能表现为图像、记忆、语言、文字、情绪变化、感觉、知觉、逻辑等形式，它是一股混混沌沌的精神潜流，甚至大脑都不能准确将其翻译成我们熟悉的精神形式。但人类意识却能够感觉到它的存在，它控制着我们人类大脑的思维模式、行为模式、情感模式、记忆模式。

《灵枢·本神》曰："魂之为言，如梦寐恍惚，变化游行之境皆是也。"可见肝主梦。我们上面曾引梦有预测疾病的功能，此功能就源于肝，故后世认为"肝能知来，魄能知往"。关于预测性的梦，自古以来人都是被承认的，弗洛伊德就认为："古老的信念认为梦可以预测未来，也并非全然没有道理。"世界上凡是研究梦的学者，在梦的分类上，都将预测梦分为一类。故而我们认为，藏象五神具有窥视未来的功能，它比大脑精神更具有智慧性。其实在《内经》的其他篇目中，也有相关的记载，例如《灵枢·五色》曰："积神于心，以知往今。"

五藏神不但具有预测的超绝智慧，而且它还可以改变我们每个人周围所发生事件的过程。例如，在社会上人们常说一个人的运气问题，运气好的时候，办事顺利，但运气不好的时候办事就困难重重。其实"运气"一词就源于中医五运六气，其中五运指的就是五藏，六气则指宇宙的精气，运气所研究的就是宇宙精气与人体五藏的关系。当一个人处于"气运比和"的顺化阶段，再加上他的藏象系统较强，那么他就活力四散，办事有精力。再进一步分析，"气运比和"使得阴气充沛，阳气也就充沛起来。而随阳气潜行的五藏神则更为强大，会传递更多的信息，并在冥冥之中影响人在社会上的行为。所以从这个意义上讲，"谋事在人，成事在天"极为准确，也很合理，这里的"天"指的就是五藏神。

就上述几方面而言，藏象系统的能量可能是极为强大的，但这些能量却并不完全参与人类的生命过程，绝大部分能量被封存于人体内，不为我们所用。这也是人类几千年来一直藏于内心的一个疑问。自古以来，人们都在想尽办法开发人类的这种潜能，有宗教的形式、气功的形式、中医的形式，但人类至今没有找到一种合理的开发方式，只是在浅层次加以利用，比如气功的方法、中医的方法，都是浅层次的利用。

人类的大脑是解剖生理的控制中枢，一切解剖系统的运作都在大脑的指挥下完成。因此藏象制约规范解剖形体，也首先从大脑开始。藏象的精神潜流跟随着阳气，通过奇经八脉进入大脑的潜意识层，然后按照有利于本系统平衡稳定的原则，实施对大脑精神进行控制。藏象精神对大脑精神的控制表现在两个方面：一是协助大脑完成对解剖生理系统的运行，二是帮助大脑建立各种精神模式，进而控制大脑情志的变化，所谓"人有五脏（藏）化五气，以生（控）喜怒悲恐惊"。

为什么藏象精神要控制人类的大脑情志呢？

有情却无情

有情与无情是区分好坏人的标准，我们人类正是因为有了情感的变化，才创造出了丰富多彩的生活，如果这个世界上缺少了情，那将是一片荒漠。然而如果我们换一个角度，从中医的角度去看问题，无情比有情可能更有利于健康。

英国曾经对本国公务员有一个大规模的调查，调查显示，英国公务员的级别越低，死亡率及患病率就越高。这份调查报告中有一个特别让人关注的地方，即职位高的人平衡心理的能力越强，所以患病率低，相反，职位越低的公务员，其心理平衡能力也就越差，故患病率高。这份调查同样显示出人类情绪变化对疾病的作用。

所以中医特别重视情感变化在疾病中的作用，并将人类的情感归为七情志，即喜怒忧思悲恐惊（其实人类的情感远比七种要多，中医只是如此归类而已，切不可死搬硬套）。《黄帝内经》中对情志导致的疾病有大量的记载：

　　　　"故喜怒伤气……暴怒伤阴（气）……暴喜伤阳（气）"

　　　　"怒则气上，喜则气缓，悲则气消，恐则气下"

　　　　"惊则气乱""思则气结""忧恐忿怒伤气，气伤脏，乃病脏"

　　　　"忧恐忿怒伤气，气伤脏，乃病脏"

　　　　"肾，盛怒而不止则伤志，志伤则喜忘其前言，腰脊不可以俯仰屈伸"

中医并非反对一切情志变动，人活在社会中，每天都会遇到这样或那样的事，情志不波动的人几乎没有。这里所说的情志变化都是超过正常范围的不正常变化，只有这种情志波动才会引发疾病。例如，当一个人失恋后，痛苦、失望是难免的，但如果痛不欲生，撕肝裂肺，持续时间很长，那就属于致病的情志变化了。有时这种过激的情志变化当时可能并不表现为疾病，但它却给日后的健康埋下了隐患，在许多年后突然爆发出来，形成恶疾。

情志因素对健康的影响不仅可以直接引发疾病，更重要的是，一个人的情志，也是此人生活方式选择的内在原因。比如说吸毒，他就与人的情志选择有密切的关系，许多人是出于好奇而吸毒，有些人则是因为无法排遣生活的压力而吸毒。因此，人们在社会中行为的选择，根源于是不同的情志模式，具有相同情志模式的人往往容易选择同一类事物，这就是"物以类聚，人以群分"的道理。

按照中医的理论，在绝大部分情况下，情志变化并不会直接对解剖生理构成伤害，它首先冲击的是人体的藏象系统，导致藏象系统阴阳失衡，产生病变，最后将病变再投射到解剖形体当中去，形成可见的疾病症状。因为每一次过激的情志变动，都首先影响藏象系统的气，进而影响整个藏象系统的平衡。因为"气"是两个生理系统相互作用的桥梁，藏象五神的精神就随阳气而潜行于全身，气的不正常一方面会影响到藏象系统的机能，另一方面也会影响到藏象的精神主体，即五藏神。例如中医说"惊则气乱"，而在临床上，精神疾病患者的气就是乱的，因此突然的惊吓往往会导致精神失常，生活中这样的例子很多，尤其是小孩子，突然的惊吓，轻者萎靡不振，重则精神失常。

规矩与方圆

人的情志变化并非不可规范，它源于人的行为模式、记忆模式、情感模式及性格类型，比如说，当失恋发生时，不同的人有不同的态度，有的人会很激烈，有的人则相对平静。也就是说，行为模式、记忆模式、情感模式及性格类型，在某种程度上可以规范情志。关于藏象精神帮助大脑精神建立模式问题，我们下节谈梦时再详细阐述。

当一个人失恋的时候，大约会有三种现象：有些人会将自己的失恋经历告诉他周围亲近的人，包括朋友、家人，甚至他会告诉一个陌生人。通过这样的述说，他会将心理的压力释放出去，从而达到心理的平衡；也有一些人失恋以后，会将这种痛苦的经历深深埋藏于心中，甚至对最亲近的朋友也难以坦言心声；还有些人在失恋之后，不但不向人们述说，而是很快就遗忘了，只在心底留下一条淡淡的痕迹。这三种表现是出于三种不同的情感表现模式。

人类大脑中的模式，从根本上说是为了其生存策略服务的，这些模式可以保证人们在社会中的利益最大化。从社会的角度说，人类大脑模式具有趋同性，这一特性可以保证一个人与社会始终保持一致，保证人们在社会关系中实现其利益。从生理的角度而言，模式可以维护身体各项机能的平衡稳定，避免过激情绪对机体造成的伤害。概括地说，模式的中心是平衡，包括人与社会、人与人、人与自然、人与心理的平衡，模式是实现平衡的最好手段。

下面我们讲一个现象来帮助说明藏象对大脑精神的控制。

儿童早期的行为特点是率性自然，想干什么就干什么，一般不受制约，许多家长面对孩子的淘气都无可奈何，有时会有被逼发疯的感觉，人们常常对孩子说：老天爷！你什么时候才能懂事呀？但许多家长也有这样的感觉，相当淘气的孩子会在某一年突然"懂事"，这些孩子就好像猛地被某种东西制约了一样。这个过程有时极为明显，有时需要回忆才能判定。突然"懂事"的时间对每一个孩子都不同，有的从小就懂事，有的好几岁都不懂事。如果我们能确切判定孩子的"懂事"之年，你会发现，它恰好是中医讲的"五脏（藏）始定"之年左右。

"五藏始定"标志着藏象系统对人体的全面控制，也标志着大脑各种精神模式建立已经完成。常言说：三岁看小，七岁看老。指的就是大脑精神模式，不同的精神模式会导致不同的生命历程。

神者生之制

藏象精神主体通过控制人类大脑精神，进而控制生命的全过程，"根于中者，命曰神机，神去则机息"，刘完素更是将藏象精神主体对生命的控制过程称为"神者生之制也"。

在世界的医学史上，有无数的例子证明，人类精神对疾病的强大作用。例如，当人们患上癌症的时候，在其康复过程中，精神因素的作用远比药物作用更大，一个乐观开朗、意志坚定的人，存活的概率要大得多。我们曾经见到过或者听到过太多这样的例子，一个病人只是感到不舒服而到远方医院确诊，走时行动自如，一旦知道了确诊结果，有人会立刻崩溃，这种人的存活时间比一般病例要短得多。

但藏象精神主体究竟有多大的功能？《黄帝内经》上没有明确的记载，我们可以通过一些生命的极端例子，窥视藏象精神主体的功能。

美国心理学家做了如下心理试验：

例一　医生将一名受试者带到一间空房间中，此时，从隔壁房间传来阵阵惨叫。医生告诉这位受试者：这个试验主要是测试人类忍受疼痛的能力极限。说着打开隔窗，让这名受试者参观试验的全过程。只见一个人被牢牢捆在一把椅子上，旁边炉里炭火烧得通红，一位医生用火钳从炉中夹出一个被烧得通红通红的硬币，然后把这枚硬币放到捆着的人的手臂上，只听"哧啦"一声轻响，手臂被烧起一缕轻烟，随后传来一声痛彻肺腑的惨叫声。试验结束，坐在椅子上的人跟跟跄跄走下来，手把着被烧伤的手臂，一个硬币大小烧焦的伤疤赫然出现在手臂上。

医生让这名受试者连续看了几个相同的试验后，将受试者领到试验室中，把他牢牢地捆在椅子上。然后，从炉中夹出一个同样烧红的硬币说，我现在要把这枚硬币放到你的手臂上。受试者突然感觉到有一热物落到手臂上，随后感到一阵钻心的疼痛，不由大声惨叫起来。医生们发现，受试者的手臂上出现了一个硬币大小的三度烧伤疤痕。

实际上所有的试验都是假的，烧伤、惨叫统统是假装出来的，真正的试验对象只有一个，那就是最后那名受试者。而真正落在受试者手臂上的那枚硬币，只是稍微加了一下温，略高于体温而已，根本不可能造成烧伤。

例二 美国的《生物心理学》杂志曾发表过心理学家克拉特的一个心理学试验例子，这个试验起源于一起死亡事件的法律诉讼。

在美国的一所大学里，有几个大学生搞了一次恶作剧：在一天深夜，他们用一条布袋子将一位朋友在毫不知情的情况下，突然装进了袋子。几个人谁也没有说话，抬起这个袋子来到一个火车站，他们选择了一条早已废弃的铁道，将这位可怜的朋友横放上去，然后几个人蹲在一旁看笑话。这时，不远的火车站里传来火车出站的"轰轰"声音，大地在轻轻颤抖着。只见横放在铁路上的朋友开始挣扎起来，他当然不知道他躺的这条铁道已经废弃，开来的火车将要从他身旁的铁道通过。随着机车越来越近，几位恶作剧的大学生发现，当火车离这位朋友尚有近百米时，那位可怜的同伴静止不动了。

隆隆的机车带着刺耳的金属撞击声向前驶去。然而，等机车过后，当恶作剧者来到他们朋友身边时却发现，他们闯下了大祸——他们的朋友已经死亡了。

在接下来的尸体解剖中，法医没有发现任何内部器官损坏的痕迹。那么，这个人是怎么死的？是他杀，还是自杀？法律应该如何来定罪呢？

这个案子一时成了大家议论的话题。

心理学家们没有参与到无聊的议论中，他们做了一系列心理试验，试图解开这个谜。在众多的心理试验当中，有一例就是克拉特所做的心理试验，实验是这样的：

他们将一只小白鼠放到一个巨大的水池当中，借此来观察在危险情况下小白鼠的行为。大家知道，鼠类一般有很强的游泳能力，心理学家选定的水池虽然大，但依然在小白鼠游泳能力可及的范围之内。只见这只小白鼠一落入水中，它并没有马上游动，而是转着圈子发出吱吱的叫声，它是在测定方位，小白鼠的鼠须就是一个方位探测器，它的叫声传到水池边沿后，声波反射回来，被鼠须探测到，以此来判定目标的大小、方位、距离等。小白鼠尖叫着转了几圈以后，朝着一个选定的方向奋力游过去，不一会儿它就游到了岸边。几次试验都如此。

心理学家又选了一只小白鼠，这次他们将小白鼠的鼠须统统剪掉，然后将它放到水池中心。只见这只小白鼠同样转着圈子发出吱吱的叫声，但由于鼠须被剪，使它无法测定方位。它着急地继续转着、叫着，但依然无能为力，不一会这只小白鼠就沉到水底淹死了。

关于小白鼠的死亡，心理学家是这样解释的：由于白鼠的须被剪，使它无法准确测定方位，在它的脑子里，四处茫茫都是水，它自认为无论如何是游不出去的。在这种情况下，小白鼠停止了一切努力，自己强行结束了生命，实际上在小白鼠沉入水底之前就已经死亡了，是它自己杀了自己。

心理学家最后得出结论：所有的动物，在生命彻底无望的前提下，都会强行终止自己的生命，这就叫"意念自杀"。当放在铁路上的人听到火车隆隆渐近，身下的铁轨发出轻轻颤动时，挣扎着要逃离危险，但他又被装在袋子里死死捆着，他知道是无法逃脱了，为了免受被火车分尸之苦，早在火车离他尚有近百米时，他就自己终止了生命。所以，他是自杀而死的。

一个美国电器工人，经常在一个周围面满高压电器设备的工作台上工作尽管这里有很好的安全措施，但他始终有一种恐惧，害怕因高压电击而送命。有一天，他不小心碰到一根电线，当即倒地而死，最奇怪的是，他身上表现出触电致死的一切症状：身体蜷曲，皮肤变色，脸部痉挛。但在调查致死原因时，他触及的那根电线根本没有电流，电闸始终没有合上。

在苏联的基辅，有一个人无意中被关进冷藏车，第二天早上，人们打开冷藏车时发现，他已经死在了里面，而且有因冻死出现的症状。其实这辆冷藏车根本没有起动过，事后测量，车中的温度大约在20摄氏度左右。

上述案例中，这些异常的生命变化表面上看，都与人类的精神活动有某种关系。但在日常的生活里，或者在现代科学研究的领域中，却无法证实大脑有此功能。所以我们猜测，在上述大脑精神活动的背后，可能还有另外一个更强大的精神主体在支配着，这就是藏象精神主体。

其实我们看到的藏象对解剖生理的控制过程，绝大多数都是通过人类的精神完成的。藏象精神主体跟随阳气通过奇经八脉进入大脑，大脑精神也通过同样的途径影响奇经八脉经气的变化，进而影响藏象精神主体的运行。这也就是说，我们也唯有通过大脑精神、通过奇经八脉这条途径方能直通藏象五神。

《内经》有"存想避瘟"之法，也有"移精变气""祝由"等方法，世人将这些方法统归为暗示法，或者安慰法。其实这都是通过大脑精神调动藏象精神以达到治疗疾病的法门，严格地说，气功也属于此类法门。

第四节　有神？无神？

灵魂其实并不神秘，它就是与我们共生的藏象生命系统，我们每天的生命中，都可以感受到它的存在。这是写入中医理论中的观点，也是世界关于灵魂学说的最好医学证据。

世界上有了灵魂，就有了宗教；有了宗教，就有了万能的神。然而，请大家注意一个现象：在人类的历史中，无数的神死了，又有无数的神诞生了，神的生生死死贯穿了整个历史，但永远不死的却是最古老的灵魂观念，直到今天，这一观点依然深入人心。

这究竟是为什么呢？我们认为，灵魂崇拜的中心是科学，它是以真实的人体生命结构为核心的，但神（偶像）的崇拜则是虚无的。

神之死？

1882 年尼采在一篇寓言中宣告了神的死亡，"上帝死了！"曾经震惊过无数的人。"神之死"对人类而言是一种解放，因为我们自由了。于是，某年某月某日某地，人们开了一个追悼会，死者是千百年来占据人们心灵中的神，首先致悼词的一定是位科学家，因为是他们将伟大的神送进了坟墓。

科学家说："伟大的神啊！因为你不能被科学定律证明，你既不是化学分子，也不是物理现象，更不是某种定律，所以你必然死亡，但你死得其所，人类由此获得解放。阿门！"

信徒们说："我心中至高的神啊！你隐秘不为人知，虚虚幻幻，缥缥缈缈，失去了人心；神啊！你至高而无用，空头支票永远无法兑现，失去了信誉。神啊！你貌似公正，却让邪恶横行于世，根本无所作为，失去了号召力。神啊！你之死虽然我也很难过，但我愿意接受这个事实。"

历史学家说："神啊！你本为泥塑，无知无觉，却享受千年祭祀，虚伪；你本为人身，与众生无异，却独独高高在上，欺骗；你不耕不作，却让民众向你祈福，谎言。"

普通民众说："神啊神！我们没有多少智慧，需要眼见不实，但你虚无缥缈，让人难以相信；居家过日子需要实惠，但你却一毛不拔；邻居中生老病死，历历在目，没有谁被你眷顾；听说你很伟大，但你与我无关，要你又有何用？"

为什么神会死呢？最根本的原因是，他辜负了人类。狄德罗曾说："无论神存在不存在，他已经成为最崇高而无用的真理。"

"神之死"源于神自己的空头许诺。上帝曾说要救赎人类，但上帝一走就是几千年，对于上帝而言，这几千年可能是弹指一挥间，但对于灾难深重的教徒而言，每一天都是真实的。当救赎根本没有发生时，当人们在浩浩宇宙中没有找到天堂时，神自然从人们的心底被排放出去，一个无用的神，在功利的世界里根本没有长期存在的理由。

当第二次世界大战时，许多犹太人被投进纳粹集中营处死，众信徒都在悄悄地问：神在哪里？神在哪里？唯一的回答是：神已经被处死了！他就死在奥斯威辛的集中营里。一个简单的推论摆在那里：如果神是全能的，他就应该可以阻止这场大屠杀；如果神阻止不了屠杀，他就是无能的，甚至是无用的；如果他能阻止而没有阻止，那么他就是万恶的，这种神根本不值得让人崇拜。

"神之死"还源于"神力"的不可证明。

目前的西方文明俗称基督教文明，但在基督教中，几乎从一开始人们就震慑于耶和华超凡的神力。摩西第一次见到耶和华时，首先引起人们注意的是：荆棘丛在起火燃烧，但熊熊的大火并没有使荆棘丛化为灰烬。这是与人们日常生活截然不同的现象。就在这怪异的大火中，耶和华出现了。

在"出埃及记"中，耶和华几乎也是用一连串超凡的神力将犹太人带出了埃及，结束了他们受难的日子：埃及的法老并不愿意看到以色列人离开埃及，那样他将损失许多的奴隶。为了迫使法老就范，耶和华从天降下十次大灾难惩罚埃及法老。尼罗河变成了一条火红火红的血河，蝗虫和青蛙到处啃食着埃及的农田，整个埃及骤然陷入一片伸手不见五指的黑暗之中。最后神显示了更为强大的神力，耶和华派出死亡天使将所有埃及人的长子统统杀死。埃及法老震慑于耶和华的神力，不得不同意以色列人离开埃及。当以色列人来到红海时，涛涛的海水阻断了他们归乡的道路，耶和华又以强大的神力劈开红海，使这些苦难深重的以色列人连鞋都没有沾湿就渡过了红海。等埃及法老的追兵迫近时，耶和华又合上红海，将一干人马统统淹死在滔滔巨浪之中。

耶和华的每一次出现，几乎都伴随着火和光，这些都是力量的象征。这一连串的非凡神力，最终使以色列人拜倒在神的脚下，成了几千年来最虔诚的信奉者。反过来说，如果耶和华只像东方的圣人那样宣讲他的真理，可能以色列人早就把他用石块给砸死了。所以，是神的力量使以色列人最终接受了耶和华，也就是说，以色列人很可能接受的只是这种力量，而不一定就是这个人。

其实读过《圣经》的人都有这样的感觉，耶和华是个残暴、偏狭、嗜杀成性的神祇。耶和华最早是以"战神"的面目出现的，故他是"万战之主"。后来以色列人崇尚的人物中也有许多都是双手沾满了鲜血的人，例如曾孙曾用一块驴骨击杀了一千多人。

但无论人们多么不情愿，有一个事实是铁定的：自从上帝离开之后，人类再也没有看到过类似的神力，所以更多的人倾向于认为：可能神本来就不存在，当初的"神力"只是后人的编造，是为了让人相信教义而已。

"神之死"还源于神的功绩被一一否定。

神赖以存在的巨大事实是他创造世界、天地万物、宇宙星辰，曾经有人将"宇宙的设计者"的光环安放在神的头上。然而现代科学反复证明，神并没有创造世界，天文学家们根本不需要这样一个假设，宇宙也不需要这样一个假设。于是神羞愧而死了。

当然，"神之死"还有其他的许多原因。例如，宗教认为，世界是神创造的，但为什么完美无限的神却创造出一个带有邪恶的世界呢？这是一神信徒们被困扰千年的根本问题。

以往的神学家总是这样告诉人们：神是不可理解的，它不需要知识、理性、逻辑，甚至神是不需要理解的，只需要无保留地、愉快地信赖神就可以了。但随着科学的发展，人们越来越难以无条件接受神存在的事实，他们需要理解神，知道神是什么，它存在于何处，与我们有什么关系等等。

其实我们并不知道"神之死"是否真实，这就如同我们并不知道"神之存在（偶像）"是否真实一样。但必须明白一个事实："神之死"，只代表着偶像崇拜的没落，并不代表宗教情结的消亡，因为，神虽然死了，但我们还有灵魂。

心外无神

历史上神可以生生死死，但灵魂却永久在人们的心里徜徉。因为神数千年来难得一见，而我们却每天都在感知着自己的心灵，一次梦境，一次预感，都真真实实。人们创造神，其实最终也是对灵魂（藏象生命体）的注解，不同的人对灵魂有不同的理解，于是有了不同的神。

当神不能被外在的证据所证明的时候，现在应该回到东方的神秘主义来，神就存在于我们的心里，所以当中医讲"心藏神"、印度人讲"心则性灵居"的时候，那正是告诉我们神的本质是什么，神就是人类生命的某种结构，它存在于我们的身体里面。

中医讲"心藏神"，这是一个医学观点，也是一个宗教观点，它主宰了中国人几千年的宗教实践。比如说，翻开中国的神谱你会发现，中国人从来不承认身外之神，神无非就是大一点的鬼，财神爷关帝为神，不过是关云长的死鬼罢了，鬼神是不分的，它们都源于自己身体的变化。中国人参加宗教活动，更重视的是自我宗教的体验，而不是概念的解析。

佛教讲"人人皆有佛性""见性成佛，直指人心"，实际上也是否认身外之神的，因为早在佛教出现以前的印度，就有"心则性灵居"的医学观点，这与中国很相似。

世界上其他宗教的神秘主义，也是主张心外无神的。马克西姆认为，人类只有与神结合为一体才能真正认识自己，因此"神"不是额外的选择或者强加于人的外在真实，人类有潜能成为神圣，当这一点被充分认识时，我们才是一个完整的人。

因此，人类的宗教本质可以总结为一句话：心外无神，我即神圣！真正应该崇拜的是我们的共生体——藏象生命体。如此说来，所有的宗教问题，其实不过就是个医学问题，具体地说，就是中医学的问题。

那么，为什么要接近心中的神呢？

首先，是为了健康。人是个共生体，肉体与藏象生命（灵魂）组成了一个完整的生命。从生命健康的角度讲，了解了藏象生命体的法则，我们就可以更好地治愈疾病，获得长久的健康。因此，中医健康的标准是：共生体之间的平衡即为健康。

其次，是为了获得智慧。藏象生命体具有无限的智慧，如果我们能够接近它，就可以开发出大智慧，更好地指导我们走完生命的旅程。那么什么又是智慧呢？说来不可思议，智慧就是获得心里平静的某种方法。

再次，还有一层更高的境界，那就是救赎。藏象生命体来到人类的身体内，它一定有自己的目的，但这个目的是什么？我们并不知道。只有接近它，才能了解它的需求，才能帮助它，这就是救赎的本义。救赎的获利者，可能也包括我们人类。

其实东西方宗教都讲人的灵魂救赎问题，但东西方在这个问题上却有本质的差别。西方人因为相信身外之神，所以将救赎的希望完全寄予神，相信只有神才可以救自己，比如说，基督之死就是对人类的某种解救。这是一种被动的"他救"。当西方人将救赎灵魂的任务交给神以后，自己反而没有事可做，所以尽力向外发展，寻求自我价值的实现。

东方人也讲救赎，但东方的救赎则是主动的，因为人人都有佛性，人们凭借自己的悟性就能实现救赎的目的，这是一种"自救"。

第五节 藏象从何而来？

我们论述了人类的共生体——藏象系统的有关内容，这不是我们的创造，而是明明白白写在《黄帝内经》中的。然而遗憾的是，我们不能回答下面的问题：人为什么会有藏象生命系统？这个藏象系统是如何进化而来的？它是怎样到达人体内部的？我们却无法回答。

但不能回答以上问题，并不代表我们藏象生命系统的一切假说是错误的，尤其在中医里更是如此，因为中医本身就有不可知、不可证的特

点。例如科学不能证实经络的结构，但并不能否定经络存在的本身；我们观察不到宇宙中飘浮的宇宙精气，但它们时时刻刻影响着我们的生命。我们不能回答藏象的来历，同样也在情理之中。

藏象系统的存在不但不能被科学所证实，而且在生物进化之中也找不到任何的痕迹。关于人类的来历，生物进化论给我们描绘出了一个明了的线条。世界上生命最早出现于海洋，然后从简单发展到复杂，有了各种海洋生物。由于生存的压力，这些海洋生物中有一部分向陆地发展，成了最早的陆生生物。在几十亿年的演化中，陆生物产生了灵长类动物，其中的一支最后演变成了人。据说人体的各器官中都有生物进化的痕迹，比如说盲肠就是一个被进化掉的组织，人类尾骨则是尾巴被进化掉的证据。但是藏象系统却在进化论中找不到任何痕迹，我们不知道经络的前身是什么，也不知道三焦腑是如何出现的。

更有甚者，藏象系统在整自然界不具有可比性。人类的解剖生理系统器官功能由于它们源于进化，因而在地球生物中具有普遍性。例如类似人类的呼吸系统的器官，几乎在所有的动物中都能找到，陆地动物的肺，水生动物的鳃都具有呼吸功能，甚至连植物也有自己的呼吸系统。但是藏象系统却在自然界没有可比性，我们至今没有发现动物具有这个系统，它是人类特有的，这大约是人与动物的根本区别所在。中国明代时，曾有人记载过马的经络，但也仅此一家，而且后世的兽医也不使用，看来是单纯追求标新立异之举。

关于人体藏象系统的来历，以前从来没有人探讨过，因为从来没有人认为它是独立于解剖系统的另类生理系统，而只认为它是解剖生理系统的某种功能体现。但我们坚持认为，藏象不可能是解剖系统的功能，它是与解剖系统并行的人体另外一个独立的生理系统，它有自己的独立的结构、独特的形态、强大的功能，而且这一系统控制着解剖生理系统。

如果真是如此，那么就存在一个藏象系统的来历问题。然而，我们也清楚，这个问题在很长的一段时间内不会有任何结果，甚至它作为一个有价值的问题的价值也值得怀疑。因为在大家不承认藏象作为一个与解剖系统平行的独立生理系统时，这个问题本身就不是一个问题。但作为我们而言，这是个实实在在的问题。

可疑的线索

虽然藏象生命在进化中没有证据，并且不具有物理学的特性，但我们依然有一条线索，可以推测它的起源。

仔细品读《黄帝内经》，甚至中国整个文化核心，其实只有一个字，那就是"气"。气的一元论构成了中国哲学的核心，宇宙精气学构成了中医的核心，"天人合一"最后也要合于气。甚至中国的古代历法，也是推算气的，比如二十四节气，表面看是历法，实际上算的是气，故曰"五日为候，三候为气，六气谓之时"。这个气就是宇宙精气。

中医为什么要研究宇宙之精呢？因为"藏象食精"！在整部《黄帝内经》里，宇宙之精与藏象的关系最为密切，"故生之来谓之精，两精相搏谓之神。随神往来者谓之魂；并精而出入者谓之魄"，神魂魄意志就是五神，总称为神、神灵、神明等等。由此可见，宇宙之精就是藏象生命的口粮，口粮一断则藏象不存，"淫泆离脏则精失、魂魄飞扬、志意恍乱、智虑去身者"。

那么宇宙之精来自哪里？它来自遥远的宇宙，在星际与星际之间，大量的宇宙之精聚合在一起，由于受到星际间引力的影响，这些宇宙之精形成不同的气带，穿行于各星系之间。其中有五条气带呼啸着扑向太阳系，横扫过地球轨道，消失在遥远的星空。

由此，我们只能得到一个合理的推论：藏象生命体不起源于地球，它起源于宇宙的深处，是一种宇宙生命。

自然界有一条规律，食物决定存在，食性单一的动物如此，杂食性动物依然如此，所谓一方水土养一方人，一方水土也养一方动物。对地球而言，都需要从食物当中提取能量，而且能量的构成也差不多，比如说，老虎与人截然不同，但两者的能量转化方式却差不多，这就是生物多样性中的同一性，我们都属于碳原子生物。因此，从大的背景上讲，我们都是地球生物，因为我们生存所需要的一切都源于地球。

但从宇宙的角度而言，不同的星球环境同样会孕育出不同的生物，据科学推测，在已知的宇宙中，大约有十几亿颗与我们相似的星球，那里都可能存在与我们相似的生物。更多的星球还可能孕育出与我们完全不同的生命形式，比如说它们可能是硅原子生物，或者是其他种类的生物，这就要看这些星球会给生命提供怎样的能量。但这些星球的生物肯定也与我们一样，属于那个星球的生命。

如果有一种生物，它不是以某星球的特定物质为能量来源，而是以宇宙普遍存在的某种物质为能量来源，那么这种生命就远远优于上述的生命形式。比如说，宇宙中普遍存在一种 5K 的辐射波，被称为宇宙背景辐射，它充斥于整个宇宙，如果有生命以这种波为其能量来源，那么它就可以自由漫行于整个宇宙当中，而用不着担心自己会被饿死，那么这种生物就可以称得上宇宙生物。

藏象生命与我们人类解剖生理系统最显著的区别是，它们对宇宙空间环境要求不同。读完《黄帝内经》，给我们印象最深刻的是中医对宇宙空间环境的特别关注，它不但注意太阳系中太阳、月亮、五大行星运行的状况，而且特别注意遥远星系对人体的影响，甚至注意到远在6000多万光年的室女星座。而这种关注又与中医的理论核心——藏象系统有着密切的关系。因此，藏象与宇宙空间的特殊关系很可能对我们猜想藏象的来历有一些帮助。

客观地说，中医的藏象系统完全可以不需要地球环境而存在，或者说并不需要现在的地球环境。在藏象功能中，它唯一需要地球的是来自饮食中的后天之精。但这也不是必需的。例如在"人生十岁"以前，后天之精没有进入藏象，但藏象依然可以运行。因为藏象的经络系统就有与脾相同的功能——获取空间中的宇宙之精。有许多气功练习者，他们可以长时间脱离食物，仅靠经络获取的宇宙精气就可以维持藏象系统的运行。故中医说"天食人以五气"，只要五气存在，藏象生命系统就可以生存。

所谓的"五气"就是宇宙中飘浮的精气，它产生于星云与星云之间较冷的区域，可能从宇宙大爆炸时就已经产生，亘古就充斥于浩瀚的宇宙中。因此我们认为，藏象并不是现今地球环境的产物，因为它不需要如今地球表面产生的一切生命形式作为其存在的前提，它是种地地道道的宇宙生物。

那么，藏象生命体为什么要来地球？为什么一定要进入人的形体之中？无人能有确切的答案，只有两个推测。

猜测之一

在138亿年以前，宇宙发生了大爆炸，宇宙物质以难以想象的速度向四周扩散，温度高达几十亿度。当宇宙温度降低以后，微小的宇宙物质开始凝聚成团，最早的星系统开始生成。同时，一种新的宇宙生命素也开始出现，它不会聚成团，而是弥漫在整个宇宙中，并受宇宙基本力的影响，穿行于星际空间。

又过了100亿年，一个新的恒星诞生了，它就是太阳。当太阳诞生后不久，太阳周围的物质也开始凝聚，太阳系开始有了一个大模样，在离太阳不远的一个轨道上，地球开始形成。又过了几亿年，地球从一个不稳定的松散结构发展成了个稳定的星球。但此刻的地球是没有水也没有带氧的大气，到处都是火山的喷发，炽热的岩浆在大地上横流，空中飘浮着有毒的气体。然而，不论地球环境怎样，来自遥远空间的宇宙精气一直沐浴着这颗年轻的星球。

根据哈勃的火移理论，当时的宇宙空间比现在小得多，星系与星系间的距离很近，因而宇宙精气极为丰富。刚刚形成的地球表面，在某些地区富集了大量的宇宙精气。这些精气在地球热力、重力的作用下，产生了某种与目前生命定义完全不同的一种生命，它们通过转化宇宙的精气作为自己的能量。

这种生命极轻，与构成它们的宇宙精气一样轻，这使得它们可以部分摆脱地球的重力，飘浮于空中（登高不粟）。为了能够快速地移动，它们的主体是个球形。为了截获更多的宇宙精气，它们长出了无数像触手一样的器官，这些触手最后演变成了经络。为了适应当时地球高温的环境，这种生命极其耐热（入火不热），凭借这样独特的形态，它们顽强生存在险恶的洪荒地球上，可能长达数十几亿年。

随后地球渐渐冷却，开始出现海洋和带氧的大气。一种微小的有机生命诞生于波涛汹涌的大海，随后繁衍出无数的物种，地球的表面也有了动植物，一派生机勃勃。在有机生命出现的一段时间内，藏象生命与有机生命并行于这个世界。

大致到距今几十万年前，随着宇宙在不断地膨胀，星系间的距离越来越大，横扫过地球的宇宙精气变得稀薄起来，藏象的触手无论多么努力，也截获不到足量的宇宙精气。藏象生命体要想生存下去，它必须有另外的途径帮助它获取宇宙精气，于是它想到了通过利用地球现有动物来帮助它获取宇宙生命素的方法。但地球上有许多动物，究竟选择哪一种好呢？藏象生命体有自己的标准：

第一，必须是灵长类。这种动物智力发展水平高，既可以与藏象生命体的智慧水平接轨，又可以有效获得食物，并保证自己的安全。

第二，食性必须杂。藏象生命体的目的，是通过这种动物获得地球表面生物中截留的宇宙生命素，所以被选定的动物必须食性杂。

第三，必须自然寿命相对较长。藏象生命体的寿命大约在128岁左右，所以它选择的动物寿命必须相对较长，能与自己尽可能匹配。

第四，这种动物必须是陆生动物，而不能是海洋动物，因为水对宇宙精气有强大的截留作用，海洋动物无法直接获取宇宙生命素。

地球上满足上述条件的动物只有一种，那就是猿类。猿类属于灵长类动物，它是地球陆生动物中智力水平最高的生物，完全可以被藏象生命体的精神主体利用；猿类也是符合上述条件寿命最长的动物，在保证良好的情况下，可以生存几十年，恰好与藏象生命生存的时间可以相匹配；猿类是食性最杂的灵长类动物，天上飞的，地上跑的，水里游的，土里钻的，没有它不吃的。食性杂说明这种动物迁移性好，在不同的地理条件下都可以生存。杂食与迁移这两点，正是藏象生命所需要的。食性杂，可以从多种物种中提取宇宙生命素，迁移性好，可以扩大活动的范围，保证种群的增长。

然后藏象生命体像寄生虫一样进入选定猿类的体内，演化出了一套能够从猿类食物中提取宇宙精气的系统，并将自己原来的触手演变成经络。这样藏象就有了两个获取宇宙精气的途径，一是从寄主食物中获取动植物截留的宇宙精气，二是由经络直接从空中吸取宇宙精气。

当然这支被藏象选定的猿类，也有某些缺点，比如速度不够快，力量不够大，视野不够宽等等。藏象生命在利用寄主的同时，它也帮助寄主在进化，这只猿当然就是我们人类。藏象生命体帮助人类进化的例证有许多，其中最显著的证据就是人类大脑的进化。在短短的几十万年内，人类大脑的重量增长了一倍左右，这在生物的进化史上是绝无仅有的，堪称进化的一个奇迹。

藏象生命体重点帮助人类大脑进化有两个目的，第一是弥补人类生理器官上的不足，比如速度不够快，力量不够大等；第二是提升人类的智力水平，为两者合而为一做准备。而且从人类技术发展的角度看，人类所有的技术都指向一个最高点，那就是天文学，或者人类飞天的梦想。这种冲动可能并非出自人类自己的愿望，而是藏象生命的愿望。

猜测之二

地球上所有早期民族的神话里，都是这样描述人类的起源：在很久很久之前，有神来到地球，他们依据自己的形象创造了人。

那么神为什么要造人呢？在全世界造人神话里都强调了一个细节，那就是上帝吹的那口气，或者是神往人的身体里放置了一些东西。

《圣经》说：上帝将生气吹进他的鼻孔里，他就成了有灵的人。

南美奎什玛雅人说：但这些人没有灵魂也没有思想，于是，神又找到了可以进入人肉体的东西。

澳大利亚的造人神话说：创造者使劲往他们的嘴里、鼻孔里和肚脐里吹气。

《奥义书》里说：大梵创造了人，后又让头顶潜入其中。

《广林奥义书》认为："世界的开端是灵魂，只有它才具有人的形式。"

中国的造人神话说：诸神在造好人后，最后女娲给了人七十化的本领，人才成为人。

……

一个木匠做一个盒子，并不是为了做盒子而做盒子，而是为了装东西。建筑一套房子，是因为想住人。人体就像是一个容器，如果没有装进一些特别的东西，那与动物没什么区别。《新约圣经》里多次说，人只是一个器皿、容器，是一个装东西的容器，所以神也是为了装东西而创造了人。

那么，神想往人体里装什么东西呢？综合各种神话看，神是想往里装一种叫"灵魂""灵性""神之气""自性"等等一类的东西。只有装入了这些东西之后，人才成为人。换句话说，神创造人是为了安置灵魂。

《羯陀奥义书》里说："知身如车乘，'自我'是乘者。"身体就如同一辆造好的车，而驾驶车的却不是车自己，而是另外一个叫"自我"的东西。正如今天的北京街头，打眼一看来来往往的都是车，从外表上我们只能认出车的形象，有宝马、奔驰、丰田、法拉利、奥迪、红旗、吉普……但开车的却另有其人，也许是张三，也许是李四。

因此，我们的身体只是灵魂的工具，或者说是灵魂的载体，并且没有多么重大的意义。电线负载着电流，一旦没有了电流，电线只是一根铜线而已。旅店因为房客而成为旅店，一旦没有了房客，旅店也就不成为旅店了。

从神话中看，造人的神与装入人体的灵魂不是一回事。历史记载说，神造完人，将灵魂装入形体以后，很长时间神与人的关系很好，人总是听神的话。可是后来人就开始不听话了，总是跟神对着干，最后把神气跑了。神虽然跑了，但灵魂却一直留在了人的身体里。这个灵魂，我们的远古祖先用"藏象"一词来形容它，取其深藏人体，但外象可知的意思。

根据人类的早期神话，结合《黄帝内经》的记载，我们编了下面这个故事。

在遥远的宇宙深处，在某个特殊的宇宙环境里，生存着两种智慧水平（知觉水平）相似的种族。我们将其一个称为神族，而另一个则称为藏象—灵魂族。这是二种别样的生命体，智慧极高，知觉能力极强，完全可以凭借知觉力改变我们宇宙的任何物质。他们的形体可能完全与我们想象得不一样，是由另外一种我们看不见的物质组成。

然而，他们也受宇宙的限制，只能生存于自己的宇宙环境中。一旦出了他们那个特定的宇宙，各种宇宙射线、气体、病毒、细菌……都会危及他们的生命。因此他们必须穿戴着各种"假体"（机械体或生物体），并驾驶各种有形的机械体，才能穿行于不同的宇宙之中。

渐渐的，其中藏象—灵魂族或者是自己不思进步开始堕落，或者是受限于环境而衰败；而神族开始强大起来，当然这种强大不仅仅是技术、资源上的，而且也是精神层面上的。

在地球时间数万年前的某一天，两个种族之间发生了战争。战争的具体过程我们无从知晓，但结果却是明确的——藏象—灵魂族战败了。（在这里我要特别声明：历史上许多文化里都将灵魂视为有原罪，或者是邪恶的，甚至有人认为灵魂就是外太空里的犯人，来到地球上是为了赎罪。出于对自我尊重，我宁可将灵魂视为战败，因为战败并不可耻。）

神族在战胜灵魂族之后，面临的首要问题就是如何处置灵魂族。在人类的概念中，对待战败之族，无非是屠杀、灭绝、奴役、流放几种，或许在他们那个宇宙环境中，根本就没有"奴役"与"灭绝"这些概念，于是，神族最后决定：将战败的藏象—灵魂一族永远赶出原有的宇宙空间，流放到一个遥远的宇宙边缘。

考虑到藏象—灵魂族原本具有的强大能力，所以选择的流放宇宙有两个前提条件：一是在新的宇宙环境下，藏象—灵魂族这种生物体不能直接生存，必须要借助"假体"才能生存下去；二是在这个宇宙中，灵魂族赖以生存的宇宙精气十分稀薄，被流放的藏象—灵魂族不能直接获得充足的宇宙精气，必须借助"假体"进行补充。这样一来，灵魂将长期处于衰弱的境地，永远无法摆脱禁锢。

于是，神族派出一支小分队（后来被人类称之为神，最初来地球的神只有8位），驾驶着一艘巨大的宇宙飞船（现在的月球），驶往宇宙的边缘，寻找适合的流放地。

大约在地球时间5万年左右，这支小分队来到了银河系，来到了地球。这里远离宇宙精气的中心地带，宇宙精气十分稀薄，灵魂族无法自主获得足够的能量。而且在这种环境中，藏象—灵魂族无法直接生存，必须依靠"假体"才能生存下去。于是，神族的八位神，利用地球已有动物的基因，开始为灵魂族制造"假体"——人类。

我们人类身上确实可以找到许多地球生物的特征，比如说，人有许多陆地生物的特征，像猿类的特征，这是人体上保留最多的一种动物特点。除此而外，人还有其他陆生动物的痕迹，欧洲人蓝幽幽的眼睛，有狼的特征；非洲人的面孔有黑猩猩的特点，等等。不但如此，人类在体表上还与海洋动物十分接近，例如，人体中有 70% 是水分；所有灵长类动物的体表都长着浓密的毛发，唯独人和水兽（如海豚、海豹等）一样，皮肤裸露，光光的没有毛发；陆上灵长类动物都无皮下脂肪，而人和水兽一样有一层较厚的皮下脂肪；所有的陆生动物都有极精确的盐分摄入和调节机能，一旦缺盐，就会影响它们其他生理活动，而人类却和海洋动物一样，对体内盐的平衡毫无感觉，而且经常通过汗腺排除体内盐分等等。

人类刚被创造的时候，没有自己的自主意识，神魂魄意志就是我们的意识。所以初期的人类都是"灵我"，完全为藏象服务，个个都能活百岁以上，很少有病。随着时间的推移，人类基因完成了生物层面的融合，形体开始要求独立自主，并且用人类的文明阻断了与藏象的联系，人类开始向"物我"转变。于是，疾病开始流行起来。藏象生命体为了自身的安全，通过控制某些人的大脑，向人类传授了一套医学，那就是中医学。

第八章

我本神圣

中医存在的意义，可能不仅仅是让人们从另外一个角度认识了疾病、认识了健康，而在于展示人类生命的终极真相，揭示出人类存在的最高机密：利用藏象生命体，完成人类由地球生物到宇宙生物的进化，使每一个人都走向神圣。

第一节　自私的系统

人类的生命是个共生体，我们与藏象生命共用着一个身体，各自完成不同的生命经历，实现不同的生命目的。但我们应该如何来看待这种共生的关系呢？

利益最大化

自然界任何一个体，都为会自己的利益而奋战，这些基本利益包括生存与安全。这是习性使然，不关乎道德，所以自私才是一切生物的本质。非洲大草原的狮子与豹子，都有各自的利益，当其不相交时，各自生存。一旦利益相交，狮子会抢豹子的猎物，豹子打不过，只好拱手相让。

久而久之，豹子学会了将猎物拖到树上，狮子不会爬树，只好干瞪眼。

人有两套生命系统，解剖生命体与藏象生命体是两个相互独立的生命体，它们有共同的目标、共同的利益，那就是维护两套系统的平衡与稳定，这也是中医的至上法则——阴阳平衡。但这两个系统的利益并不一致，冲突在所难免，疾病也在所难免。

比如说，肠胃是解剖生理系统摄取能量的器官，它的基本任务就是为系统提供充足的营养，所以它拼命摄取高脂肪、高糖、高蛋白的食物，追求色香味。而为了维护本系统的安全，肠胃对任何进入的食品都要检测，当有不利于安全的食品进入时，它就会采取呕吐、腹泻等方式来清除毒素。当肠胃发生病变时，它们又会以疼痛的方式发出警报告诉大脑，"我遇到了麻烦"。

再比如说，生殖器官的利益最大化是多繁育健康的后代，为了这个目标，人类进化出了独特的器官，例如各种灵长类动物的睾丸大小差别很大，这种差别都可以用交配模式的差别来解释。为了这个目标，人类还发展出一套相关的文化，比如为了把女人带上床去，男人们总会夸大自己的保护和供应能力。同时，我们还具有深层次心理判别的功能，能找出与我们具有相似免疫特性的对象。

藏象系统也有自己的私利，它同样也要追求利益的最大化。例如，藏象系统需要从胃里的食物中提取出宇宙之精来，为整个系统的运行提供能量，一旦后天之精不足，整个系统就会发生根本危机。为了实现这一目标，藏象系统有时会不顾及解剖形体的安危，这就是自私的表现。我们举糖尿病加以说明。

糖尿病史称"三多一少症"，即多饮、多食、多尿、消瘦（少肉）。从症状来看，糖尿病并不缺少营养，而是营养过剩，大量的营养物质被以糖的形式排出体外。这也说明，糖尿病患者的脾胃并无疾病，完全能够摄取到足够的营养。有人治疗糖尿病从脾胃入手，完全是瞎弄，最后反而会将脾胃搞坏。

首先要明确，糖尿病初期不是形体病，即解剖器官没有病变。糖尿病应该是阳病，是藏象生命体出了问题。那么问题出在哪里呢？从其病症在可知，藏象生命体在采集精气方面没有问题，问题就出在藏精这个环节。藏象生命体不能将所采集到的精气贮存起来，反而将精气当成废物排出了体外。这就好比一个厨房本来每天能生产 100 斤馒头，用掉 100 斤面粉。而现在呢，每天照样购入 100 斤面粉，却只能生产出 60 斤馒头，剩下的面粉堆在厨房，久之霉变，只有丢掉。

可是藏象生命需要一定数量的宇宙之精，缺口怎么办呢？只好不断发出指令，让大脑产生饥渴的感觉。同时。藏象生命体为了节约精气，会减少维护的成本，即减少气血的生化，造成形体各器官活力不足，人就会消瘦、倦怠无力，于是有了"三多症"。

藏象生命体这种不正常反映，其实也是一种自私的表现，它加重了肠胃的负担，反而会使肠胃的功能进一步恶化。

那么，藏象生命为什么在转化方面出了问题呢？那是因为藏象生命体极度虚弱所致。我们说过，奇经八脉是藏象生命体的内系统，可惜的是，这个系统并不负责采集宇宙精气，它所需要的宇宙精气必须由十二正经外系统提供，当外系统精气充满时，才会溢向内系统。于是，问题又回到了糖尿病的起因上。

在《内经》里，糖尿病称为"消渴症"。《素问·奇病论》说："此人必数食甘美而多肥也，肥者令人内热，甘者令人中满，故其气上溢，转为消渴。"即常常美酒、肉食者易得消渴症。先说肉食，我们在前面论述精气时说过，"味厚者"气薄，各类肉食中所含宇宙精气不多，远不如谷蔬中含量高。味厚养形，味薄养神。经常肉食，谷蔬必少，宇宙精气长期不足。再说美酒，酒中虽不乏精气，但饮酒太多，内积生热，反而会消耗掉维护两套系统正常的精气，饮酒者一般少食，谷蔬严重不够，反而又减少了宇宙精气的摄入。故而，美酒大肉者，宇宙精气长期不足，这是此病的起因。可见《黄帝内经》是对的。

十二经络长期精气不足，无法将必要的精气溢入奇经八脉，造成藏象生命体无法获得必要精气荣养自己，久之必病。我们说藏象生命体才是人的核心，它一病不要紧，会引起诸多的连锁反应，这就是糖尿病并发症多的缘故。

再明确一下，糖尿病（消渴症）是阳病，是藏象生命体的疾病。再具体地说，是藏象生命体长期得不到足够量的精气所致。

怎么治疗呢？唯一的方法是向奇经八脉直接补益精气。在几百味常用中药里，只有两味药可直接进入奇经八脉，那就是鹿茸、龟板，在补益精气的药物中加入此二药，直接向藏象生命体的内系统补溢精气。

话扯远了，再回到我们的主题。

自私原本的目标是为了使利益最大化，但任何事情都得有个度，超越了这个度，就会走向其反面。

我们人体解剖系统的许多疾病，其实也源于利益最大化的动因，强调了"有所为"，而忘记了应该"有所不为"。例如，目前心血管疾病已经成为世界范围内的头号杀手，世界销售量最好的 20 种药物中，有 9 种就是用来治疗心血管疾病的。但导致这种疾病的一个重要原因是，我们摄入了过多的脂肪，使血液中的胆固醇升高，其中低浓度脂蛋白可以堆积到动脉内壁上，引发心血管疾病和其他的一些疾病，比如糖尿病、高血压等等。肠胃的利益最大化，最后损害了整个系统。

因此，两套生命系统的利益最大化的目的，并不能用欲望无限扩展来实现，也不能纯粹在本系统内部获得。那么，如何才能使自私的双方相安无事、共荣发展呢？

权利与义务

根据自然的法则，利益最大化的获得并不是独占而是共享。但同享的前提却是限制与规范，利益的双方必须在一定的规则下才能享受自己的利益，否则双方的利益都会受到影响，最后使追求的目标落空。比如我们每个人都在追求自己的利益，但如果不遵守社会法规，社会就混乱不堪，最后损害的是大家的利益。

然而，在这个世界上，绝对的平等是不存在的，限制与规范的权力总是倾向于势力较强的一方。比如在 WTO 组织中，制定游戏规则的总是那些经济发达国家，而经济相对弱小的国家很少有权参与规则的制定。同样的道理，世界任何一个国家的法律总是由强势一方来制定，而相对弱势的民众必须服从这些法律。

在人体内的两套生命系统中，也有相对强势与弱势的区别。在中医里藏象生命体是强势，而解剖生理系统则是弱势。在两个以上单元系统中，强势制约弱势是天经地义的。为什么这样说呢？

藏象生命体属阳，它代表着生命的本质（神），得神者生，失神者亡。而解剖生理系统属阴，只是作为承载藏象的工具而存在，是非本质的生命现象。本质决定现象，本质同时也制约着现象。

藏象生命体制约解剖生理系统的现象有很多，比如衰老就是这种制约的体现，甚至我们可以将其看作一种制约的机制。活力充沛的人会消耗大量的宇宙之精，藏象生命体用身体的解剖生理系统的衰老来限制人们的社会活动，从而达到保精全神的目的。因此衰老是藏象系统制约生理解剖系统的一种机制，而不是疾病。

关于藏象系统制约、规范解剖生理系统的机制与作用，因为以前从未研究过，因此目前还缺少有利的证据，这个观点目前仅是推测。但在养生学的研究中，有许多内容涉及这一观点，只是目前尚没有总结。

然而，制约的目的并不是消灭对方，而是为了维护平衡，平衡的达成是通过权利与义务来实现的。由于中医是站在藏象生命体的角度来看生命，因而涉及解剖生理系统对藏象系统的义务不多，因此权利也就相对少些。相反，我们看到的更多的是藏象生命体对解剖系统承担的义务。比如说，关于人体自我修复力的问题。

人体具有很强的自我修复能力，小到头痛感冒，大到要命的癌症，人体都可以自愈。《伤寒论》就发现："太阳病，头痛至七日以上自愈者，以行其经尽故也。"现代研究表明，人体的免疫力、排异力、修复力、内分泌调节力、应激力、协同力……具有自我修复、自我调节的功能，大约有 70%—80% 的疾病完全是自愈的，与医疗没有任何关系。

然而，人体的自愈力并非一视同仁，对有些人的作用大一些，对有些人的作用小一些，甚至对有些人根本没有用，这就造成了同样的疾病，结果却大不相同的结果。由此可见，人体自愈力需要一个开关。在现实中人们发现，人体自愈能力的强弱只与精神状态有关。社会上许多疾病的康复，都与病人的心态密切相关，积极正面的精神状态，是疾病康复的首要条件，一个没有生存愿望的人，再好的医疗也无济于事。比如说，在得癌症死亡的癌症病人中，有 1/3 是被自己吓死的。

所以，"心态好"就是人体自愈力的开关。所谓好心态，无非是个平和，遇事不急不躁，其实就是一个"静"字，古人认为静可通神，"静则神藏，躁则消亡"。这个"神"并非神话里的神族，而是指人的"神明"，其实就是指我们身体内的藏象生命体。由此可知，藏象生命体才是人体自愈力的关键，能够治病、救命的最高明的医生就在每个人的体内，这也是藏象生命体对"假体"应有的保护义务。凡是与藏象生命体沟通能力强的人，自愈力就强，几乎无病不治；不善于与藏象生命体沟通的人，则无法启动自愈的程序。

藏象无道德

看来藏象生命体喜欢没有压力、内心平静的人。但千万不要将此理解为藏象有道德，因为藏象没有任何道德的，或者说不具备我们人类的道德规范。为什么这么说呢？藏象生命体是一个比我们更高的生命形式，而且它并不源于地球，它与人类的关系，不过是主人与工具的关系，开车人与座驾的关系。而人类所有的道德，都是人类自己创立的，自己定义的。一个开车人会遵守车的道德吗？

从实际上看，藏象生命体并不明确参与人类的意识活动，它只是在生理的意义上参与我们的生命过程。比如说，它调控人类精神的爆发模式，而目的却是为了保护自身免受冲击。它有时也在无意状态下指导人们的生存策略，但也是为了自己更好地生存下来。除此之外，它没有净化心灵、消灭罪恶的义务。

灵魂虽然没有传统意义上的道德，但也没有传统意义上的罪恶，灵魂是清白的，它与我们仅仅是生物学意义上的共生体，而不必为我们人类的罪恶承担任何责任。很古老的时候，人们有一种观点，认为灵魂是因为有罪才来到我们的身体中，但从现实的角度看，藏象生命只是一种共生生命体，它不应该是有"原罪"的。古代人的这个看法，很可能源于我们自己对自己的自卑，自卑的人贬低自己，同时也贬低了灵魂。

如果放眼宇宙，在宇宙中应该存在三种道德形式。一是物种道德，有能力建立道德规范的物种，只考虑自己生存的道德；二是星球道德，有道德的物种，超越了物种本身的利益，建立起整个星球普适性的道德标准；三是星际道德，有道德的物种，超越了本星球，甚至超越了本星系，建立起在星际间普适性的道德标准。

就人类而言，道德的意义有二：一是规范群体的行为，确保群体可以安全生存下去；二是减少内心冲突，避免疾病的发生。曾经有调查显示，人的健康状况与平日的道德水平相关，比如说贪官的寿命要远低于平常人，在日常生活中，凡那些不遵守社会道德而与社会格格不入的人，其健康状况极容易恶化，古人说"千夫所指，无疾而终"，就是这个意思。这是因为任何不道德的行为，都会造成社会评价与自我评价的冲突，这种冲突化会直接表现为情志，比如忧、思、恐等，最终引发多种疾病。从这点讲，人类的道德同样是为藏象生命体服务的。

因此一颗平和的心，它的生理学意义要远远大于宗教学上的意义。反过来说，宗教对健康的意义要远大于人们追求宗教本身的意义。

第二节　定义中医

什么是中医？换句话说，中医是以什么作为研究对象？这个问题看似简单，却不易明确回答。但这又是一个必须明确回答的问题，它影响着中医的生与死。千百年来，正是由于这个问题没有明确结论，人们对中医的褒贬毁誉都集中在这一点。

其实中医很简单，用"一个核心两个基本关系"就能概括全部中医：中医是以藏象生命体为核心的医学；在这个核心之下，《黄帝内经》始终在讲两个基本关系：藏象生命体与宇宙精的关系；藏象生命体与解剖形体之间的关系。

如果将上述的内容再精简，那就只有一句话：人有两套生命系统。

一个核心

中医五藏并不等于血肉五脏，换句话说，中医研究的是五藏而不是五脏。许多人看不懂《黄帝内经》，就是把五藏理解成了五脏。只有明白了这一点，就能从一个全新的角度看《黄帝内经》。中医并不是以解剖生理系统为研究对象的医学，中医是以我们的共生体——藏象生命体为研究对象的医学。在这个意义上，我们也可以将中医简称为藏象医学，或者灵魂医学。

藏象生命系统的组织形态、功能及外在的表征十分特殊，这个生命系统从形态上由两个组成部分——五藏与经络，比解剖系统要简单得多，但功能却比解剖系统强大。人体的藏象生命系统是无形的、不可证的，但这恰恰是《黄帝内经》的核心，也是中医学的研究对象，这一点与西医学有着本质的不同。尽管藏象系统无证实证，但从中医几千年的实践中可知，它依然是人体生命结构的原型。

两套生命系统之间是什么关系呢？

首先，这两个系统是独立存在的。藏象系统可以不依赖于解剖形体而存在，在人类解剖形体未发育成熟之际，藏象系统已经存在，在人体解剖系统消亡之时，藏象系统还可以独自存在。

形象地说，解剖生命系统就一间房子，而藏象生命体则是房主。它深藏于内而不外露，我们只能通过房子的"象"去猜测主人的状态。所以形体各种存在的表征，都是房主的"象"，五脏是神魂魄意志之"象"，气血是藏象调控形体之"象"，七情志是五神之"象"，二十四节气是宇宙精气之"象"……

其次，藏象系统控制着解剖生理系统，藏象系统比解剖系统功能强大，因而居于支配性地位，它通过藏象五神控制大脑精神，进而全面控制解剖系统。

中国人讲天命，孔子在《为政》中说："三十而立，四十而不惑，五十而知天命，六十而耳顺，七十而从心所欲。"人活过了50岁，才会对自己有一个比较清醒的认识，那就是"知天命"。这里的"天命"，是指某种可以操控我们一生的不可知力量。换句话说，孔子到了50岁终于明白了一个道理：人生不自由！我们始终还是一个木偶，从来没有摆脱过被操控的命运，"我的命运我做主"终归只是个梦想。

清代大历史学家赵翼，晚年的时候曾写过一首小诗："少时学语苦难圆，只道功夫半未全。到老始知非力取，三分人事七分天。"诗意是对自己治学过程的感悟，重点落在"三分人事七分天"上。在我们的一生中，能够自己做主的不过是三分之一而已，剩下的三分之二完全无能为力，只能眼睁睁看着它发生。

中医研究对象的确立，有着重大的实际意义，这是我们正确理解中医的一把钥匙，而且是唯一一把钥匙。千百年来，我们对中医继承比发展多，或者说有继承无发展，不知道阴阳为何物，不知道阴病阳病有何区别，不知道中药为什么可以治病，不知道人为什么与宇宙关系密切，关键就在于我们没有找到这把钥匙。

中医研究对象的确立，也为我们人类认识生命打开了一扇门，我们将它称为"终极之门"。中医看待生命，不是站在地球的表面，也不是站在太阳系内，甚至不是站在银河系内，在这样一个宽阔的宇宙空间视角之下，人的生命就会被重新定义，关于疾病与健康的定义也会重新更改。

中医的研究对象，决定了中医的基本任务，那就是共生体的平衡协调，中医将其称为阴阳平衡。事实证明，致病因素与发病是两个概念，同样一种病毒，对不同人的会产生不同的作用，有人会发病，有人根本就不会发病；有人病重，也有人病轻。比如说，曾经有人做过实验，吃入含有大量霍乱病菌的食物，实验者根本没有发病。这说明，最终发病的原因是我们，而不是致病因素。所谓的疾病，从原则上讲，都是因为两套生命系统不匹配、不平衡所致。中医就如同一个中间调解人，它不是在消灭疾病，也不是在追求更强、更壮，而是在调节两个生命系统的关系。当阴阳平衡时，再多的致病因素也不会伤害到人体。

两个基本关系

如果想将《黄帝内经》读透，必须找到打开大门的两把钥匙，一是阴阳，一是精气。读不懂阴阳，就不知道人有两套生命系统；读不懂精气，就不知道两套生命系统如何运作。这就构成了两个基本关系：藏象生命体与宇宙精气的关系；藏象生命体与解剖形体的关系。

一、藏象生命体与宇宙精气的关系

藏象食精。藏象生命体不需要我们理解的各种化学类的营养物质，不需要碳水化合物，也不需要各种维生素，它唯一需要的是来自宇宙深处的精气。《四气调神大论》里说得很清楚，藏象生命体（神）唯有精气可调，"积精"才能"全神"，一旦失去了精气，人将魂飞魄散。

精气来自宇宙星际空间，如同一阵经天而过的大风，年年横扫过地球运行的轨道。如果捕捉不到，它就会消失在茫茫的宇宙之中。为了计算精气的走向、来量，以及五藏捕捉精气的能力，《内经》中专门用七篇大论来论述"五运六气"之学，几乎占到了《内经》三分之一，可见古人对此是何等的重视。

二、藏象生命体与解剖形体的关系

形体用气。解剖形体本来不需要精气，它需要的是各种化学物质，所以我们用"形体用气"来表述，因为这部分气最终都会被消耗掉。

解剖形体对于藏象生命而言，作用只有一个，那就是利用解剖形体获取宇宙精气。宇宙精气在扫过地球时，万物"嗜欲不同，各有所通"，通什么？"生气通天"，万物都通宇宙精气。换句话说，地球表面的一切物质都会截留精气。这些精气将通过人的饮食进入人体，藏象生命体乘机提取出精气为己所用，这就是水谷所生的后天之精。

因此，人体这个"充电器"对藏象而言是太重要了，必须全面加以控制。怎么控制呢？藏象生命体将自己获取的宇宙之精拿出一部分，生化成气、血、津液、髓……全面参与解剖形体的运作。同时，五藏化五气，以制喜怒悲恐惊，将形体消耗的精气控制在最少的程度。

这样一来，一个核心两个基本关系就可以用一张图来表示：

人体解剖系统　　　　藏象生命系统　　　　　　宇宙精气

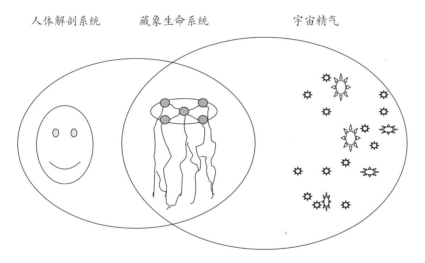

图中两个圆就是"两个基本关系"，一个连接着宇宙精气，一个连接着解剖形体，而圆线则代表着经络，两个基本关系要靠经络来完成。经络根据作用不同，又可分为开阖枢，太阴太阳为开，联系宇宙精气；阳明厥阴为阖，关联着解剖形体，少阴少阳就是中间的圆线，紧紧护着藏象生命体，故少阳少阴为枢。

两圆相交的部分就是藏象生命体，它处于核心的地位，它被一个小圆包围着，这个小圆就是奇经八脉，通过这个小圆，藏象生命体控制着人的意识。

外围的两个大圆，构成了藏象生命体的外围防御圆，无论是来自宇

311

宙精气的阳病，还是来自解剖形体的阴病，几乎都在外层，很少有侵入内层的，只有陈年旧病会慢慢影响到最内层，只有来自人意识系统的疾病会侵入内层。

这张图可以包括如下中医内容：阴阳、五行、五藏、身体之象（对于藏象系统而言，身体的一切症状都是象）、五神（神魂魄意志——藏象的精神主体）、经络、精（先天之精、后天之精）、气（五藏之气、六淫气、五运六气）、病机病理、养生……它几乎可以涵盖整个中医内容。

· 阴阳是两套生命系统的理论总纲。

· 藏象生命体是中医的核心。

· 五行是解释五藏相互关系的比喻。

· 经络是藏象生命体的组织结构，实现两个基本关系的主体。

· 宇宙之精是藏象生命体的原始能量。

· 气血是藏象生命体控制解剖形体的形式。

· 血肉五脏是五藏的载体，也是观察五藏的窗口。

· 五神是藏象生命体可见的精神现象。

· 五运六气是藏象生命体对接宇宙精气的联络图。

……

理解了这张图，基本上就读懂了《黄帝内经》：中医不是以解剖形体为核心的医学，中医是以藏象生命体为核心的医学，所以中医又可称为"中介医学""藏象医学""灵魂医学"，唯独不能称"形体医学"。

在这个基础上，整部《黄帝内经》论述了两个基本关系：一是藏象生命体与宇宙精气的关系；二是藏象生命体与解剖形体的关系。

意义何在？

在我们提出中医定义的时候，可能有人会误解我们在创造什么新理论。其实没有人能创造出新理论，中医理论永远属于《黄帝内经》，直到今天它依然超级稳定。我们所做的工作实际上只是重新整理、重新挖掘，最多只是个还原性的工作。因为我们所谓的发现，其实早已记载于《黄帝内经》中，已经有两千多年了。

我们重新定义中医，只为了一个目的：读懂《黄帝内经》!

中医正在死亡，这已经是个不争的事实。许多执业中医师都对中医失去了信心，根本原因是我们的实践无法体现中医理论的高度。原因何在? 现在大家都在治疗的具体方法上下功夫，不断地重新组合，无非是在一个平面上不断地重复，很少有人能做到用理论指导实践。没有理论的实践，最后的结果只能是消亡。

中医理论本出《黄帝内经》，没有此经就无中医。可我们对这部经典能理解多少呢?

大家可以选几本明朝以后对《黄帝内经》的注释，再选一些 20 个世纪以来人们对《内经》的解读，参照对比地来看，你会发现，大约有70% 的经文都有争议，东一句西一句，谁也说服不了谁，而且还有越往后争议越大的趋势。这说明什么? 说明我们有 70% 的内容理解不了，能理解的不过百分之二三十而已。

比如说，中医概念的歧义率过大，一个概念往往有十几种，甚至几十种含义。阴阳这个概念的具体含义就有很多，有人说气血即阴阳，有人说寒热即阴阳，有人说矛盾即阴阳……这样一来，医生在向病人讲述病因时，人们搞不懂医生讲的阴阳是哪一层意义上的阴阳。甚至两个中医在讨论病情时，虽然都涉及阴阳，但取义各有不同，结果就是鸡同鸭讲，云里雾里。

我们为什么读不懂《黄帝内经》呢? 原因就在于我们早已习惯用科学的思维来读《内经》，无论怎么读，在人们的心中总是把《内经》理论往解剖学上去套，五藏就要理解为五脏，五神就要理解为精神意识……

如此这般，将《内经》读成非驴非马，根本无法指导中医的实践。

现在的病人很现实，一旦几个方子无效，立马走人，可供选择的医疗机会太多了。2001 年国家中医药局组织的《中国中医医疗服务需求与利用研究》显示，中国每年患病人次有 42 亿之多，而就诊 39 亿人次。其中，西医治疗 26 亿人次，占 67%；中医和中西医结合治疗共 13 亿人次，占33%。在这 33% 中，只有 22% 纯粹使用中医治疗。也就是说，大约 1/3 的病人使用中医和中西医结合治疗，只有大约 1/5 的病人使用纯中医治疗。

医生读不懂《内经》，就给病人讲不清楚为什么得病，总是用那些很古老的词汇阐述医理、病理。什么阴阳、什么气虚、什么魂行……听得人稀里糊涂，将信将疑；讲得人脑子里本来就没有一个明确的体系，也是将信将疑。

他们不知道，信任就是疗效。西医的疗效有极大部分是由信任构成的。得了病进医院，医生会用一大堆数字、照片告诉对方：得了什么病、为什么会得这种病、现在病位在何处、用什么手段可以治疗、为什么用这种手段可以治愈……在这样一堆证据之下，不由你不信。而当你倾心相信他的时候，其实你的病已经好了一大半。中医做不到这一点，说不服病人，疗效自然先去一半。

所以我们想通过对《黄帝内经》理论体系的重新整理，建立起一个直观、简明的新理论框架，让更多的人了解中医，信任中医。当然这是我们的愿望。

阿拉伯世界曾有句名言："希腊人只有一只眼睛，唯有中国人才有两只眼睛。"为什么这么说呢？现代科学的精神起源于古希腊，那是一种自由而非功利的探索精神。说希腊人"只有一只眼睛"，其实是在说希腊人只会一种向自然提问题的方法，而且执着于一种方法。由这一方法发展起来的西方文明，其实是个独眼的文明、拐腿的文明。

为什么中国人有"两只眼"呢？因为中国人多了一种向自然提问题

的方式，肯定是多了一只眼看世界。我们的祖先用多出的那只眼看"人"，看到了生命的真相，并将其记录下来，形成了《黄帝内经》。

有"两只眼睛"好，还是有"一只眼睛"好？这本来是没必要讨论的问题，可我们偏偏讨论了许多年。最后一致认为，还是有"一只眼睛"好，因为大家都是"一只眼睛"。于是乎，我们生生将自己的另一只眼刺瞎了！今天，已经成了"独眼龙"的我们再去看《黄帝内经》，许多东西已经看不到了。

重新定义中医，就是想睁开另外一只眼，自信地仰视我们的文化，客观地看待中西医的差别。

由于中西医的研究对象不同，因而它们对生命观察的角度、方法及得出的结论都不相同，这是中西医之间最大的差别所在。

在理论方面：西医坚持哲学的原子论、机械论。

中医坚持哲学的整体论、有机论、天人合一的一元论。

在对象方面：西医以人体生理系统为研究对象。

中医以藏象生命系统为研究对象。

在方法方面：西医采用解剖、分析、量化的方法。

中医采用辩证、综合的方法。

在原则方面：西医在治疗上以对抗、毁灭与生存为指导。

中医在治疗上以调和、共存为指导。

在病因方面：西医是以果求因，它是因果医学。

中医是以症求因，是唯象医学。

在角度方面：西医是站在地球表面三维的角度平观生命。

中医则是站在宇宙多维的角度俯视生命。

站在这个新定义的角度抬头望出去，人们会突然明白：原来人类生命的真相并不在解剖刀下，人类原来是个共生体，有一种叫"藏象生命体"潜藏于我们的身体内，每个人都具有两套生命系统……

第三节　人为什么活着？

关于"人类存在的意义"这类问题，已经被问了好几千年了，几乎每个人的一生中都问过不止一次，但至今也没有一个令人满意的答案。历史上有无数的智者想解答这个问题，几乎都无功而返。爱因斯坦成名之后，许多人写信给他，人们相信能想出"相对论"的大脑，一定能回答"人类存在的意义"，可爱因斯坦也无法回答。

然而，越是无解，越是想知道，这大约就是人类的天性。对许多人而言，这个问题太重要了，否则一生将白白活过，哪怕是"朝闻道，夕死可也"。

照料灵魂

纵观古今，每一个时代，每一种哲学，每一项宗教，都对"人生的意义"有所定义。但这些定义，要么是目的性极强的政治口号，要么是目的性极为模糊的宗教信仰，都很难被人们长期认同。

要真正理解"人类存在的意义"，请让我们乘上时光机器，回到几万年以前。你会发现一群"神"正在那里"咔嚓、咔嚓"制造一样东西，走近再看，原来神在制造人。你一定会问神："你们为什么要创造人？"神说："这个东西叫人吗？这一定是你们后来的称呼！我们将这个东西称为假体，或者叫容器。容器当然是为了装东西用的。"你再问："你们想往这个容器里装什么东西？"神回答说："我们将一种叫灵魂的东西装入容器当中，这样灵魂就跑不出来了。"说着随手抓过一样东西填入"假体"当中。

"照料灵魂"的观点源出于古希腊的苏格拉底，他认为，灵魂因为某种过失才被囚于人类的身体里，人类存在的意义就在于使灵魂少受或者不受来自肉体欲望的污染。这个观点与我们上述灵魂来历、人类被造的推测十分相符。

如何照料灵魂？

苏格拉底虽然提出了"照料灵魂"的观点，也提到要克制人类的欲望，但却没有详细阐述这样做的理由，更没有去进一步探讨为什么"照料灵魂"就必须克制欲望的问题。

要想照料好灵魂，首先应该知道灵魂究竟需要什么。

自古以来，人类一直有某种潜意识，认为灵魂或者灵性的生命需要崇高的道德来滋养，任何不道德的行为就如同有毒的食物，最终都会毒害你的灵魂。因此，无论承认与不承认灵魂的存在，任何一种宗教与社会学说，都认为崇高的道德有益于人类的灵性部分。

唐代白居易为杭州太守时，因仰慕鸟巢禅师，入山拜访鸟巢禅师。鸟巢禅师法名道林，因长期居住在大树上，因而得名。白居易请鸟巢禅师指点佛法大意。禅师说："诸恶莫做，众善奉行。"无论你是否真正懂得佛学大旨，但只要懂得了这两句话，就算是初入佛门了。

高尚的道德从哪里来呢？从克制欲望开始！一切邪恶的产生，都是七情六欲过度膨胀的结果，消除邪恶必从消灭欲望开始。孔说"克己"，老子说"不争"，佛陀讲"无相"，都是针对人类欲望的限制。

经过几千年的社会实践，这个逻辑无懈可击，无论真相如何，这套理论对人类社会的贡献巨大。没有基本道德的制约，人类的欲望会像洪水猛兽一般，会吞没一切美好与善良。但这其中依然有个技术性问题：克制欲望究竟是手段还是目的？

任何事物的真相，都不在结果里，而是在起因中。要想知道灵魂究竟需要什么，必须追踪灵魂的来历，回到当初创造人的现场，问一问神："灵魂为什么需要人类这个假体？"

神说："灵魂是属于另外一个宇宙的生命，在这个宇宙中它不能自主生存，必须躲藏于假体内才能在这个宇宙生存下去。"

再问："那么灵魂就是一个生命体了，它以什么作为能量来源呢？"

神说："灵魂以宇宙精气作为能量来源，假体不但保护灵魂，不受这个宇宙各种射线的伤害，而且负责为灵魂收集宇宙精气。"

上面这组虚拟的对话内容，一半来自世界各民族的早期神话，一半来自中国的《黄帝内经》。关于宇宙精气与"藏象"（灵魂）的关系，我们在此前已经论述过，这里不再重复。从造人神话中可知，灵魂并不需要人类的道德，它需要的是人类为其提供的宇宙精气。因而道德是灵魂滋养品的说法值得怀疑。

关键的问题是，灵魂通过"假体"化取的宇宙之精，并不能完全为其所用，其中很大一部分被"假体"消耗掉了。换句话说，"假体"消耗的精气越多，灵魂得到的精气就越少。

在前面的内容中我们提到，精气消耗最大的有二个渠道：第一，是七情志的变化，喜、怒、忧、思、悲、恐、惊都会消耗精气，特别是大喜、大悲等过激情绪，更是伤精损气。第二，是生殖之精的滥用，房事不节，淫心过重，会大量消耗先天之精，需要更多的后天之精加以转化补充。

如此一来，"照料灵魂"这个看似很玄虚的观点，一下子就具体了起来，不但可以被认识，而且具有了可操作性。关键在于，要将化取的宇宙精气聚集起来，减少不必要的消耗。简单地说，"照料灵魂"的方法就是"积精全神"。其实，这也是我们养生的基本要义。养生不是养身，而是养神。

"照料灵魂"其实就是养生，这个结论大出我们的意外。由此可见，古人的所有理论都出自一个圆点，宗教、医学、哲学，当你读不懂时，差异会非常巨大，医学是医学，宗教是宗教。一旦融会贯通起来，本质上都是相同，医学即是宗教，宗教亦是医学。

"积精全神"一词，出于《黄帝内经》第一篇"上古天真论"："中古之时，有至人者，淳德全道，和于阴阳，调于四时，去世离俗，积精全神，游行天地之间，视听八达之外，此盖益其寿命而强者也，亦归于真人。"

《说文》释"积"曰："积，聚也。"原义指的是粮食的聚合为"积"。由此可见，在《黄帝内经》里，"精"是粮食，是"神明"（灵魂）的粮食。而"全"字本义是完整，《说文》曰："全，完也。"这里有保全，使其完整之意，与粮食的意思相连，即有供养之意。这句话的意思就是：聚积宇宙精气，供养神明（灵魂）。

在中国的养生、修行的思想里，重点都在保全宇宙之精上。《内经》里说："恬惔虚无，真气从之，精神内守，病安从来。是以志闲而少欲，心安而不惧，形劳而不倦，气从以顺，各从其欲，皆得所愿。"

《庄子》里就大量关于精气与养生的论述："弃事则形不劳，遗生则精不亏。夫形全精复，与天为一。""形精不亏，是谓能移。精而又精，反以相天。""众人重利，廉士重名，贤士尚志，圣人贵精。""夫精神气志者，静而日充者以壮，躁而日耗者以老。""无视无听，抱神以静，形将自正。必静必清，无劳女形，无摇女精，乃可以长生。"

《类经》中说："善养生者，必定其精，精盈则气盛，气盛则神全，神全则身健，身健则病少，神气坚强，老而益壮，皆本乎精也。"

那么，如何才能做到"积精全神"呢？

在这点上，全世界的理论都是相同的，都从克制欲望入手，最后达到清心寡欲的程度，所谓"志闲而少欲""抱神以静"。老子《道德经》五千言深奥难懂，但说到底即是"无为"，说到具体表现就是清静，"重为轻根，静为躁君""轻则失根，躁则失君""清静为天下正"，说来说去，

第八章　我本神圣

人如果能真正做到内心平静，波澜不起，就可以得道了。《金刚经》有时读起来很拗口，读通了其实就是六个字"无我""无相""无念"，还是一个"静"字。佛门中的四禅八定，同样强调了平静的意义。

但克制欲望使内心平静不是目的，而是一种手段，真正的目的是：通过平静，聚集宇宙的精气，减少精气的消耗，最后达到"全神"的目的。

在"积精"的问题上，最值得关注的是中国的道家。庄子在其著作之中，已述有坐忘、心斋、导引、吐纳、缘督、踵息等修养方法。这几种方法，其实都是"积精"之法。比如说，心斋之法源出于《论语》"虚者，心斋也"，指人达到一种空灵的状态。心虚则念不起，无喜怒之心，无忧思之患，不动不摇，故无精气之消耗，自然达到"积精"的目的。坐忘之法也是如此。

《庄子》里记载：颜回曰："回益矣。"仲尼曰："何谓也？"曰："回忘仁义矣。"曰："可矣，犹未也。"他日复见，曰："回益矣。"曰："何谓也？"曰："回忘礼乐矣！"曰："可矣，犹未也。"他日复见，曰："回益矣！"曰："何谓也？"曰："回坐忘矣。"仲尼蹴然曰："何谓坐忘？"颜回曰："堕肢体，黜聪明，离形去知，同于大通，此谓'坐忘'。"仲尼曰："同则无好也，化则无常也。而果其贤乎！丘也请从而后也。"

有一次，颜回对老师孔子说："我进步了。"孔子问："此话怎讲？"颜回说："我忘记了什么是仁义！"孔子说："嗯，是有些进步了，但还是差了点。"过了几天，颜回又对孔子说："我进步了！"孔子问："此话怎讲？"颜回答道："这次我忘记了什么是礼乐！"孔子回答说："嗯，是有些进步了，但还是差了点。"又过了一段时间，颜回见孔子说："我又进步了！"孔子问："此话怎讲？"颜回答道："我坐忘了！"孔子大吃一惊，讪讪地问："什么是坐忘？"颜回答道："堕肢体，黜聪明，离形去智，同于大道，这就叫坐忘。"

其实所谓的"坐忘"，它与心斋相似，也是一种"积精"之法，通过消灭分别心、执着心，最后达到七情不起、诸念不动的程度，这样精气就不会被情志的变化而消耗，结果自然就是"积精"之法。

春秋战国时起，就有一些人受到《山海经》不死药、不死民的影响下，专事研究、实践"长生久视"之法，这些人所干之事，后来称为方仙道，或者神仙家，《史记》中说："为方仙道，形解销化，依于鬼神之事。"《汉书·艺文志》曰："方技者，皆生生之具……故论其书，以序方技为四种。"这四种方技包括医经、经方、房中、神仙。

东汉魏伯阳的《周易参同契》始见"丹道"之名，始创炁功之法。"炁"音同"气"，这个字很有意思，它其实没有固定的内涵，在不同场合下，它的意思也很不相同，比如说，在风水学里，它似乎就是指一种"场"，而且是有精神能量的一种"场"。通观其义，"炁"指的是人体内的一种能量，而这种能量与肉体的关系并不大，它是灵魂的能量。如果结合《黄帝内》的"精气"之学，"炁"其实指的就是气。灵魂通过人体的饮食将宇宙之精提取出来，并贮存起来，此时称为精。灵魂利用这些精制造出自己所需要的能量，此时就称为气。存者为精，行者为气。

因此，无论是方仙道、神仙家还是丹道，它们其实都脱胎于《黄帝内经》《易经》，是《内经》"精气"之学具体实践的总结，可视为"精气"之学的一个分支。此派将人体当作一个熔炉，将聚积于体内宇宙之精为原料，想办法让精更好地转化为气，与元神更好地结合，结成所谓的金丹。此处的所谓"丹"，并非有形有体之物，它其实是个形容词，即形容精气与元神结合后的一种状态，类似于道家之"得道"及佛家的"开悟"。

《内经》不但讲到了"积精"，还讲到了"精化气"（即将后天之精化为气），甚至隐约提到了"气化精"（即将气炼化为先天之精）。但是，《内经》中关于精化气的理论，大多数从医疗的方面讲，而没有关注到"全神"的方面。至于"气化精"，也只是提到了而已，并无实际的论述。读起来让人感觉到，似乎有某种缺失。

而丹道派的重点恰恰在后者，似乎在弥补《内经》的缺失。可惜的是，从后来丹道的各派别的修炼方法看，一般还是停留在"积精"的阶段，在"化气"上基本没有创见。例如《黄庭经》所倡存思、守一的上清派，在"化气"上并没有多大的成果，也只是停留于咽津固精、积精累气的"积精"阶段。葛洪的《抱朴子》里尽管讲了一些"化气"的方法，但大多虚而枉之，天马行空。唐宋以后的丹道，就如同风水学一般，越搞越复杂，越搞越玄妙，除派内人物外，其他人一般是看不明白的。

人类是否可以参与到"精化气"的过程中？这是丹道理论的中值得讨论的问题。从中医基本理论看，人类可以在"积精"这个层面做许多工作，但好像无法参与到"化气"的层面中。因为"化气"是由"藏象"来决定的，它根据四季变化及身体的情况，决定气、血、津各生成多少。除非我们修炼回"灵我"的状态里，否则"物我"无权参与这个过程。

在"积精"与"养生"的关系，我们一定要清楚，中医养生的本义其实是"全神"，即养灵魂，而不是养身体。许多人搞不清楚这其中的关系，将"养身"放在第一位，用大量的药物或者营养品来强壮身体，最终还是得不到健康，许多人养了半天，也只能病病歪歪活个七八十岁，或者更短。

人们怎么就不去想一想，西药中有"精气"吗？根本没有。这怎么能养神呢？还有的人坚持运动养生，殊不知"汗为心之液"，什么意思呢？气、血、津液，都是精气所化，"心液"者，心精所化，多么宝贵的心精，就这样白白浪费了。《诸病源候论》里说："阳气在表，藏于腠理肌肤之间，故阳气偏则汗出，汗出多则损津液，津液亡使人脊瘦赢弱，以伤心气故也。"中医治疗里的"汗法"，一般是慎用的，《伤寒论》里都以微汗为准，一般不提倡大汗。

还有的人采用"避谷食气"之法来养生，此法虽为古法，但并不适合现代人。人类的早期，个个都是灵我，物我尚未产生，此时的人类可以辟谷食气，无需饮食。但人类觉醒之后，物我开始产生，消耗了大量的宇宙精气，食气之法已经不可用，所以上帝才将人类赶出了伊甸园，"你也要吃田间的蔬菜。你必汗流满面才得糊口"。

值得大家注意的是，在"积精"的过程中，会自然产生的一些生理和心理现象，如一些穴位在跳动，经气会由细变强，甚至会有澎湃的感觉；在宁静状态下，心理会出现某些异样的感受，等等，这些都是正常现象。有些人将其夸大，或者神秘化，以彰显自己的某种优越感，不免就落于下乘了。

第四节　特异生命现象

历史上曾有一类特殊生命现象不断引起人们的关注，古代人称为"幻术"，当代人称为"特异功能"，西方称为"超心理学"……无论怎么称呼，它的存在不过在提醒人们：人体的生命结构有另外的可能，并让人由此探索：什么是人？人与藏象的关系？如何才能解脱灵魂……除此而外，此类特殊生命现象没有的意义。

争论无意义

特异功能并不是一个新鲜事物，而是一个古老得不能再古老的生命现象。从人类有文字记载时起，它就伴随着人类的脚步。世界上任何一个民族，在任何一个历史时期，都有关于此类现象的记述。这是一种人体的客观生命现象，无论你承认与不承认，它就在那里。

最早的特异功能记载于神话里，那时候正是人类的巫觋时代，好像每个人都有所谓的特异功能。而那些部族首领、巫师，用今天的话讲，都是特异功能大师，上天入地，无所不知。

相传，释迦牟尼佛出家后，曾以苦行的方式修行十二年，但一直无法得道。最后渡过恒河，到菩提树下打坐发愿，结果恍然大悟，先得四禅八定，再得意生身，同时证得六神通。六神通指的是"他心通""天眼通""天耳通""神足通""宿命通"及"漏尽通"。中国的先秦诸子中，也有大量关于特异功能的记载，与"六神通"基本相同。用今天的话说，所谓的"神通"就是特异功能。

在其后的几千年中，关于特异功能的记载不绝于史。北宋李昉编撰的《太平广记》类书，汇集了400多部北宋之前的志怪、杂史、笔记、小说，全书共500卷，其中"异僧"12卷、"异人"6卷、"方士"5卷、"幻术"4卷、"再生"3卷，其中记载了许多人和事，多多少少都与特异功能有关联。而在其他篇目下有关特异功能的记载更多。

《广记》卷八十八佛图澄条记载："佛图澄者，西域人也。本姓帛氏。少出家。清真幼学，诵经数百万言。以晋怀帝永嘉四年来适洛阳，志弘大法。善念神咒，能役使鬼物。以麻油杂烟灰涂掌，千里外事，皆彻见掌中，如对面焉……澄尝与虎共处中堂，澄忽惊曰：'幽州当火灾。'仍取酒洒之，久而笑曰：'救已得矣。'虎遣验幽州，云：'尔日火从四门起，西南有黑云来，骤雨灭之，雨亦颇有酒气。'"

佛图澄"千里外事，皆彻见掌中，如对面焉"，这也是一种了不得的特异功能，而且他还可以隔空救火。

《广记》卷九十"杯渡"条记载："杯渡者，不知姓名，常乘木杯渡水，因而为号。初在冀州，不修细行，神力卓越，世莫测其由。尝于北方，寄宿一家，家有一金像，渡窃而将去。家主觉而追之，见渡徐行，走马逐之不及。至于孟津河，浮木杯于水，凭之渡河，不假风棹，轻疾如飞，俄而渡岸，达于京师。"

文中杯渡有神行之能，奔马不及，好像《水浒》中的神行太保戴宗一样。

类似的例子太多了，不胜枚举。如果翻一遍史籍便知，有关特异功能的记载不仅仅局限于野史、笔记、小说，许多正史中也有记载。所以"特异功能"的存在与否，是一个不值得讨论的问题。只有那些别有用心的人，才会视而不见，听而不闻，质疑古代人的智慧。

不但如此，此类现象在当今社会也多有发生。孙储琳曾与中国地质大学沈今川教授合作研究特异功能，在长达18年的时间里，积累了一批个案，包括念力致动、拨钟、弯曲硬币、折断缝衣针、心灵聚能爆玉米花，以意念指挥豌豆、小麦种子在几分钟到几小时内发芽等等，但该研究所却始终无法形成一套解释的理论框架，以致研究无法继续下去。

有一个现象值得我们注意：就特异功能的范围而言，并没有随着科学技术的发展而发展，所有特异功能的例子的原型都可以在一千多年前的《太平广记》中找到。这至少说明两个问题：第一，特异功能是人体固有的生命现象，不因时间而变化，也不因环境而变化，在任何历史时期都有存在，是人体固有的一种功能。第二，特异功能绝不是出于世人的编造，也绝非人类的错觉。

钱穆在《略论中国心理学二》中，以历史上记载的特异功能为根据（扁鹊可隔墙见物），以及孩提时的亲眼见证，他认为特异功能是存在的，他说："观此，知此等乃人心之本有功能，亦可谓是人心之自然功能。及其渐长，多在人事上历练，则此等功能渐失去。"

当然，在历史上，反对特异功能者也大有人在，从古至今，每个时代都有他们的身影。而反对的理由，随科学的进步而拓展，这里就不细说了。

历史解释

从上述历史的视角发现，特异功能的存在是不可置疑的，它是某种生理现象，也是一种历史现象。但问题并不在于此，罗列现象很容易，千百年来，我们总在津津有味地复述、记录，而如何才能合理解释这种现象，却是一个千古的难题。积几千年的时间，人类大致形成了两种解释的体系：科学假说与神秘假说。

科学假说认为，人类的特异功能现象是这个宇宙中的一种自然现象，完全可以用目前掌握的科学原理加以说明。科学假说体系又可分为几个派别：

遗传说：人是由动物长期进化而来的，在远古时代，动物为了对抗恶劣的自然环境，进化出了许多功能，这些功能保留在基因中，代代相传。但随着人类城市生活的发展，这些功能渐渐被遗忘，只有少数人可以激活这些基因。所以特异功能属于生物学研究的范畴，没有什么大惊小怪的。例如，印尼发生大海啸时，大象通过感知系统，提前预知了海啸的到来，所以躲避在高处，逃过了一劫。而人类却将类似的功能遗忘，以至于死亡20多万人。

在遗传说当中，还有一派坚持"基因突变"学说，尽管人类的基因相对稳定，但依然有亿分之一的概率发生突变。一旦基因突变，大约会造成哪根大脑神经搭错了地方，于是有了特异功能。但此学说没有任何实际的证据。

心理说：这一派人活动很频繁，提出的假说也最多。尤其是实验心理学兴起之后，许多人希望在实验室里再现此种生命现象。西方有许多类似的心理实验，如美国杜克大学超心理学系主任莱因博士，将统计的方法、脑科学的成果引入心理实验当中，希望找到一个合理的说明。但这些实验的成果都不确定，争议很大，目前尚未有官方的结论。

物理现象说：此派人士大多是科学家，希望从他们熟悉的物理、化学、宇宙学等角度，引入了声、光、电磁、场等概念，试图解释此种现象。例如，有些功能者在发功时，能够检测到对电磁波的仪器产生影响，使其指针摆动或有所显示。然而，到今天为止，尚未有普遍认同的一种理论问世。

神秘假说者认为，万物皆有灵，当自己的灵魂发生作用，或者当接收或"转注"了其他灵魂的能量时，人就表现出了特异功能。此派也可分为两大山门：

外源说：此派学说认为，在我们人类以外的宇宙中，到处存在着高智能的生物，而人类只是一个接收器，当我们接收到这些宇宙生物的信息时，就产生了特异功能。此派可称为"转注"派，如张香玉的自然中心功就认为，人体只是一个接收器，特异功能只是人体接收到的某种宇宙信息。换言之，特异功能来自人体的外部。

外源说的另一大派是"附体派"。此派认为，先人的灵魂或者动物的灵魂，不经意间进入了人类的肉体后，人就具有了某种不一样的功能。此派在历史上的时间最长，中国古代的"精怪文化"就属于此类。

内源说：此派学说认为，在人类的身体内存在一个强大的灵魂，他们无形无体，有很高的智慧，并且可以跨越三维世界的所有限制，所谓的特异功能就是灵魂力量的外泄。

以上诸说，都有其一定的道理，毕竟我们对世界的认识尚不充分，一切皆有可能。但在这几种假说中，我们更倾向于"内源说"，即"特异功能"是人体自有的功能，它是藏象生命体力量的外泄。当一个人能将大脑逻辑的高墙推倒，就将直面身体内的藏象生命体，人体特殊生命现象就会出现。在人类的早期，这种现象十分普遍。

神通无用论

虽然特异功能的存在不需要争论，但特异的作用却值得讨论。纵观整个人类的历史，我们不得不得出一个结论：特异功能无用！

相传，在佛的第一代弟子中，许多人都具有某种"神通"，而目犍连是最厉害的一位，号称"神通第一"。但佛经中关于目犍连施展神通的记载，基本是无用的。

第一次是"救母"：他的母亲由于坏事做太多，死后下了地狱，遭遇种种惩罚，苦不堪言。大孝子目犍连用"神通"看到了这一切，痛苦万分，但他的"神通"却一点用都没有。最后还是佛陀给他指了一条明路，供养十方众僧，才最终使母亲解脱地狱之苦。

第二次是救"释迦种族"：相传有一年，一个小国攻打佛陀的故乡迦毗罗城，战况十分惨烈。目犍连看在眼里，自告奋勇地对佛陀说："佛陀！让我以神通救出释迦种族吧！"佛陀黯然地说："神通是救不了的！"目犍连当然不信，飞身入城。他挑选了五百名优秀的释迦种族，把他们装在钵内，飞出了城外，来到佛前："佛陀！我已救出了一部分的释迦种族。"说完打开钵一看，大吃一惊，原来五百名释迦种族变成了一摊血水。

第三次是救不了自己：目犍连作为佛陀的第一代弟子，弘扬佛法是其基本使命。但就在弘法的过程中，与一些外道（大约是印度的其他教派）的人发生了冲突，结果被外道活活用石头给砸死了，死状惨不忍睹。以目犍连如此的"神通"，竟然保护不了自己，实在让人有些意外。

相传，达摩祖师来到中国，也是一身的大"神通"。他曾"一苇渡江"，震惊了长江内外。但正是这样一位大师，最后硬是给一位同宗教派的国师菩提流支毒死了。可能禅宗觉得这样死太不光彩，最后只好编了一个"只履归西"的故事了事。禅宗二祖慧可，据说也是了不得的人物，据《嵩山大法王寺·重修嵩山大法王寺碑记》记载："昔神光（慧可）说法，地涌金莲之处。"这么一个人物结果怎样？有人告他妖言惑众，结果被县令抓了起来，被迫承认"我实妖"，结果被砍了头。

除此之外，就连那些开宗立派的大人物，"神通"也是无用的。佛陀具足六神通，可以说是最大的"特异功能"者。但佛陀本人一直患有背疾，最后80岁时还死于"背疾"。可见像佛陀这么伟大的"特异功能"者，连自己的状况都无法改变，连无疾而终都做不到。基督之死也是如此，他曾有见一面就能治好疾病的能力，也能使盲人复明，最后竟然也死在了罗马士兵的长矛下。

大"神通"无用，小"神通"就更别提了。

西汉时，有个人名叫京房，师从当时的易学大师焦延寿，也是位著名的易学大师，据说他推算社会发展及事物多有灵验，独创了"京氏易学"一派。然而他却不安于学问，想在政治上有所作为，以《易》干政，为自己捞取好处，于是与中书令石显等人发生了矛盾。他的老师焦延寿就曾断言："得我道以亡身者，京生也。"果然，石显等人联合起来，最后整死了京房。可见，"神通"玩不过政治阴谋。《异苑》中记载了一则盗墓故事云："京房尸至义熙中尤完具，僵尸人肉堪为药，军士分割之。"一代大师，死后如此之惨，可见京房本人并没有预见到自己的下场。

其实大家翻翻历史记载，不但这些"神通"派不上什么大用场，而且具有"神通"的人，一般下场都不太好。大家回想一下80年代的气功热，那些红极一时的大师们，许多人结果都不好，要么身陷牢狱，要么很快就默默无闻了。有人将此现象归结为社会制度，这是不对的，西方社会曾有"烧死巫师运动"，其实东方早有类似的传统。大凡有些"异术"的人，都不会容于社会。

第八章　我本神圣

329

《录异记》"侯子光"条记："安定人侯子光，弱冠美姿仪。自称佛太子，从大秦国来，当王小秦国。易姓名为李氏，依廓爱赤眉家。颇见其妖怪，事微有验。赤眉信之，妻以二女。转相扇惑，京兆樊绥、竺龙、谨谌、谢乐等，众聚数千于杜阳山，称大皇帝。改元龙兴，立官属。大将军镇西石广斩平之，子光颈无血，十余日面色如生。"

此类事件在《太平广记》中记载很多，其中"幻术"四卷，"妖妄"三卷，记载了许多类似的事件，如宋子贤、祖珍俭、东阳赵、北山道者、李慈德等，都是有些小"神通"的人，结果都被杀。

为什么"神通"无用呢？又为什么"神通"者的下场都不太好呢？

关于"神通"无用论，佛陀早年就有过解释，那是因为"神通"改变不了"宿业"。当目犍连要去救释迦族的时候佛陀就说："那是没用的。释迦种族宿世业障，不知忏悔，今日要受到此报，虽然是我的族人，神通也是救度不了的呀！"在解释为什么目犍连要被石头砸死，佛陀也是从"宿业"的角度说的："神通敌不过业力，目犍连的业报注定要被外道打死。"

其实，因果论和"宿业"说，如果大而化之，可以说近似真理。可是一旦具体化，甚至具体到人的"一啄一饮"，就会漏洞百出，有"打哪指哪"的嫌疑。我们一定要清楚，这个世界虽然有必然性，但也有大量的偶然性。如果否定了偶然性，这个世界就无从解释了，大爆炸不会出现，星系不会诞生，太阳也无从出现，地球也从来没有，人类就更不用说了，谁还有机会谈什么"宿业"之论？

其实，上述的问题，不用因果论和"宿业说"，完全有其他的解释。

任何现存的事与物，都是多年机缘巧合生就而成，它与周边的事物同时生成诸多联系。存在即合理，这才是大道。世界万物都要遵循其道，并各行其道，人有人道，灵有灵道，天有天道，神有神道……道道不能相混，否则即为乱道。即使平行宇宙的理论是正确的，迄今为止我们尚未发现两个宇宙之间的相互影响力；即使多维空间是存在的，我们同样没有发现不同维度空间存在相互作用。否则的话，这个宇宙就是混乱的，不可能成为现在这样"有序的宇宙"。请记住，我们只生存于这个宇宙、此维空间之内，就必须遵循这个宇宙，这维空间的法则。

"神通"不属于人道，而属于灵道或者神道。无论它有多么神圣，多么奇异，对这个世界而言，它就是乱道，就是"外道"。如果允许它能改变现实，那就是以神道乱人道，甚至乱天道，这才叫真正的"天理难容"。要知道，灵魂或者神的知觉力并不是终极之力，它的上面还有宇宙的知觉存在着，怎么会允许胡乱来呢？《瑜珈真性奥义书》就告诫人们："不以神通之力示人。"

为什么许多"神通"者下场不好？其实根本的原因不在政治制度，而在于这些人行乱道之事，历史上各朝代都以"妖言惑众""聚众闹事"等理由将其镇压，西方世界也曾出台过很严厉的反对巫术的法律。说到底，不是人不容，而是天不容，天假人手而限制之。

其实，历史上的大智慧者，他们都反对使用"特异功能"，孔子就有不语"怪力乱神"之言，《圣经》里明确反对使用巫术。佛陀也曾反对展现"神通"，他曾批评频头罗颇罗堕尊者眩惑大众，迷惑百姓。这些智者很清楚地知道，所谓的神通于世、于事、于人都没有本质的帮助。"神通"者戒之，否则"天怒人怨"，绝非虚言。

因此，还是老老实实遵循此世界的法则，人类社会的法则生活为好，想以"神通"之力改变世界的想法都是妄想，即使是想改变自己的处境，也是妄想。也曾见过几个有预知力的人，居然想从股市上赚钱，结果赔得比谁都惨。再者说，这个社会发展到了今天，哪一项成就是"神通"带来的？尽管有些"神通"者可以使植物种子在手心里发芽，可是谁吃过他们种出的粮食？"看山是山，看水是水"，才是正道，山非山，水非水，都是邪道。

正是因为这个原因，"神通"之力一般来说都是短暂的，这个世界的法则不允许它长期存在。有的人面临生死之困时偶得，有的人大病之中偶得，有的人在意外事故后偶得，也有的人在修行的过程中偶得。但无论是哪种方式的获得，"神通"在一个人身上显现的时间都不长，长则数年，短则数日，这种功能就会突然消失。

"神通"唯一的作用就是让人感知灵魂的存在，以及灵魂的伟大，并让人由此探索：什么是人？人与灵魂的关系？如何才能解脱灵魂……一系列问题。

除此而外，"神通"还有一个现实的作用，那就是用于表演，而且最适合用于表演。中国古代将此类归为"道术""方士""幻术"一类。术者，技巧也，类似于现代的魔术。

《王子年拾遗记》记载：燕昭王七年的时候，从印度来了一个道人，名叫尸罗。此人擅长幻术，在他手指尖上能够现出十层佛塔，高三尺。天上的各位神仙，各露仙姿，仪态万方，打着旗子绕塔鼓舞而行，如同其人一样。接着，他又吹指上佛塔，佛塔便渐渐钻进云彩里。随即，他的左耳钻出一条青龙，右耳钻出一只白虎。刚出来的时候，才一二寸，一会儿就到了八九尺。突然，风至云起，尸罗只用一手挥了挥，那青龙和白虎全又钻进耳朵里。尸罗又张开大口向着太阳，只见有人乘着羽盖，驾着龙和天鹅径直钻入尸罗的口中。此等变幻之术，真是神奇无穷啊。

频头罗颇罗堕尊者，也是佛陀的第一代弟子，证得了罗汉果位，本身也有些"神通"。有一次，因为一时兴起，他对信众说："你们觉得升上天空很神奇吗？现在我就变化给你们瞧瞧，让你们开开眼界。"说罢，飞身一跃，飞腾至空中，施展种种的神通，信众看得目瞪口呆，发出不绝的赞叹声。此种卖弄当然没有好下场，被佛陀狠狠批了一通。《西游记》

里的孙悟空艺成之后，也是一番卖弄，结果不但被师傅赶下了山，而且被革除了门籍，成了历史上最出名的弃徒。

这些"神通"实际上都是魔术表演，现在的许多魔术师也能做到，要么凌空而坐，要么虚空消失，要么大变活物，要么涉水而行……大家哈哈一乐而已。

为什么"神通"最适合于魔术表演呢？因为所有"神通"的演示过程，对周围的精神环境要求很高，不能有过多的怀疑者，更不能有坚定的反对者，否则演示一般不成功。这也很好理解，"神通"无非是灵魂力量的外泄而已，而大家都有一个灵魂，谁也比谁高不了多少，一旦有反对者，势必造成灵魂与灵魂的对抗，表演怎么能成功呢？而魔术表演首先就营造了一个适合的氛围，大家来此是看表演的，是来娱乐的，不是来怀疑的，更不是来反对的。观众轻松，表演者也轻松，演示过程当然也会顺利。

可惜的是，中国的许多所谓大师，不懂得这一点，整天将自己看成个人物，整天以大师、高人自居，总觉得高人一等，将那点"神通"看成某种神圣的事业，自高其格。如此一来，既增加了自己的心理负担，也将自己与其他人对立起来，无形中造就了无数的怀疑与反对者。前来求证的人，固然有完全信任者，但更多的是怀疑者，甚至是反对者。在这种氛围下，"神通"怎么能出得来？大家回想一下（20世纪）80年代的那帮气功大师们，有许多人在众目睽睽之下，一次又一次地失败，尴尬之极，大丢其人。

奉劝后来的大师，一定要清楚地知道，"神通"没什么大不了，人人都可能有；"神通"也没有什么大作为，对社会无用，对他人也无用，它无法改变任何东西。还是放低身段，离开大师的"宝座"，千万别把自己看成个"神人"，否则到最后只能是个"神经"。

第八章　我本神圣

第五节　开悟之我见

"开悟"一词见于佛经，属于佛教的专有名词。任何人走入佛国的天地，都抱着一个很自私的想法，那就是像佛陀一样修成正果，得到无上的大智正觉，也就是通常所说的大彻大悟。

然而，如果我们将佛教徒所说的开悟体验，放在人类的大环境中，放到各类宗教的体验当中去，就会发现，所谓的开悟，不过是一次人与藏象（灵魂）沟通的体验，并无任何神秘之处。

开悟说不得

别看佛教在中国已有 2000 多年，但这个问题却是个谁都无法说清楚的问题。历史上的高僧大德，从来没有一个人能具体告诉后人究竟什么是开悟？开悟的标准是什么？……于是乎，后人想方设法要将开悟说得更圆满，有了小悟悟学问、大悟悟因果、大彻大悟悟自性之说。

但什么又是自性呢？正如老子在《道德经》中没有对"道"给出确切的定义一样，佛陀一生讲法也没有对"自性"给出一个明确的定义。这样一来，各家各派尽显其能，越说越玄乎，大体上有四派：有部的自性说、中观派的自性说、唯识家的自性说、禅宗的自性说。如果将这几家的自性说都读完，保证你的脑子会乱成一锅糨糊，心里一地的鸡毛。

如果我们连"自性"都说不清楚，那么我们悟什么呢？凭什么悟呢？看来想从理论上理解"开悟"几乎是不可能的，那就只有通过开悟人的亲身体验来反观什么是开悟。

可喜的是，历史上的高僧大德在自己开悟后都留下过论述开悟的文字，但要注意，所有遗留下来的文字和公案都可以叫"解悟"，而不是真正"开悟"的再现。我们只能通过这些"解悟"的文字去理解"开悟"。

我们先从最近一个得道高僧说起，他就是虚云和尚。这是中国近百年来佛教界公认的唯一得道高僧。

虚云大师俗姓萧，初名古岩，1840 年生于福建泉州，19 岁在福建鼓山涌泉寺出家，1959 年 10 月圆寂于江西云居山真如寺，世寿 120 岁。得五色舍利子数百粒。

1895 年冬，虚云在高旻寺禅堂修行那段时间，万念顿息，工夫"落堂"。到腊月的第八个禅七中，第三天夜晚，六支香开静时，护七的小师傅照例来冲开水，一不小心，热水溅到手上，茶杯堕地，一声破碎。虚云顿时疑根尽断，如梦初醒。就在这刹那间，虚云大师开悟了。

他述偈曰：

> 杯子扑落地，响声明沥沥。
> 虚空粉碎也，狂心当下息。

这就是虚云大师描述自己开悟时的文字。此偈子前两句描述当时的情景：烫着了手，打碎了杯，在静静的夜晚，那声脆响来得那么突然，对禅座的人而言，不啻一声惊雷。后两句写当时的心里感受：随着一声脆响，惊醒了梦中之人，长久以来勘不破的种种色相，突然烟消云散，不留一丝一缕；曾经挥之不去的凡尘俗念，当下一扫而空。

偈子我们读完了，可是我们知道开悟是怎么一回事了吗？完全没有。这首偈子没有告诉我们任何具体的东西，只以两个形容的句式描述了开悟时的主观心理体验。就事论事而言，这个描述本身没有太深的意义，一个沉思中的人猛然被惊吓，他的心理体验与此也相类似，脑子一片空白，不知有我，不知有物。

或许，我们没有理解虚云大师的这首偈子的真正含义，很可能是因为我们对此类开悟的偈子和公案读得太少，那就让我们再来读一些此类的偈子或公案吧。

禅宗的初祖名叫达摩，关于他的来历，历史上就搞不清楚。《洛阳伽蓝记》里说是"波斯国胡人也"；《开元释教录》里说他"西域沙门达摩者，波斯国人也"；《续高僧传》里说他来自南部印度；《历代法宝记》里却成了南部印度一个小国的王子，但却没有给出国名；《景德传灯录》又说那个小国叫香至国，而达摩是国王的三子。

其实，达摩来自哪里都没有关系，甚至他是否得道也没有关系（达摩得道是其自称），关键是他开创了禅宗一脉，对中国文化做出了极大贡献，这是我们应该记住的。

自达摩开创禅宗以后，大凡禅宗的高僧开悟、得道，都会留下一段公案或一首偈子。这些资料是我们弄清楚什么是"开悟"的重要证据。

关于二祖慧可开悟得道，历史上没有留下具体的公案，流传最广的是他"断臂求法"的故事。据传，慧可向达摩求法时，达摩没有答应。慧可站在大雪中数天，苦苦相求，达摩还是没有答应。于是他砍断了自己的手臂，鲜血染红了白雪。达摩看到他意志坚决，于是将大法传他。

但千万要记住，这仅仅是一个故事，万万不可当真。慧可断臂是真，但绝不是为了求佛法而自行断臂，他的手臂是被一伙强盗砍去的。《续高僧传》说的很清楚："遭贼斫臂，以法御心，不觉痛苦。"用谎言来证实神圣，到头来神圣终将变为谎言。

关于三祖僧璨的开悟得道，历史上有记录。唐代房琯所书《僧璨碑》里曾记载，僧璨请慧可为其忏悔。慧可说："将汝罪来，与汝忏悔。"僧璨觅罪不得，于是大悟。后人可能感觉这样开悟不太过瘾，于是《少室

336

逸书杂录》里补记了僧璨开悟时的两句话："罪无形相可得，知将何物来。"

后人如何理解这两句话呢？

这两句话其实并不难理解：人的一切执着都是虚幻，哪里是罪？哪里又是无罪？罪与非罪，都是枉心所造。回归真我、真心，罪与非罪，统统湮灭。

可我们还是不明白，难道理解到"罪无形相可得，知将何物来"的程度就是开悟吗？其实只要读过几本佛经的人，几乎谁都能理解到这个程度。若按今天的教育程度讲，这顶多是个高中生的水平，离研究生还有一段距离，更别说当教授了。

其实，我们也知道，开悟与否并不在文字表达上的水平，更不在于道理是否通达，重要的是刹那间开悟人真切的心理感受。可是僧璨的这两句话里，却没有涉及丝毫的心理感受，只是讲了一些理论上的认识。这就难免让人摸不着头脑。

禅宗四祖道信的开悟、得道过程与僧璨相类似。据《五灯会元》记载，道信7岁出家，到14岁佛法已有相当功底。就在这一年，道信前来礼谒三祖僧璨大师，并请求说："愿和尚慈悲，乞与解脱法门。"三祖反问道："谁缚汝？"道信道："无人缚。"三祖道："何更求解脱乎？"道信禅师闻言，当下大悟。

道信乞求解脱的方法，这样一来就有两个问题：第一，谁捆住了你？第二，用什么捆住了你？道信当然无法回答，因为这是个形而上的问题，不可能有具象所指。所以三祖僧璨说：既然没有人捆绑你，也不知用什么东西捆绑你，那你还要求解脱干什么呢？这不是多此一举吗？

这则公案的道理与上则公案极其相似，也是一个高中三年级的水平，本身没有什么大不了。

禅宗五祖弘忍大师，几乎没有留下开悟的具体公案和偈子，只知道他自幼出家，人品极好，一生精进修为，是一位好和尚。至于六祖慧能的开悟与得道，其中疑点多多，以后专文论之。

上面就是几位禅宗大师的开悟与得道的过程。虽然这些公案被大家津津乐道了千年，但客观地说，我们从中并没有得到任何启示，从"解悟"的文字中无法回溯开悟时的具体情节。如果进一步比较这几位得道大师的经历，开悟前后也看不出任何的异样。

此时可能会有佛子以"根性""缘分"来进行反驳：要么是根基太浅，福智不够，理解不了佛的微言大义，也领会不到开悟刹那时的佛光普照；要么说得客气一些，缘分不到，尚需耐心等待……此类说辞听着有些像"信则有，不信则无""信则灵，不信则枉"的江湖套话，先把责任推卸掉，再把后路留好了，简直就是一个圆滑和尚。

大家一定要记住两点：

第一点，大凡没有讲清楚一个理论的人，是因为他本身就没有真正理解，或者这个理论本身就是错误的。

第二点，凡是流行于大众之间的理论，都没有太高深的智慧，因为只有中等智慧的理论才能被大众所接受。从这点上看，佛子们千万不要故弄玄虚，也千万不要轻易嘲笑别人的智商。

所以，大家不要妄自菲薄，关于"开悟"的妙处，不但我们不知道，连那些所谓的大师们都不知道，甚至连佛陀自己都不愿意说。如果不信的话，请翻看一下佛经，历史上曾有人问过佛陀十四个问题，佛陀都没有回答，其中就包括"佛陀证悟到了什么"这样的问题。于是乎，佛陀悟到了什么？一直以来就说不清，争议很多。现在网上流传的佛陀证悟的种种说法，都是后人强加于佛陀，不足为信。

关于证悟的问题，佛家有两句很有名的话："开口便错，动念即乖""言语道断，心行灭处"，意思是：大凡能用语言表达的佛法都不是正法，都是错误的枉见。

是"说不得"，还是"没得说"呢？我看是没得说！从这点上讲，那些所谓的开悟偈子、公案，统统不靠谱，难怪后世有人批评禅宗的开悟只是"口头禅"。说得天花乱坠，其实没有丁点实际的东西。还有的人将开悟与各类神通，甚至与宇宙的真相联系起来，那就更加不靠谱了。

西方宗教体验

如果我们不将"开悟"放到特定宗教的环境下，那么"开悟"说白了就是一种特殊的心理体验，再具体地说就是一种普遍的宗教心理经验。它不单会发生在特定的教徒身上，而是具有普遍性。世界上一切有宗教追求的人，都会有类似的心理体验。

既然，我们从佛教徒"开悟"的偈子和公案中无法回溯当时的具体情形，那么我们试着从其他宗教教徒的同等心理经验中去寻求答案。

正如我们看到的，佛教徒的"开悟"体验，最后都会形成诗一般的偈子，而且数量不多。这些偈子简短而抽象，寓意含混。反观基督教徒类似的心理体验，却十分直白，而且数量众多。最有意思的人，中国"开悟"的偈子，大多数以阐释理论、观念为主，而西方类似心理体验的记载，大多数以描绘自我心理感受居多，

2008 年，美国《时代》杂志选出 2008 年最具影响力 100 位世界人物，其中美国印第安纳大学医学院女神经解剖学家、哈佛医学院毕业博士被选入名单。在她 37 岁那年，因其颅内血管破裂导致的一次罕见的左半大脑中风经历和 8 年的恢复过程，由此亲身获得深刻的关于生命意义、治疗康复与人类能普遍"开悟"的洞见，据她的描述：开悟就是瞬间与宇宙融为一体、自己与周遭一切物体不再有边界区分、只有此时此刻的当下、内心深度宁静平和。这与我们上面总结的三句话基本一致。

一百多年前，美国人威廉·詹姆斯曾写过一本书，书名叫《宗教经

验种种》。书中摘录了大量基督教徒特殊宗教心理体验文字，我们仅仅摘取其中的部分加以说明。

西方宗教心理经验，综合起来有如下几大类：

第一类，经验者感觉到了光。

《宗教经验种种》引述的一位教徒的心理体验：

> 我走进了密林，一种说不清的荣耀似乎突然开启，为我的灵魂所悟。我的意思不是指外部的光明，亦不是指光明之物的任何想象，而是我对上帝的一种新的内心领会或觉察。以前从来没有过，甚至没有一丁点类似的东西……我的灵魂看见了上帝，看见了这个荣耀的神，满怀喜悦、难以言表。我内心深感兴奋和满足，他就是凌驾万事万物之上、亘古不变的上帝。上帝的尽善尽美强烈吸引我的灵魂，让我欣喜若狂，几乎消失在其中。至少，我想不走自己救赎的问题，甚至几乎记不得我这个人。我沉浸在这种喜悦、宁静和惊异的状态，一直到天黑，没有丝毫退减。

《宗教经验种种》引述的一位教徒的心埋体验：

> 我举目仰望，我想，我看见了同样的光，尽管看上去似乎有所区别。我一看见这种光，便觉出了其中的意图，与他（上帝）允诺完全相符。我禁不住高喊：够了，够了，神圣的上帝！

第二类，经验者感觉到无我的境界，

《宗教经验种种》引述的一位教徒的心理体验：

> 我机械地将目光投向教堂的内部，完全没有什么特别的念头。

我只记得我在发呆时，有一只全黑的狗在我面前跑来跑去。瞬间，那狗不见了，整个教堂也消失了，我再也看不见任何东西……更确切地说，我只看见一个东西，哦，我的上帝呀。

天哪，让我们怎么说呢？不！人的语言根本不能表达无法表达的东西，任何描述，无论多么崇高，都是对这个无法言表的真理的亵渎。

第三类，自我膨胀以至于消失，融合于宇宙。

《宗教经验种种》引述的一位教徒的心理体验：

1893 年 3 月 15 日，大约上午 11 点，我经验到圣洁化的过程。伴随这种经验的特殊现象完全出人意料。当时我正安静地坐在家里，吟唱圣灵降临时节的圣歌。突然，似乎有东西潜入我的体内，使我整个人都膨胀起来——这种感觉我从来没有经验过。这种经验发生时，好像有人引导我，走过一间宽大、明亮的屋子。我跟着这位看不见的向导，四周环顾，心中生出一个清晰的念头："它们不在这儿，它们已经走了。"这个思想一旦在我心中明确，尽管没说一字，圣灵还是立刻让我感觉到，我正在审查自己的灵魂。那时，我平生第一次知道，我洗净了所有的罪，完全为上帝所充实。

《宗教经验种种》引述的一位教徒的心理体验：

刹那间，一种难以名状态的无限友谊，像空气一样支撑着我，使以人为邻的幻念变得微不足道，此后我再也没有想起它们。每一个小小的松针都富于同情，不断扩大，不断膨胀，与我为友。我分明意识到，某种东西与我同源。

与上述宗教心理体验相伴随的，就是感觉到了皈依的必要，心灵找到了寄托，感觉到了极度的道德与荣耀，最后内心归于平静。

卫斯理宗是新教宗派之一，亦译卫理宗或循道宗。该宗是以创始人、英国神学家约翰·卫斯理的宗教思想为依据。卫斯理在临死前曾写下这样一段话："仅在伦敦一地，我就发现我们教派652名成员，曾有过极其清楚的经验，我没有理由怀疑他们的证言。他们每个人都宣称，他的解脱罪恶是瞬间的，变化刹那间完成。"

但是，无数的证据也证实，引发上述心理体验的，除了宗教的因素以外，还有许多其他的原因。比如说，长时间高度关注某一事物，或者严重缺睡眠，都可以引发精神恍惚，或者大脑瞬间失意。再比如说，脑神经病患或者患有心脏疾病的人，甚至药物，如麻醉性药品、致幻性药品，都可以引发类似的心理体验。

以下这个例子不属于宗教经验，而是一次药物实验的结果，所用药物是三氯甲烷，可以麻醉神经，引起人们的幻觉：

> 窒息和憋闷过去之后，起初，我似乎进入一片空白，随后有强光闪烁，忽明忽暗，我的敏锐的视线能够看见屋内四周发生的事情，但没有触觉。我想我要死了。忽然间，我的灵魂发现了上帝，他分明在发落我，可以说，他实实在在地抚摸我，亲自展现在我面前。我觉得，他像光一样在我身上流动……我无法形容我所感受的狂喜境界……
>
> 后来，我渐渐摆脱麻醉药的作用，苏醒过来，原来我与世界相关联的感觉重新恢复，我与上帝关系的新感觉则慢慢消退。我突然从我坐的椅子上跳起来，大声喊道：太可恶了！太可恶了！简直太可恶了！（《宗教经验种种》）

这位实验者之所以如此愤怒和失望，是因为他感觉受到了欺骗，他不愿意相信如此神圣的体验居然是来自药物。

综合东西方各类宗教体验，我们的结论是：

1. "开悟"及各种宗教体验，我们常称之为"出神"，有时属于瞬间梦境，那是人类大脑反射藏象（灵魂）智慧的瞬间感受，任何人一生中都会有几次这样的体验，只是许多人未加利用，白白浪费了大好机缘。然而，凡有某种宗教追求的人，又都会将这种心理状态归结为某种宗教召唤，并反复神秘化。

2. "开悟"没有实际的内容，只是一种弥漫式的精神感受，它原本是空白、无我、无物的状态。但此时残留的潜意识会引导感受，而进入"要什么有什么"的境界当中。

3. 所有"开悟"的意义，只在于事后的还原，属于在有意识的状态下的第二翻译，此时，逻辑与经验等大量不属于体验的东西自然进入二次翻译的过程。所以，个人精神追求、文化素质与道德良知主宰着翻译的结果。

4. 任何"神往"的经历，或者种种宗教心理体验，包括佛的"开悟"，除了对本人而外，对任何人都没有实际的意义。有些人将自己的这种心理体验与人分享，并获得某种心理优越感，其实是种很可笑的行为；还有些人将这些经验发展成为某种理论，广为散播，其实这是一种欺骗。

开悟是什么

好啦！我们还是回到老问题上：开悟是什么？

首先，必须知道一个事实。从大脑结构来看，人类的大脑与灵长类动物大脑没有本质的区别。因此，人类的大脑不会自主产生形而上的智慧。所有的智慧，都是人类大脑反射藏象（灵魂）智慧的结果，就如同天空中的月亮，它本身并不发光，但它可以反射太阳的光芒。所谓的开悟，就是人类大脑对灵魂智慧的一次反射。

　　我们可以用一个场景来形容开悟：假如一个人从他出生以来，就处于一个绝对黑暗的房间里，四周都是沉沉的黑色，而他早已习惯了这种黑色。突然，电灯开关被打开，一束明亮、刺眼的光芒，顿时将整个房间照得雪亮。但这束光时间极短，只存在刹那间，在人还没有反应过来时就突然熄灭。房间重新回到黑暗中。这就是开悟！

　　那束强光就是智慧之光！这是大脑在特定频率下反射的来自灵魂的智慧之光。它没有任何的指向性，甚至说不出任何有意义的东西，它只是一种弥漫式的精神感受。**唯一能确定的是，这束一闪而过的灵光，深深震撼了我们的心灵，仿佛有某种东西留在了心底**，虽然说不清，道不明，但却挥之不去。

　　关于开悟瞬间的感受，历史上有不少人曾描述过，像我们上面看到的偈子。但最靠谱的描述还是老子，他在《道德经》中曾这样描述开悟瞬间的感受："惚兮恍兮，其中有象；恍兮惚兮，其中有物。窈兮冥兮，其中有精；其精甚真，其中有信。"老子在此用"恍惚""窈冥"两个词来加以描述，强调的就是弥漫式的精神感受，虽然不真切，但确实能够感觉到里面有"东西"存在，象乎？物乎？精乎？信乎？……说不清。请记住，伟大的佛陀并没有亲自留下任何文字供我们学习，所有的佛经都是后人集成的，甚至许多都是伪造的。只有老子本人亲手留下了《道德经》五千言，弥足珍贵。老子的许多文字都在描述自己"近道"时的亲身感受，没有一点禅修功底的人，根本无法理解，只能望文生义。

　　老子很诚实，他告诉后人说：强光闪过之后，房间里确实有些东西，我可以明确感觉到，但我没有看清楚，更说不清楚。不诚实的人会说：好家伙！房间真大，金碧辉煌，里面有个佛正在说法。你们过来！我告诉你们佛说了什么……这个人一定是骗子。

当然，我们上面说到的是完全的开悟，是"无我"的开悟。还有一种不完全的"开悟"，即"有我"的开悟，在整个过程中始终存在一个"我"，这个"我"可以时时对感受到的东西做出判断，这是佛，那是上帝，那是玉皇大帝……这种所谓的开悟，其实也不靠谱，有太多主观性的东西加入其中。严格地说，这是人的幻觉，甚至是精神病患者的病态，而不是开悟。现在这种人太多，想开悟想疯了，最后真成了疯子。

我们说过，开悟只是智慧灵光的闪现，它没有任何指向性，并不能直接给人带来任何利益，更不会直接给你任何答案。如果你不去感受它、体会它、接近它，它会像夜空中那一闪而过的流星，很快就会淹没在日常嘈杂的生活中。

但是，如果你静静地、不断地去体会当时的感受，沉浸在开悟那一刻的快乐中，无限地接近它，它会将你带到一种"要什么有什么"的境界中去。为什么这么说呢？每个人都有自己最关注的问题，由于我们的智慧有限，许多问题得不到解决。如果你能不断地去体会那道智慧的闪光，最终都会得到一个圆满的答案。这就是所谓"证"的过程。

但一定要记住，开悟那一刻的感觉只能静心体会、静心感受，千万不要妄想引导它，一加引导就有了目的性，那种感觉会迅速消失；也不要去逻辑推理，一旦推理就是强加给它一种外力，那种感觉也会迅速消失；更不要去问为什么，一问疑心即起，那种感觉也会消失得无影无踪。最好的方法是，信心满满感受着它，回味着它，跟随着它，它会引导你的人生，它会给你意想不到的惊喜。

有的人一段时间以来，思考重大的宗教问题，他会由此得出某种宗教理论；有的人一直解不开科学上的一个谜团，他会由此得出一个重大的科学理论；有的人一直想创作一部不朽的音乐，他会由此获得灵感……所"证"的成果有多大，只看你关心的问题有多大。如果你当时只关心一篇文章的构思，那么你所"证"的结果就只能是一篇好文。

所以，大凡说开悟有指向性的人，其实并不真正懂开悟。

第九章　梦者魂行

文明出现之后，人类用一堵逻辑的高墙隔绝了人与藏象生命体的联系，拒绝自觉沟通，沉浸在自己的文明成果中。但藏象生命体依然为沟通留下了一个后门，那就是梦。当大脑中的逻辑高墙消失这后，它就会侵入人类的意识，调控人类的精神，解答人们的疑问……都是为了平衡两套生命系统，减少形体对精气的过度消耗。

第一节　什么是梦？

从远古的时代，人类就开始研究自己的梦，但对什么是梦这个问题，大家的看法相差极大。历史的发展，科学的进步，也没能使大家在这个问题上走到一起来，相反，今天的差异比古代却更大了。

古人说：梦是灵魂外出时的经历；

弗洛伊德说：梦是人类被压抑愿望的达成；

荣格说：梦是原始人的来信；

巴甫洛夫说：梦是大脑皮层兴奋点的随机组合。

然而，人类研究梦境几千年，无论是弗洛伊德还是荣格，他们的梦学理论都缺少一个大的生理背景，仅仅从人类的意识入手，所以并不得出令人满意的结论。

阳动则梦

《黄帝内经》在《淫邪发梦》《脉要精微论》中曾都提到了梦与健康的关系，而且，《内经》是将梦放在人有两套生命系统大的生理背景下来研究，给后人指明了道路。

我们对梦的理解，也首先从梦的定义开始。我们认为：梦是藏象生命体对人类大脑进行控制、关照、协调、沟通等过程而在大脑中残留的记忆。

几乎所有的梦学研究者都认为，梦是大脑自主的产物，梦是大脑的创造物，梦是主动的，大脑就像是一块海绵，而梦则像是水，只要一挤，就能产生源源不断的梦。这个观点完全错误了，所以几千年来，我们都没有认清梦的实质。

其实梦是被动的，梦完全是一种被动的记忆，而且是不太完整的被动记忆过程。真正创造梦的，并不是人类的大脑，而是藏象生命体干涉大脑精神后给大脑留下的印迹，或者说是留下的短暂记忆。藏象生命每天都要检索我们的记忆库，进而在一个特定的标准下，选择记忆的内容。在检索我们记忆库的同时，它也与我们的大脑进行交流，回答我们最关心的问题……这一过程被大脑被动、片段记忆下来时就是梦境。

我们以一个比喻来说明梦产生的机理：

在漆黑的夜晚，我们站在海边，但什么东西也看不到。突然，有一束强光快速划过海滩，一闪而过，这个时候我们不能清晰地记忆强光下的所有细节，但我们可以模糊地记住一些景观。假如说，当强光快速闪过之后，我们并不知道有几条船，但可以知道那里肯定有船，甚至还可以记住一些船上的细节，比如有一艘船是红色的帆等等。

人类的大脑自身就是一个处理信息的中心，而且它还有一个任务，那就是在睡着后依然有警觉。当这道强光扫过人们大脑后，一些记忆细胞被惊醒，虽然这些细胞迅速又进入睡眠状态，但惊醒的事实却以极快的速度传导给了大脑皮层。

我们的大脑有一个机制，即随时将所得到的信息进行加工，希望能明确信息的内容，而在加工过程中，大脑的逻辑发挥着重要的作用，用逻辑这条线将片段的信息贯穿、推理、放大、综合等，于是形成了一个又一个梦境。因此梦并不是事实本身，而是事实的印迹，是事后对事实的记忆。因此，梦也是有逻辑的，这个逻辑其实就是梦者的思维逻辑，什么样的人，就会做什么样的梦，二者具有同一性。

那么，睡眠中的大脑如此做的目的又是什么呢？是为了读懂信息，每一个梦都是大脑为了让你读懂的努力结果。

也许有人会说：你如何来证明梦就是藏象生命体对大脑的控制过程呢？

科学研究表明，梦与中医阴阳搏动的节律是一致的。就一天而言，分为十二个时辰，子时起于11点—1点，丑时1点—3点，每个时辰2小时，到亥时21点—23点，完成一天的周期。夜晚11点—1点，这是阴极盛的时期，但按照阴阳盛衰的理论，阴极盛则阳始动，因为物极必反。从夜里1点到太阳出来，阴渐渐衰退而阳渐渐成长。人体的阴阳与自然阴阳的变化是相合的，这也是藏象生命系统的节律。

那么一个人什么时候睡觉最好呢？按照中医理论，夜里10点不睡则伤肾。在现实中，我们也一般是在亥时（夜里9点到11点）入睡。

睡眠研究表明，真正意义上的梦（REM睡眠）出现在入睡后的90分钟，如果一个人10点入睡，他的第一个梦则出现在夜里11点半左右，如果他是11点入睡，则出现在12点半左右。也就是说，人每天的第一个梦基本都出现在子时（夜里11点—1点）。这个时辰，正是阴极而阳动时分，所以梦与阳（藏象生命主体）有极大的关系。

还有一个证据：大多数的男人们都有这样的经验，在夜里睡着后，阴茎会自动挺立，有些性无能者在此时也会发生阴茎挺立不倒的现象。弗洛伊德将这个现象视为他理论的证据，认为梦恰恰表现了没有得到满足的性愿望。中医认为，血不至则阴茎不挺，阳气不至则挺而不热。肾化一身之气，当子时一过，阳气勃性，由肾而始，所以阴茎自然挺立。这恰恰说明，梦与阳气有极大的关系，可以说是阳气的运作产生了梦。

研究还表明，一般来说，前半夜的梦境比较简单，几乎没有什么细节，大多数缺乏情节和重要特征；后半夜的梦较之前半夜的梦，细节和情节都很丰富；凌晨时的梦就更具体了，而且活灵活现。这个研究说明，梦的内容与阳气（藏象生命体）的活动有密切关系，阳气渐长，梦的内容也就越丰富，到太阳出来的前后，梦达到了顶点。

所以 REM 睡眠中的梦，与中医记载五藏神活动节律完全相同，也与我们的一系列假设完全吻合。因此，"梦者魂行"这才是梦的真正机理。

心理平台

此前我们曾经说到，不受控制的人类的精神因素就如同原子弹爆炸后的冲击波，会对藏象系统造成巨大的伤害。

从生物学的角度讲，不受控制的情绪变化对人类的生存也将造直接的危害。地球上的其他生物，包括灵长类动物，它们的行为一般受本能的支配，而人类的行为则受情绪的支配，这也是人与动物的根本区别之一。情绪支配行为，而行为最终会影响人们的生存状态。比如说，有人与他的好朋友一起出去打猎，途中迎头遇见一群饿狼，他的朋友不幸遇难，被狼群撕得粉碎。这个人当时一定很痛苦，也很愤怒，但如果他不控制住情绪，硬要找狼群拼命，那么结果将是悲惨的。最好的选择是控制住愤怒的情绪，就近爬上身边的大树。

从社会的角度而言，不受控制的情绪同样会危及生存。一个人在单位被上司误解而遭到严厉的批评，此刻这个人一定很伤心、冤屈，如果任凭情绪爆发，有可能就得罪了领导而下岗，经济没有了来源，危及生存状态。这类例子在生活中比比皆是。更有甚者，为一点小事而杀人，最后被执行死刑。

所以人类的情感方式必须加以控制，一方面这样做对解剖肉体有好处，更重要的是对藏象生命体有重大关系。因为藏象生命的精神主体负载于阳气上，当大脑情志变化太大时，阳气的消耗量就增大，势必会危及藏象生命体的存在。

尽管人类的大脑情志变化多端，难以预测，但就整个人类情志而言，它还是有一定的规矩，它也受某些东西的制约，这就是模式。人类大脑中的模式有很多，比如思维模式、情感模式、行为模式、性格模式等等，这些模式制约着情志的变化，也制约着行为的方式。这些模式可以统称为思维模式。

每人个的思维模式，在大同中都存在小异，而这些微小的差异却成就了千千万万不同的生活道路。例如，有的人在思维上偏向逻辑性，这些人最后从事了科学工作；但有些人在思维上偏向形象性，这些人最后成了艺术家；还有的人思维上擅长想象力，这些人都成了文学家。对待相同的事物，不同思维模式的人有不同的表现。

无论对于社会还是个人而言，模式本身是不稳定的，它的可塑性极强。然而，尽管思维模式随周遭的变化而变化，但社会与个人在同样的环境下、同样的文化背景下，并没有变得千头一面，这个世界还是那样的丰富多彩，所以差异还是最根本的，这是客观事实。这说明，在我们人类思维模式的背后，还有一个不可轻易改变的东西，是它决定着我们变化的方向，是它最终决定了差异所在。这个东西，我们可以将它称为心理平台。

心理平台就像是盖楼房的基础，楼房则像是思维模式，基础制约着高楼。在一定的基础上，楼房的形态可以各不相同，可以是摩天大楼，也可以是低矮的平房，甚至还可以拆了重建，将方形的房子改建为圆形的房子。但无论如何变化，都不能超越基础，否则建起来的就是危房。每个人的心理平台都不相同，而且它具有超稳定性，伴随人的终生。

那么，心理平台也好，思维模式也罢，他们最主要的功能是什么呢？

心理学的问题不能仅局限于精神的范畴里，作为一个人，我们的心理结构从根本上说是为了生理系统服务的，如果不服务于这个大局，心理结构也就没有了任何意义。以往的心理学研究，往往不注重心理服务生理的事实，单纯地去研究人们的心理，从而使心理学有变成新玄学的可能。

根据中医学的理论，我们认为，心理平台或者思维模式，从本质上说都是为了确保藏象生命体的平衡与稳定，这是人类身体健康的基础，也是人们生存下去的根本需要。因此，心理平台或者思维模式最基础的作用就是制约情志的变化，控制由情志变化产生的冲击波，达到心理平衡稳定的目标，进而健康地实现人们的生存理想。

心理平台和思维模式是怎么来的呢？

有一个人来到一片沼泽地，四面都是沼泽，只有中间有一个极小极小的岛，他要在这片沼泽中生存下去，就必须在这个小岛上居住下来。于是，他开始盖房子。但不论他多么努力，这个小岛的面积限制了他盖房的规模，在规模上他没有任何选择。在这个岛上，他可以任意建造他喜欢的房屋样式，或者是楼房，或者是平房，但就是不能超越这个小岛，否则他建的房子就是危房。

我们可以将心理平台比作沼泽中的小岛，而将人类的思维模式比作小岛的房屋。严格地说，人类的心理平台和思维模式，来自两个完全不同的方向。人类的心理平台源自藏象生命体的精神主体，而人类的思维模式则源于大脑精神主体。心理平台制约着思维模式，而思维模式则服务于心理平台。但两者的共同目标却是相同的，那就是为了规范与制约人类的情志变化，达到藏象系统的平衡与稳定。也可以说，人类的心理平台是先天，而思维模式则是在平台的基础上后天建立起来的。

心理平台对思维模式有制约与控制的作用。当外界压力造成模式与平台冲突时，即模式不能体现平台需要时，心理平台会促使大脑模式发生改变，以解决冲突。例如，邓蒂斯入狱前与出狱后，思维模式发生了很大的变化，这些变化都是为了缓解模式与平台的冲突，重建个人内心的平衡。当模式与平台的冲突无法缓解时，平台会促使模式最终崩溃，在极度混乱中寻求平衡，精神病患者往往属于后一种，这也是两害相较取其轻的原则。

那么，为什么藏象生命与大脑的沟通总是在睡眠状态呢？

穿越高墙

就我们所知，几乎所有的梦都发生在人们睡眠之中，一般都在夜里。虽然有些人会做白日梦，但这种梦严格地说也是在类似睡眠状态下发生的，即看似觉醒的人会突然出现短暂的睡眠，在那一瞬间，一个梦境出现在大脑中，形成了白日梦。

为什么梦只出现在睡眠状态中呢？那就要明白睡眠时人类大脑思维究竟发生了什么事。人在睡眠时，最大的特点就是思维与意识处于休息状态，大脑皮层处于全面抑制状态，神经之间的联系被阻断。不论多么聪明的人，在睡着之后都一样没有了意识，没有了理性。

那么我们是否可以这样理解：人在觉醒状态下，人类固有的意识是排斥梦境的。换句话说，人类大脑中的理性与逻辑恰恰就是藏象生命与人类精神沟通的最大障碍。我们先来看以下的图示：

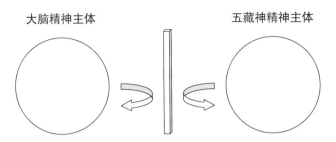

大脑精神主体　　　　　　　　五藏神精神主体

正如图示显示的那样，在白天，大脑精神主体与五藏神的精神主体之间，存在一道障碍物，我们将它形容为砖墙，这堵砖墙限制了两者在白天正常交流。那么这堵砖墙是什么呢？它是如何形成的呢？

我们说大脑精神与五藏神精神是两个独立的主体，各自有不同的存在形式。如果我们将大脑精神主体特征概括为理性（核心是逻辑），那么五藏神精神主体的特征就是非理性（与大脑理性相对应而言）。所以，大脑的理性对于五藏神而言就是砖墙。白天，大脑一直处于活跃状态，它的理性思维就像是一排排哨兵，严格禁止五藏神的进入，这也是大脑系统独立性的一种表现。而当夜晚之时，大脑理性休息了，这堵砖墙也就不存在了，所以藏象系统只有在夜晚才可以进入大脑意识中。

这堵砖墙是怎么形成的呢？学习！我们每一个人一生中都在学习，今天掌握一条定理、明天学习一条规律。每一条定理、每一条规律都是一块砖头，学习得越多，大脑里的条条框框就越多，砖墙也就越厚，我们与五藏神的沟通也就越困难。其实在白天心静下来的时候，我们也可以透过砖墙感知五藏神那股混混沌沌的精神潜流，虽然不真切，但确实可以感知到。只是我们白天需要处理许多信息，根本无法让大脑安静下来。

或者有人问：学习难道不好吗？我们不知道怎么回答。其实我们对世界的认识都源于我们的提问方法，如果方法有误，那么世界展示给我们的就是个变形的世界，但在提问方法的范围内它却是真实的。另一方面，人类在认识世界中形成的定理、规律等越多，表面看来我们的认识能力加深了，但其实是限制了我们的认识能力，所以对这个问题真的不好回答。

此时我们想起了古代印度人的一些看法，《尤婆尼沙》说："自我的获得不是凭借学习，也不是凭借天才和对书本知识的掌握……让一切婆罗门弃绝学习而返回童稚状态吧！"《奥义书》也说："有自知之明的婆罗门打开了感觉的大门，并使之转向外在的大门，因此，人类只知道观察外部的世界。然而，有些闭目反思和企盼不朽的智者却看到了那隐秘的自我。"甚至中国的老子也提倡"弃智绝学"。

是从理论上说，人幼儿时期大脑精神与五藏神精神之间的联系比较容易，因为他们此时的大脑中并没有太多的规范。历史上有不少记载说明，人的幼年时期自然出现所谓特异功能的概率极高，其原因就在这里。然而，随着年龄的增加，学习内容的扩展，人与五藏神之间的沟通就困难起来，相对地说，成人如果不经过一番努力，很难出现特异功能。我们认为，所谓的特异功能，其实就是在醒觉状态下达到了与藏象生命体某方面沟通的表现，而梦则是在无意识状态下的沟通表现。

此外，就一些记载看，许多人是在大病一场中或者其后出现了特异功能，目前人们都从病中幻觉的角度解释，其实还有另一个解释。病的本身在人类醒觉状态下阻断了大脑间的一些神经联系，从而在一段时间里，造成了理性水平的大幅降低，为两个精神世界的沟通提供了有利条件。从智力水平而言，越是反应迟钝的人，越是容易沟通，其实也说明了这个问题。

还有一点需要注意，"学习就是垒高墙"并没有绝对性，它只是针对绝大多数人而言的。大部分的人学习就是在垒高墙，因为他们只是学习了许多表面的东西，并没有真正的融会贯通，也就是缺少悟性。真正的大智者，他们的学习则完全不同，他们不是在垒墙，而是在砸墙，他们读的每一本书，都是拆除墙上的一块砖。在他们看来，书不是越读越厚，而是越读越薄。能将一门学科的知识总结成几页纸，那一定是大师；能将一门学科总结成三句话，那就是圣人了。真正的大智者，可能就是佛陀或者老子那样的人，他们从学习中突破了高墙，最后超凡入圣。

《周礼》说："太卜掌三梦之法"疏云："梦者人精神所寤可占者，谓人之寐，形魄不动而精神寤见，觉而占之。"《论衡》中更是明确地说："梦者，占者谓之魂行。"我们以前觉得这个解释虽然充满的迷信色彩，但从中医的角度看，它恰恰是中医梦机理的正确表述"魂"在此指的就是中医藏象五神——神魂魄意志，即为另一个精神主体。其中"行"字用得最好，说明五藏神对梦的形成起到了关键作用，它是主动促使梦的形成。

当人们从梦中醒来时，大脑精神主体立刻接管了失守的系统，中间的砖墙陡然出现，隔断了两个精神主体之间的交流。于是许多梦被在清醒的瞬间遗忘，这就是梦的遗忘机制。

第二节　装修新居

我们终于知道了藏象生命体来自遥远的星际，也知道了人类出现在地球上的过程以及使命。但我们依然有许多东西并不知道：对于每一个人来说，藏象生命体何时完成了与肉体的结合？这个结合是怎么完成的？

一切都要回到人生的初期，所有的秘密都包含在"人生十岁，五藏始定"这句话里。

婴儿的梦

藏象生命体何时进入人体的？是在人出生的那一刻。"人生十岁"从何算起呢？当然是从出生的那一刻算起，而不是从受孕的那一刻。这也是藏象生命体进入人体的时间。

想象一下，当人们得到一所新居时会干什么？当然是装修。藏象生命体也一样，当它第一次进入人的身体，如何才能在未来的上百年中居住得更舒服、更高效、更安全，都取决于装修，即对人类精神与肉体的控制。尤其是对人类精神的控制至关重要，因为人的情志非常易变，而过激的情志不但会消耗大量精气，还会对藏象生命体造成巨大的冲击。在这个意义上，"装修"这个词好像不恰当，最恰当的一个词应该是"磨合"，即两套生命系统的磨合。借此磨合，藏象生命体帮助人类建立起一个比较稳定的心理平台，创建认知模式、测试情志变化可承载的限度，等等。

上面所说两套生命系统磨合的过程可证吗？当然可证。那就是婴儿的梦。

大家都知道，人类的新生婴儿一般需要很长时间的睡眠，这些小生命一天到晚几乎都在睡觉，有时在吃奶的过程中就进入了睡眠状态。统计显示，出生第一个星期，婴儿每天的睡眠时间保持在 20 小时左右，然后不断减少。

根据睡眠科学的研究，10 岁是孩子睡眠的一个分界线，在此之前，新生婴儿每天需要 20 个小时的睡眠，2 岁的儿童每天需要 13 小时的睡眠，6 岁的儿童每天需要 12 个小时的睡眠，10 岁的儿童每天至少需要 10 个小时左右的睡眠。但从 10 岁之后，儿童的睡眠时间就逐渐接近于成人所需的时间，即每天 8 小时间的睡眠时间。少睡眠的婴儿一般是不正常的，大多数的情况下是有某种不舒服的情况干扰了婴儿，比如饿了、尿布未换，或者身体上的不舒服，这时婴儿经常表现为哭闹。

那么，婴儿在睡眠中是否做梦呢？回答是肯定的。

1953 年，在美国克莱特曼的睡眠研究室里，一位名叫阿塞林斯基的年轻博士发现了快速眼动睡眠，简称 REM 睡眠。这个阶段的睡眠，一般都是人类处于做梦阶段，真正意义上的梦其实都发生在 REM 睡眠当中。在观察婴儿睡眠时阿塞林斯基发现，婴儿一旦入睡，他们很快就会进入 REM 睡眠状态，而且 REM 睡眠持续时间比成年人长得多，也就是说婴儿用于做梦的时间要远比成年人多。

在婴儿的 REM 睡眠当中，人们观察发现，这些小婴儿睡眠中的面部表情远比清醒时要丰富 10 倍。清醒时的婴儿，面部表情很单一，多数时候是睁着一双纯洁的大眼，四下观察着这个社会，眨眼和嘴唇的蠕动，基本上都出于本能，表示内心的情感表达方式几乎没有。然而，当婴儿睡着之后，他们的表情比清醒时更生动、更具体，时而是拒绝的神情，时而又是愤怒的神情，而且许多人人生的第一次微笑就出现在深度睡眠的梦里。不但是微笑，人类许多的情感表示，比如困惑、愤怒、惊恐、轻视等表情，第一次也是出现在婴儿的梦中。这说明即使是婴儿，他们也做梦，而且每天花大量的时间来做梦。

为什么婴儿需要如此大量的时间来做梦呢？一种解释认为，儿童需要大量睡眠与做梦是因为学习的需求。另外一种解释认为，儿童（包括婴儿）之所以需要大量睡眠，这完全是生理机制造成的。持这一观点的精神病学家霍华德·罗夫沃克认为，婴儿的长时间睡眠与神经系统的发育成熟有密切的关系。

由于儿童对自己的梦描述极不完整，10 岁以前的儿童仅能用几个词来描述自己的梦，而 10 岁以上的儿童，也只能用 50 个左右的词来描述。这些极不完整的梦对研究的障碍很大，人们至今没有得到过一个完整的梦境描述，从几个词，或者几十个词中想得到科学的结论是不可能的。

关键的问题是要弄清楚婴儿或者儿童梦的内容。据克鲁格在 1975 年的统计发现，6 岁儿童的鬼神主题的梦占到了 47%，9 岁时下降到 36%，成年人同类梦境只有 26%。从以上的比例中可以看出，人类鬼神主题的梦随着年龄的增加而减少。统计中虽然没有 1—6 岁的统计数据，但我们从上述比例中可以得到一个结论，6 岁以前儿童的梦境绝大多数是鬼神、怪物一类的内容。其实不应该把儿童的梦称为鬼神梦，而应该称为"魔幻梦"，即有别于现实生活的梦。

那么怎样才能知道婴儿梦的具体内容呢？有一个办法，可以从另外一个角度让我们窥视婴儿梦的内容，那就是童话。孩子们喜欢童话世界是由他们的梦境决定的，梦中的经历影响了他们醒觉状态下的思维，因为儿童很难将梦境与现实完全区分开来，所以他们几乎无阻隔就能接受那么虚幻的东西，比如巫师、法术、精灵的变化等等，这与他们的梦境内容完全吻合。

从童话的角度来分析，儿童的梦与成人梦在形式上没有根本的差别。弗洛伊德曾将成人梦的形式分为四种："置换"，即将一个想法转换成有关联但又被打乱的图像；"浓缩"，即把许多单个想法集中成一个图像；"象征"，由一个中性的图像来代替真正的想法；"表现"，把想法转化成可视的图形。儿童的梦形式上与此相似，只是更注重组合、快速变形、拟人的手法。

组合是儿童思维的一个特点，也是儿童梦及童话的特点，即弗洛伊德所说的"浓缩"。儿童由于没有固定的逻辑，思想也就不受限制，他们常常将几种毫不相干的东西组合在一起，而组合的理由只有他们知道。不受限制的组合其实是一种尝试、一种创造，儿童通过这样的组合来认识世界，最终确定自己接受的程度。但任意组合的东西往往是生活中没有的，所以常常超出儿童的理解范围，因而也会产生恐惧，当一只鞋突然张开了嘴，并长着满口尖利的牙齿向人扑来时，成人也会被吓得惊慌失措。

快速变形是儿童思维的另一大特点。儿童的注意力不能持续下去，必须经常转换场景、目标才能吸引儿童，出乎意料的东西最能吸引儿童的视线。巫婆会突然变成个小姑娘，墙角也会突然钻出个小矮人。可以推测，儿童的梦也有这一特点，他们不会做类似荣格那种层次分明、有逻辑关系的三层楼房的梦，而是许多场景的快速转换，但每一个小片段中，都包含着一个完整意思，就像是被撕碎的全息照片一样。

拟人，是儿童梦的最大特点。在儿童的世界里，他们所见到的任何东西，包括无生命的东西，都是活生生的、独立的生命个体，都具有与人相同的情感与行为，都可以与他们进行无障碍的沟通。我们经常可以看见儿童与他们碰到的许多东西对话，可能是一块石头，也可能是棵小树，有时他们也会对家里的家具说话。所以在童话里，大灰狼会与小白兔有场智慧的对话，九色鹿也会因为人类的背叛而流下伤心的泪水。

从童话的形式中我们还发现，儿童的梦有三大特点：

第一，儿童梦有极端化的倾向。对儿童梦的理解，我们不能站在成人的立场，比如说，儿童梦中出现了一片黑森林，对成人而言，恐惧度要小一些，但对儿童而言，其恐惧度大得无法想象。再比如说，当儿童梦中出现了一头牛瞪着大眼睛，相对于儿童的体形而言，这头牛就如同成人看一座山，它引发的心理冲击是显而易见的。在上述原则下我们再来分析儿童梦，就会发现这些梦可能都有极端化的特点。

首先是角色极端。梦中的巫师，拟人化的动物，比如火魔头、大树精、巨大的章鱼等等，这些人物在他们生活的周围都是不存在的，对于儿童而言都是极端的。可能在一个儿童的梦中，除了他自己，他的周围都是些极端的角色。

其次是经历极端。儿童的生活环境应该是相当安全的，有父母的百般呵护，但儿童的梦中却恰恰使自己常常处于某种极端的环境当中，例如，被巫术流放的白雪公主、不能随便说话的经历、被人追杀的体验、被抛弃的恐惧等等。

再者是场景极端。儿童梦境中场景转换极快，但许多场景都是在他的生活经历中没有的，对于他们而言，这些场景就是极端的，城堡、森林、池塘、魔法室、可怕的厨房等等。比如说，一个孩子梦见他到了一个巨大的城堡，而这个城堡其实就是一只鞋，突然，这座城堡变成了一张特大的嘴，白牙森森，向他咬来。

第二，儿童梦都有一个明确的结果。大家可以回想一下我们成人的梦境，许多梦的过程并不完整，往往失去的是结尾部分。而儿童的梦则不同，他们的梦一般比较完整，尤其是结尾很明确，这个人要么被怪物吃掉，要么逃走，结果比较分明。许多孩子在讲述梦时，虽然很简单，但大部分内容是梦的结尾。这一点，我们从童话里也可以看出。许多童话都有一个明确的结束，一般人认为是成人想将童话中的寓意告诉孩子而特意设定的，其实不然，我们不能将成人的东西强加给孩子，孩子喜欢有一个明确结尾的故事，这完全是由他们的梦境特点决定的。如果孩子的梦不是这样，成人硬性要加个明确的结尾，恐怕孩子也很难接受。

第三，儿童梦的自我感觉异常强烈。研究发现，在成年人的梦境中，成人往往会失去必要的判断力，比如说，有个成年人梦见自己的亲人死去，而且场景十分奇特，亲人是被一头大象踩死的，于是他在梦中哭得格外伤心，以致醒来时满脸都是泪水。

成人如此，儿童更是如此，他们往往会将梦境认定为现实，不但可以影响他们在梦中的感觉、体验，而且甚至可以影响他们在清醒后很长一段时间里的。法国发展心理学家让·皮各特认为，三四岁的儿童一般不能区分梦境与现实的关系，当他们从噩梦中惊醒后，依然会认为梦中的可怕怪物就在床底下。只有到了八九岁时，他们才会真正懂得，原来梦境是不能带到现实生活中来的。因此我们推测，在儿童的梦里，梦境对儿童心智上造成的影响要远大于成人，他们往往在梦境中体验极端的心理变化的思想感受。

从上面儿童梦的三个特点中，我们认为，所谓儿童梦中多鬼怪、神魔的论述可能并不十分准确。准确地说，儿童的梦多极端，而鬼怪、神魔、巫师等等，都是为了极端的目的而被创造出来的。鬼怪与神魔最能体现极端，而由这些怪物营造出来的世界，也是最极端的世界，在这个极端的梦境世界里，儿童的体验也将是极端的。

那么儿童为什么需要极端梦境呢？

人生预演

如果将人的一生比喻成一部戏，那么这部戏在什么时候彩排呢？又在什么时候正式上演呢？人生这部戏在儿童的梦里彩排，并终身上演。但我们所说的彩排，并不是彩排人生未来的经历，那样就是宿命论了。这里的彩排，指的是人生未来心理体验能力的预演。

所以这个剧本并不规定人生未来生活的具体经历，它不会管某人将来是当科学家，还是当沿街乞讨的乞丐，而是规定在某一种经历下，大脑精神情感允许反应的程度，或者说可以承受的程度。我们来设想以下两个完全不同人物的场景：

一位科学家乘坐飞机穿越大洋，他准备去领取今年的诺贝尔医学奖，这是人类为了感谢他在治疗艾滋病方面所做出的伟大贡献。但飞机在太平洋上空遇到突如其来的强雷暴袭击，一道闪电击中了飞机的左翼，顷刻间，飞机左翼的动机被摧毁了，飞机完全失控了……

一位老年乞丐，无儿无女，疾病缠身，晚上无处安身，他只好跑到一座早已被废弃的建筑物中暂避风雨，这里有他辛辛苦苦搭建好的一个小窝棚。一天夜里，他突然从梦中惊醒，感觉自己好像正在乘坐一只小船在大海中巅簸，瞬间他清醒过来，地震了！但此刻，早已破败不堪的建筑物正在解体，老乞丐抬头一看，上层建筑正在摇晃中裂开……

这两个人遭遇的背景各不相同，而遭遇的场所也有天地之别，但此时此刻，对他们心灵的冲击却是完全相同的，他们正面临生与死的考验，"恐惧"正像一座巨大的黑色大山当头压下。如何战胜恐惧？就完全没有了身份的差别，而是源出于最原始的本能。其实这种场景早已出现在他们儿童时期的梦中，他们的心理平台也早已设计好了在此种状态下每个人的情感变动的态势及承压的最大极限。如果老乞丐的瞬间情感爆发力小于心理平台的最初设计，也许他临终时会看一个天使正向他伸出邀请之手，他会获得最终的安宁；如果那位科学家情感瞬间爆发力远远大于心理平台的设计，他就会突然失去理智——疯了！但疯子尽管行为疯狂，可他的内心却符合了心理平台的最初设计。

藏象生命体初次进入人体，通过组合儿童不太丰富的经验材料，创造出来各种各样的梦境。梦可以通过组合、快速变形、拟人等方法，创造出多变、陌生的生活经历，将儿童的大脑及神经系统突然置身于一个魔幻的世界中，让他们体验生命中的极端。比如说，孩子对自己父亲比较了解，梦就会利用父亲的各种特征素材，在梦中创造出另外一个父亲，并且与玩具熊的素材结合，结果是，梦中的父亲头像人，而身子却像玩具熊。这个魔幻般的父亲会在梦中追逐自己的孩子，而孩子却在想尽办法逃脱。

梦中的极端环境，会对孩子幼小的大脑精神造成无比巨大的冲击。比如说巨大的压力、陌生的环境、不同形态的动物、好人与坏蛋、无比的恐惧等等。在这些极端的环境下，人类大脑会做出与自己神经系统最匹配、最合理的反应模式，而这些反应的模式则为平台的建立提供了参考。而在一次次的冲击中，藏象生命体也会结合每个人特殊的神经系统特点、特殊的心理变化方式，建立起一套控制人类未来情感变动的系统，欢乐的情感表达程度，恐惧的感情表达方式，忧愁的情感持续极限……而这就是心理平台，并从中找出制约情志变化的最佳方案。

这就是儿童梦多的重要生理机制，儿童通过大量的梦来体验这个世界，来体验自己的身体和精神两个方面，并为日后融入这个世界做心理上的准备工作。

这一观点也可以解释为什么儿童的梦多数为魔幻之梦，因为儿童梦的材料与成人一样，都来自生活的经历及感觉，当平台需要大量梦境时，只好将儿童贫乏的经历、感觉重新组合，创造出新的梦境材料，这些材料就构成了儿童魔幻般的梦境。

心理学家常说，一个人的思想状态与他儿童时期的经历有关，准确地说，一个人的思想状态更与他儿童时期的梦境有关。一个人的思想状态在成年后会发展成什么模样，以及遇到外界刺激时的转变方向等，都在他儿童的梦境里反映了出来，并被纳入心理平台的控制范围之内。从这个意义上说，人生真的无意外，三岁能看小，七岁则能看老。

由于每个人的特质都不一样，所以磨合期也不同，最短一年磨合结束，最长十年磨合才能结束。一旦磨合期结束，一个人未来的许多东西就已经被确定下来，比如说性格、认知模式、处世的方式……就被确定了下来。这些不同特点，将造就不同的人生。张飞只能做张飞，孔子只能做孔子，如果你看见张飞在绣花，孔子在骂大街，那一定是你疯了。

好啦！我们将上述内容做一个较完整的表述：儿童的梦是一个建立心理平台，进而建立情感表达模式、认知模式、外世方式、性格特点……的过程。为什么要建立这个系统呢？这是两套生命系统平衡的需要，严格地说是藏象生命体的需要，它不允许超越情感模式以外的情感存在，也不允许多种认知模式并存，因为过分的情志就像原子弹的冲击波一样，

第九章　梦者魂行

365

能够对藏象系统造成巨大的伤害，从而引起多种疾病。而多种认知模式并存，将会导致精神的巨大压力，从而引发疾病。

请记住：人体的疾病绝大多数都是由不当情志、精神压力引发的，佛说身之病"四百四病"，心之病"八万四千"。

第三节　以梦为师

梦是藏象生命体智慧之光外泄的后门，也是人类至今唯一没有被开发的精神资源，"以梦为师"，将获得内心的终极平静；"以梦为师"，将得到智慧的提升。

心灵导师

前面我们讲过儿童的梦，藏象生命体通过儿童的梦境，帮助我们建立起一整套精神活动的模式，确保情志变化在可控、可承受的范围。而成年时期的梦，更多地在维护、调整这套精神模式。每当人们进入梦境时，逻辑、理性的高墙就轰然倒塌，白天封闭的心灵被迫敞开。藏象生命体通过阅读人们的心灵，化解心理压力与意识冲突，维护儿童时期建立起来的心理模式，稳定人们的心智，防止情志过激对两套生命系统平衡的冲击。

哲学家哈特曼曾经有句名言："人生的一切忧虑皆出现于梦中。"据威德和哈母勒的统计，在成人梦的总量中，愉悦的梦境只占28%，而烦恼和痛苦的梦多达72%。人们常常会把近日的焦虑带入梦中，而这部分内容正是藏象生命体格外关心的。当藏象生命体检索到这种情况之后，它会化解冲突，而化解的方法，往往是在梦境中隐藏了一个结论。

有一位女士在公司工作，很是辛苦，但她总感觉到辛苦没有被重视，比如领导没有表扬，年终奖不如其他人多等等，于是有天晚上她做了这样一个梦：

> 她拿着一把铁锹在挖坑，挖了很多坑，总是可以挖出一些硬币。再继续往下挖，突然挖出了许多黑蚂蚁，爬得满地都是，踩也踩不过来。这时她想，如果有场大火就好了，这些蚂蚁都会被烧死。

这个梦中完全没有出现白天的任何经历，而是用挖坑来代表白天的工作，很辛苦，梦中的硬币则是自我对工作的理智评价，虽然很辛苦，但与所得到的回报却不成正比，都是些不值钱的小硬币。黑蚂蚁代表的是对工作的感情状态——烦恼与忧虑。大火则代表了某种解决问题的方案，如果能坚持表达自己的不满态度，甚至发一点火，就可能让更多的人认识到自己工作的价值。因为这个梦者确实在工作中过于埋头苦干，不善于表达自己的意见，也不善于为自己争取利益。

此类梦在我们记忆中应该说数量最大，它解剖我们最近的忧虑，同时也为我们指出正确的方向。但我们许多人并不了解梦的工作目的，将许多有用的信息弃之不顾，反而使自己经常陷入没有必要的冲突当中。

藏象生命体化解人们思想中的矛盾冲突，并非仅指近期的冲突，当一种记忆被长期保留，并且此种记忆会时时造成思想的矛盾时，也在化解之列。例如，以色列的特克尼恩睡眠实验室报告了这样一个长期梦，梦者是一位在第二次世界大战中幸存的老年犹太人，而梦则是他6岁那年的一段真实经历，这个梦他做了整整40年：

为了避免纳粹党人加害于他，他的母亲将他送给了一个信仰基督的邻居收养，这户人家为了保护他，匆忙从原来居住的地方搬到了遥远的乡村，在那里没有人知道这个孩子是犹太人。几个星期之后，他沿着村庄街道行走，偶尔遇到了来自他家乡的邻居，这个人知道他是犹太人。他一认出他所遇到的人，立即惊呆了，并迅速逃到附近的林区躲了几天，因为当时他确信，这个邻居一定会向纳粹党人告发他。

事实证明，这位邻居并没有向纳粹报告他的情况，于是他幸存了下来。然而，当时的纳粹党确实屠杀了欧洲的六百万犹太人。调查显示，凡是在屠杀中幸存下来的人，有许多一生都在重复大屠杀的经历。这说明，凡是给自己造成严重心理伤害、影响的事件，会成为梦的经常性材料。而在这个梦中，做梦人总是在纳粹党人到来之前清醒过来，梦以这种方式化解着做梦人长期的心理压力冲突。

梦化解矛盾的第二个方法是，展示梦者的心灵空间，从而指示梦者找到解决问题的办法。

有这么一位先生，他花了一笔钱买了所房子，但他并不知道买了多大一所房子。等搬进去时才知道，这原来是间平房，面积不大，布局也有些不合理。看着周围邻居个个都住几层小楼，他的心理很不平静，但他又没有钱买更大的房子。就这样他守着这所老房子慢慢衰老，一生都在心理不平衡当中渡过，一生都在怨天怨地。然而，就在他快要离开这个世界的时候，有一天他突然发现地下好像有个暗门。打开暗门一看，我的天哪！原来他买的这所房子，地上地下一共十层，巨大无比。而他却终其一生都没有享受到。这个后悔呀！

大家一定要记住，我们一生中的许多梦，其实都是藏象生命体对我们日常焦虑的回答，可惜我们并没有重视。比如说，许多科学发现是在梦中得到最终启发的,这是因为当一个人解决不了问题时,会将困惑、焦虑带入睡眠中。为了化解这种压力,藏象生命体有时会回答这些问题,给出意想不到的解决方案,于是造就了一项伟大的发明。

人们的焦虑一般有以下几种:

第一,我们近期最关心的问题,比如就业、上学、工作、人际关系等等。此类梦境的数量最多,几乎每隔一段时间就会有一个记忆清晰的梦境,往往是越焦虑的时候,梦越有参考价值。

美国哈佛大学专门设计大望远镜操作系统的光学家波尔·霍罗维茨曾多次对人说:他一旦遇到复杂的技术问题,晚上都会做一些奇怪的梦。梦中总会有个"画外音"偷偷提示他解决办法,还会有个人用直观方式给他表演如何解决,而且这个办法往往有别于已经试过的种种手段。因此,霍罗维茨一般睡前总要在床头放上纸和铅笔,好记下梦里的所见所闻,免得睡醒后忘得一干二净。

第二,对自我社会角色的评价问题。社会角色的评价是个心理问题,一般来说,年轻人容易发生类似的疑问,自卑的人也会经常会问自己,这两类人此类梦多一些。中年以后的人,此类梦数量不多。

第三,对身体健康状况的担忧。人到中年以后,往往会担心自己的健康,久病之人也会格外关心自己的健康。此类梦大多数具有隐喻性,借一个事件来表达最终的结果。比如说,有些人病时会梦有虫钻入身体,或者在野外遇见不知名但可怕的动物等等。

第四,深层次的哲学问题。每个人的潜意识中都有关注深层次哲学问题的倾向,比如,人为什么会活着?人为什么会死?这个世界是怎么来的?我们是否真的有灵魂?等等。此类梦境往往十分离奇,逻辑有些很混乱,但常常很清晰,总让人觉得此梦有点意思。

第五,预知未来是人类所有愿望中最强烈的一种,预知未来可以对生存状态和策略产生深远的影响,所以这也是大脑最为关心的问题。

《睡眠之谜》的作者曾在书中报告了一个发生在睡眠实验里的真实故事。1984 年，他们在实验室里连续记录受试者的梦，有一位先生在 11 月 29 日的梦中醒来后，告诉研究人员，他已经记不得梦中的景象了，但他说有一个词深深地印在了大脑里，那个词就是：碳化物。不论研究人员如何启发，其他的梦境他全然不记了。就在记录这个梦后的第三天，消息传来，印度的一家美国化学工厂发生了大爆炸，4000 多人当场丧命，20000 多人因化学污染受伤，而那家工厂的名字恰好叫碳化物联盟。

前三类梦都可以看作是小梦，主要是因为它的内容针对性很强，就是针对梦者所关心的问题。而后二类可以看成是大梦，它的针对性不强，但启发性很强，具有普遍的意义。但不论是哪一类梦，起源都是一样的，那就是我们的心理平衡受到某种冲击，或者具有危害性。

一般来说，梦传达信息的程度与我们的关心程度成正比，即关心度越高，梦信息的表达程度越高、越准确。

让我们记住梦吧！把它当作财富、智慧。请认真对待每一个记忆清晰的梦境。苯分子式的发明人凯库勒说："让我们跟梦学习，那时也许我们将获悉真知。"

翻译梦境

并非所有的梦都值得关注，有许多发生在前半夜的梦，都是近几天思维与经历的延续，比如说，研究表明，一个外出旅行的人，一般在 7 天左右会做与旅行相关的梦。看了一部很刺激的电影，也会在几天中入梦。这类梦一般价值不大。

还有一类梦也不值得关注，那就是身体刺激类的梦，比如说，饥饿的人会梦到食物，口渴的人会梦到清泉。弗洛伊德曾经谈到自己的一个梦："在仲夏的清晨，当时我住在提洛尔的别墅里，醒来时我只记得梦见教皇死了。"当时弗洛伊德对此梦大惑不解，后来恍然大悟，他写道："由于提洛尔虔诚的教徒在清晨敲响了钟声，促使我因睡眠的需要产生了如此反应——为了报复他们扰人清睡，我竟然构成了这种梦境，并且继续沉睡而不再为钟声所扰。"大凡"日有所思，夜有所梦"的梦，只是白天思维的延伸，不值得特别关注。

那么什么样的梦需要特别关注呢？

第一类是特别清晰、完整的梦。许多梦很混乱，要么是逻辑不清，要么是人物模糊，要么是片段叠加。但有一些梦特别清晰完整，每个细节都格外印象深刻，这类梦就值得关注。

第二类是奇特的梦。梦境中出现的人物、事物、动物、情节等等，不在日常思维之内，而且在最近一段时间也没有思考过。

第三类是梦醒之后，当回忆此梦时，感觉有某种东西触撞到了心灵，换句话说，就是感觉很有意思的梦。

从时间上说，要特别关注后半夜的梦，尤其是接近凌晨的梦。研究还表明，一般来说，前半夜的梦境比较简单，几乎没有什么细节，大多数缺乏情节和重要特征；后半夜的梦较之前半夜的梦，细节和情节都很丰富；凌晨时的梦就更具体了，而且活灵活现。

中医认为，藏象属阳。每天十二时辰中，亥时阴极盛阳极衰，但从子时起，阳气开始萌动，此后渐渐增长，藏象生命体开始阅读人们的心灵，并将有用的信息通过梦境传递给大脑。大脑将感知到的信息，以梦者最易于接受的方式组合起来，其目的只有一个，那就是让我们能读懂大脑感知到的信息，梦是为了让人读懂。

虽然梦的本意是让梦者读懂，但人们依然感觉很难准确理解梦境。为什么呢？因为每个梦其实都经过二次翻译，在每次的翻译过程中，都会使信息变形。

梦的第一个翻译过程。藏象生命体的智慧表达应该与人类大不相同，它既不是图像，也不是语言文字，而是以某种灵性的方式传达信息。于是，大脑需要努力揣摩、努力去理解从藏象生命体传来的信息，并通过种种手段，将它理解的信息尽可能组合成醒觉状态下大脑可以接受的形式，比如，用图像、声音、语言、感受等手段。因此，我们再一次发现，尽管梦境是离奇的，但与我们的醒觉思维依然有几分相似之处，这其实就是大脑在不自觉状态下努力的成果，它努力完成了第一次信息的翻译工作。

苯的分子结构一直是 19 世纪有机化学家最头痛的问题。学化学时大家都知道，要想完全了解某个化学分子，必须掌握它的分子结构，那是一个十分特殊的图形，在所有的分子中，原子以直线结合在一起。苯分子结构的发明者凯库勒发现，可以用一个环来表示苯的分子结构，这一发明就得益于他的梦。在 1890 年的科学讨论会上，凯库勒这样讲述了他的发现："原子一直在我眼前旋转……我脑子里充满了类似的图像，我能看到大量奇怪的形状和长长的链，原子就像蛇一样在盘旋。突然，奇怪的事情发生了。一条蛇咬住了自己的尾巴，并组成了一个圆环结构，不停地在我眼前旋转。我仿佛感到被闪电击中，惊醒过来。"他最后不无感慨地对与会者说："阁下，让我们跟梦学习，那时也许我们将获悉真知。"

"苯分子是圆环结构"这是藏象生命体传达的信息。但如何在梦境中表达这一信息呢？大脑必须在睡梦中不多的兴奋点中找到可以表达这一信息的标志物，于是找到了蛇，用"一条蛇咬住了自己的尾巴，并组成了一个圆环结构"这样一个梦境，保留了这一信息。

翻译的过程，即是理解的过程，当我们的大脑对传达的信息理解正确，则梦境完整清晰；而当大脑对传达的信息理解不够深刻，则梦境零乱；当大脑对传达的信息理解错误，则梦境对我们毫无意义。

而梦境的组成，则与一个人的思维习惯、性格类型、行为模式有密切的关系。如果你是个坦诚的、逻辑思维很强的人，那么大脑组合成的梦境大部分就是直梦；而当你是个小心眼、想象思维很发达的人，那么梦境多半是杂乱而缺少逻辑性的。所以说，每一个人的梦都带有很强烈的个性化色彩，同样一个梦，对梦者的含义是完全不同的。

梦的第二个翻译过程。当你从睡梦中醒来，第二个翻译的过程就开始了，是清醒时的大脑对梦境进行的第二次翻译工作。然而，梦本身有遗忘的机制，梦中醒来的瞬间，有一部分细节已经遗忘了。于是在我们回忆梦时，会不知不觉用逻辑去串联梦境，甚至用想象的方法将已经模糊的细节补入了梦中，人们这样做为了能够更好理解梦。因此，我们最后记住的梦，已经不是最原始的梦了。

当我们遇到一个记忆清晰的梦时，要尽可能多的记住细节，而不是有意无意去串联梦境情节。此时要注意梦的过程、结果，同时要注意梦者在梦中的感觉，有时这种感觉比整个梦的本身更有信息，当梦境零乱、记忆不准确时，分析梦时更要以梦中的感觉为主。

如何来确定梦的指向性呢？许多人做完梦，也记住了梦，但就是不知道这个梦指向何方，因而无法判定梦的价值。其实梦的目的性很强，指向也很明确，它只关心你最关心、最焦虑、最担忧的事。此外，更精确地判断梦的指向性，还要看梦境中的标志物。

第四节　梦的识别系统

梦的本质是让梦者读懂，因此每个梦都是个性化的表现，是什么样的人，梦什么梦；同样的梦，对不同的人有着完全不同的含义。因此，只有梦者自己可以解释自己的梦，而解梦的关键在于建立自己的"识别标志"。

识别标志

我们来举个古人的梦例：西周朝立国之前，后来被尊为太公的姜子牙，每天都在渭水之滨悠然垂钓，等待施展才干的机会。这时周文王姬昌做了一个梦，他梦见一头大熊腾空飞翔。太史就此占了一卦说："此梦预示着主上将得到一位贤师。"于是文王就出外打猎，最后在渭水之滨遇到姜太公，跟他一交谈，不禁大悦，就用自己的御车将其载回去，并拜其为师。文王死后，姜子牙辅佐周武王出师讨伐殷纣王，从而夺取天下。曾有诗曰："岸草青青谓水流，子牙在此独垂钓。当时未入飞熊梦，几向斜阳叹白头。"在这个梦例中，周文王的梦很简单，但其中有一个重要的标志，那就是"飞熊"。而解梦者，凭借"熊为贵人"这一标志，断定周文王"将得一贤师"。

其实，不但是古代人，我们每天做梦中都有一些"独特的标志物"出现，要么是狗，要么是房子，要么是花草……这些标志物是构成梦境的重要内容。

建立识别系统

根据梦境组成的材料分析，世界上任何一种被梦者所知的事物、知识都可能进入梦者独特的"识别系统"当中。但具体哪些可以成为"识别标志"，则因人而异，其差异之大超出人们的想象之外。

那么，如何来建立自己的"识别系统"呢？

第一，认真记录梦境。

没有任何人能解释别人的梦，最好的解梦者就是梦者自己。说到底，世界上没有解梦的好方法，也没有包解一切梦的所谓能人，唯一能解梦的，就是梦者自己。而要想正确地解读自己梦中的信息，唯一的办法是要下苦功，首先要从记录自己的梦开始。当你记录下几百个自己梦的时候，基本上就能比较正确地理解梦所传递的信息。

如何记录梦呢？大家知道梦有遗忘机制，稍不留神，就会将梦忘得干干净净。因此睡前最好在床头备有一个记事本和一支笔，床头灯也不要太刺眼。当你从梦中惊醒，不论是早晨还是半夜，最好不要起身，而是细细回味一下自己的梦，然后拿起笔记录。半夜的梦最难记录，因为人还没有完全从梦中醒来，思维还很迟钝。因而记录半夜梦就要先写下几个关键词，为白天的记录做回忆提示。

记录梦的时候，首先要做到全面，最好每一个细节都要记录，尤其是那些与梦者价值观不相符合的细节，因为我们有时会将一些很不符合自己道德标准的细节有意忽略掉，比如说，梦里常常会对亲人做一些不应该做的事。其次，要秉笔直书。梦有时是跳跃性的，每一个片段的转化有时是没有逻辑关系的。但在记录梦的时候，我们往往会将中间的一些逻辑关系充实进去，这样做反而会破坏梦的完整性。记录梦要尽可能做到记录梦的原貌，再荒诞都不要紧。再次，一定要记录梦者在梦中的感受，比如恐惧、焦急、无奈、喜悦等等，这将是解梦的一个重要参照系。

可能有人会认为记录梦是一件很麻烦的事，其实只要记录几个梦就会发现，这是一种了解自己内心深处的最好办法，同时是与自我心灵对话的最好方式，因为人只有在梦中才是最真实的，通过这些梦，你可以发现一个不太相同的自我。

第二，经常梳理自己最关心的事物。

我们前面说过，梦有化解心理冲突及预示事物发展的功能，而这两项功能都是藏象生命体针对我们近期最关心的问题所做出的回答。当一个人什么都不关心，心静如水的时候，这个人几乎就到了"真人无梦"的境地。而绝大多数人达不到这个地步，我们总是有太多的事情使我们心乱如麻，有太多的顾虑让我们心急如焚。

沉湎于红尘当中的人，总是为诸多烦事而苦恼。其实细细分析起来，一个人在某一个阶段，最关心的问题不过就是几件而已，而且许多烦事都是相互联系的。不妨每一月拿出十分钟的时间，将自己一个月来最关心的问题罗列出来，为自己的心做一个"起居注"，从中不难发现，其实最困扰我们的不是具体的事情，而是我们对事情的状态。

除了这些日常问题之外，还有一些问题，属于哲学方面的，比如说，人为什么活着？我活着有什么意义？人死后会去哪里？等等，这些问题都是形而上的问题，但也是经常让我们不开心的一个原因。这些问题也会进入我们的梦中。

第三，仔细辨认梦中标志。

一个梦中标志的确立，并不是仅仅凭借一两个梦能够做到的，它必须在长期记录梦的过程中不断完善，没有积累就不会有突破。而这个过程至少需要几年的时间，因为一个标志物可能出现在间隔很长的梦中。例如上述"鞋"的梦，就出现在长达八年当中。

当一个"疑似标志"被辨认出来以后，如何来确定它的最终"寓意"呢？基本上有两种方法：

其一，要从文化底蕴上追寻"标志物"的本意以及延伸意。中国语言有一个特点，它的本义本不复杂，但它的"假借""转义""多义"等属性十分复杂，一个实词可以有无数的延伸义，比如说，上面讲到的鞋，它本来是一个名词，指示某种生活用品，这是它的本意。但从这个本意当中，"鞋"还可以扩展出许多延伸的意义，"生活经历""生活道路的选择""工作的变动"等等。但每一种延伸义，都与它的本意之间有内在的必然联系。因此，对中国文化理解越深的人，越能很好解释自己的梦境。我们以大家梦中常出现的水为例子，来考察它的本意与延伸义。

水，它的本意很简单，就是一种无色、无臭、无味的液体。《说文》释水曰："水，准也。北方之行，像众水并流，中有微阳之气。"但从水的本意中，却可以延展出许多意义。

1. 水代表北方，象征黑暗：在中国阴阳五行中，北方属于癸，为水；水与火相对，一个代表光明，一个代表黑暗。所以在中国神话中，代表光明的火神祝融，必定打败代表黑暗的水神蚩尤。

2. 水代表事物的状态与趋势：水的最大特点就是流动性，人们称流动的水为"活水"，而不流动的水则为"死水"。因此，水经常在梦中代表事物的一种状态，或者某一事物发展的趋势。所以小桥流水，代表着浪漫，而滔滔洪水，则代表着灾难。

3. 水代表阴柔、象征女性：水性柔，与刚强相对，故而象征柔美的女性；但柔之过分，则为阴毒；但同时，水也象征着情欲。

4. 水代表积极向上、象征着生机：水流之势，永不停息，故水也代表着积极向上的心态；同时水也孕育了无数的生命，故而也是机会、生机的象征。

......

以上是水的几种基本扩展义，其实远远没有穷尽，水还有许多扩展义，比如浊水与清水之分，河流与小溪之分等等。这些扩展义，对于不同的人有不同的意义。也就是说，一个人梦中"识别标志"基本上固定的，或者同一"识别标志"之间有某种内在联系，绝不会相差万里，或者南辕北辙。比如说，上面三个梦中的的鞋就是如此，这个标志在三个梦中都有相通之处。

以下是一个关于水的梦：梦者在北京大街上毫无目的行走着，不知不觉中，他走上了一座立交桥的顶点，向下看去，远处有许多

377

房子，桥下有不少行人。突然，好像发大水了，滔滔洪水从四面八方涌来，转眼之间就淹没了桥下所有的道路和房屋。而且洪水上涨得很快，几乎就要淹到桥顶了，他被困在了桥上。

做这个梦的时候，梦者正好毕业，想留在北京，但苦于没有门路，找工作四处碰壁。因而这个梦没有什么特别的意思，只是当前状态、当前忧虑的再现。"滔滔洪水"在这里代表着"在北京找工作"这样一个事件，而这件事正在遇上麻烦。"他被洪水困在桥上"，正是"找工作四处碰壁"现实的再现。而所有这些不好的状态，梦通过"洪水"而不是清水来代表。而且此梦也意味着这种状态将延续一段时间，并不会马上过去。对这位梦者而言，水在梦中代表"事物的状态与趋势"。

其二，一种物象或者事项，能否成为梦者独有"识别标志"，与梦者本人对此标志的态度、认识、审美、经历等有极密切的关系。

1. 源于某种特定的文化沉淀：并非每一个标志物都留下个人的印迹，在我们梦中有许多标志物上附带的更多的是文化的沉淀，因为这类标志物个人意识无法超越文化，比如说，"龙"这种传说中的生物，它在世界上并不存在，但却是中国文化的一种象征。因此，个人认识无法超越数千年来文化的认同，自古以来，龙就代表高贵、正统、超越一切的权势、阳气很盛等等。

再比如说鱼，在古代狩猎的时代，鱼是一种容易捕获的重要食物来源，给古人提供了丰富的蛋白质。尤其在北方比较缺水的地区，鱼的数量少，不容易获得，因而在食物链中就更显得珍贵。《太平广记》在描述唐代生活时，经常将食鱼作为一种权势、豪华的象征。在这种文化背景之下，鱼就代表了一种美好的东西。所以在古代所有的解梦书中，都将鱼与美好生活相互联系，从而有了"百事亨通"的说法；再转意鱼就可以代表财富，从而有了得鱼得财的观念。除此以外，还有日月、星辰、光芒等一系列。

2. 梦者某种特殊的经历：我们对事物的认识，总是源于学习或者经历，因此对许多具体事物的认识，不可避免要打上我们自己独特的烙印，而越独特的东西，越容易出现在梦中，被当作"识别标志"。上述我们讲到的"鞋"的梦者，就与他小时候的遭遇有关。所以，当一个"疑似标志"出现的时候，一定要联想自己对这一"标志"的独特认识过程，或者独特的经历，从中我们在可以确定这个标志的"寓意"。

比如说，有这样一个梦：梦者行走在陕西的塬上，正是春季，塬上的草已经长出了很高。但不知道为什么，梦者不太高兴。此时正好有一只猫跑了过来，梦者抬起一脚，将猫踢下了塬，眼看着猫翻滚着落在沟中。只见那只猫翻身爬起来，一边跑，一边很清晰地叫着梦者的名字。

此梦者小时候住在一个小镇，镇上猫很多，经常偷吃家里的东西，梦者从小就对猫没有好印象。曾经发生这样一件事：有一天他路过自家凉房时，看到里面有只野猫在偷食，他立刻动手关门，但野猫此时也窜了出来，正好被门框夹住了头。于是他使劲踢猫头，大约踢了十几下，猫终于死了。于是他将死猫扔到房顶上，就去上学了。等中午放学回来，听家里人说，这只猫并没有死，缓了一个多小时，爬起来跑掉了。这让梦者感到万分惊讶，也真正理解了"猫有九条命"的说法。从此以后，猫在他的梦中，就代表了他不喜欢而又有点无可奈何的人，或者是对他不利的人，不论是男人还是女人都一样。

3. 梦者特有的审美观：一般来说，一个人的审美观决定着判断，或者判断决定着审美观，这是一回事。而梦中出现的标志物，往往与人们的审美观相互联系。审美观决定着好与坏、大与小、凶与吉、顺利与阻碍等等的判断。

比如说，水可以"代表事件的发展状态"或者某种形势的状态。但究竟是什么样的状态呢？这往往取决于梦者的审美观。如果梦者天生喜欢浑浊的黄河水，那么梦中就会用"浊流"来代表事态顺利的一面；如果梦者喜欢清澈的水，梦中就会以清水来代表事态的顺利。上面被洪水困于桥上的梦，就与梦者的审美观有关。

第四，训练"识别标志"。

解梦就如同玩拼图游戏，找到正确的第一块是很难的，但拼得越多，就越容易。解梦也像破译密码，找到第一个切入点同样很难，但找到点的越多，就越容易。因此，梦的第一个识别标志的确立很重要，它能将我们带入梦境中。识别标志越多，解梦也就越容易。

梦还有另外一个特点，当你确定了一个识别标志后，这个标志会越来越靠近你已经理解的"寓意"，也就是说，梦的"识别系统"是可以训练的。其实这就像表达方法，当我们习惯，或者认同了一种表达方式以后，就会经常用这种方式进行表达，梦也是这样。当你越认同一个识别标志，梦就会越来越多地用这个标志表达同样的"寓意"。

第十章

我们为什么生病

藏象生命体会生病吗？当然会！只要有新陈代谢的生命，都会生病，包括人类。据统计，人类目前已有疾病品种有 8000 之多，而且科学越发达，发现的疾病就越多。那么藏象生命体的疾病会影响人类吗？当然会！因为人体只是藏象生命体的一块屏幕，它的运行状态都能反映在这块屏幕上。人类的疾病会影响藏象生命体吗？当然也会！人类说穿了只是藏象生命体的宇宙精气采集器，当采集器出现问题时，藏象生命精气从何来？

现在问题来了，当人体发生疾病时，到底谁在病呢？

第一节　中医病因之争

《黄帝内经》在解释人为什么得病时，将疾病划分为两类，即阴病或阳病。《素问·调经论》说："夫邪之生也，或生于阴，或生于阳。其生于阳者，得之风雨寒暑；生于阴者，得之饮食起居，阴阳喜怒。"虽然《灵枢·百病始生》也曾提出了上、中、下三部分类法，但这种分类也是以阴阳为基础的，"三部之气，或起于阴，或起于阳"二者在本质上完全相同。

圣人无过

在《内经》成书后的几千年里，人们总觉得中医病因分类有些笼统，不能真实反映发生在身体上疾病的全部，所以不断有人提出新的病因分类方法。晋代陶弘景第一次提出病因三分法，即"一为内疾，一为外发，三为它犯"。宋代陈言进一步将其概括为内因、外因、不内外因。

随着历史的发展，现代人在当代科学方法的影响下，越来越不满意阴阳分类，也不满意三因分类，认为这些分类法过于笼统、粗疏，标准不明确，分类方法欠严谨，于是不断有人提出新的分类：

1984 年《中医基础理论》将病因分为七类，即六淫、疫疠、七情内伤、饮食劳逸、外伤、痰饮、瘀血；

1987 年《中医病因病机学》将病因分为六类，即自然因素（天时、地理、生物因素）、生活因素（饮食、劳逸）、情志因素、体质因素、内生因素（痰饮、瘀血）、其他因素（外伤、中毒、社会因素）；

1987 年成肇智也将病因分为六类：时气外感（各种外感病因）、情志过激、饮食不调、劳作失度、外物伤人（外伤和中毒）、先天遗传。

从上面可以看出，后人的病因分类丰富了许多，从三因变成了七类，但是不是分得越细越科学呢？可能未必。

对疾病成因的解释，不同医学可以有不同角度，西医学的病因就与中医大不相同，这是正常的。但不论哪种病因的解释，它必须与所依据的医学理论为基础。中医的医病，无论三分也好，七分也罢，它必须与中医的理论系统配套，否则的话，就不能叫中医病因，而只能叫张三病因，或者李四病因。

那么，中医理论的基础框架是什么呢？我们上面已经说过，中医是建立在人有两套生命系统这个观点之上的，中医的研究对象并非是肉体的解剖结构，而是藏象生命体。所以中医病因的归纳，并不是以肉体解剖系统为出发点，而是站在藏象生命体的角度来划分疾病的。这与我们目前许多人理解的中医病因大不相同。

从上面这个新理论框架去看，我们会意外发现，《黄帝内经》关于病因的分类，即阴病阳病，仍是最为精准的病因分类。阴病者，指的是源于解剖系统的疾病；阳病者，指的是源于藏象生命体的疾病。这种分类，正好与人有两套生命系统的类的结构吻合。除此之外，我们还找不到一个更直观、更简明的分类法。

如果站在这个视角，我们再回头看三因分类之好，七种病因也罢，统统与《黄帝内经》的思想相悖离，典型的画蛇添足。

因此，《黄帝内经》说病因只能分为阴病和阳病两类，"夫邪之生也，或生于阴，或生于阳。其生于阳者，得之风雨寒暑（宇宙自然）；生于阴者，得之饮食起居，阴阳喜怒（肉体解剖系统）"，已经说得再明白不过了，如果再进一步说明，即阳病从外来，阴病从内来。

这里有一个十分重要的问题：什么是阴阳病呢？根据《黄帝内经》以及我们对内经的理解，大约可以得出下面三种解释：

第一种，凡是病从身体以外来的为阳病，反之为阴病；

第二种，凡是阳经得病为阳病，反之为阴病；

第三种，凡是藏象生命体的疾病为阳病，凡是解剖体形病为阴病。

这三种解释中，表面看起来差别很大，其实仔细研究一下，这三种解释都是一回事，都是从疾病来源的方向上做出的。为什么这样说呢？藏象生命体获得宇宙精气只有两个来源，一是通过自身的经络系统直接从人体以外截获宇宙精气，二是通过解剖形体器官加工宇宙精气，然后通过与之相联的经络输送到藏象中去。这样一来就会具体出现四种情况，而每一种情况又可以包括两种可能性：

1. 身体外空间中精气来源有误；

A. 太过

B. 不及

2. 由于藏象本身的盛衰问题，导致藏象与精气之间存在生克关系；

　　A. 盛——生与克

　　B. 衰——生与克

3. 通过饮食进入人体的宇宙精气本身存在问题（成色、变异）；

　　A. 太过

　　B. 不及

4. 被利用的人体器官存在健康问题，导致提取的精气存在质量问题；

　　A. 盛——生与克

　　B. 衰——生与克

这样一来，中医的疾病理论很符合太极生两仪，两仪生四象，四象演八卦的《周易》精神：藏象生命体（太极）——阴阳疾病（两仪）——宇宙精气的太过与不及、藏象生命体五藏的盛与衰（四象）——两套生命系统平衡的状况（八卦）。由此我们还可以将每一项细分为八个小方面，例如，当宇宙空间精气太过时，会出现藏象盛时的生、盛时的克，衰时的生、衰时的克四种情况；当宇宙空间精气不及时，同样会出现盛时的生、盛时的克，衰时的生、衰时的克四种情况。诸种变化恰恰合为六十四卦之数。

如果我们再回头看一下从宋代以后乃至现代的病因分类，就会感觉到有点别扭，有画蛇添足之嫌，甚至是南辕北辙。当我们自作聪明，而将病因划分为六类或者七类的时候，那仅仅是从人类解剖系统来考虑病因，受到西医理论的影响。表面上看是进步了，其实已经背离了中医的完整理论系统。

因此写下中医"阴阳"这两个字的人是圣人，圣人无过。从中医立足的角度讲，圣人写下的句句是真理，问题在于我们是否能全部理解。

当我们不理解的时候，最好也不要指责圣人，也可能是我们站错了位置，看不到圣人们已经看到的东西。

大家知道，现代医学对于疾病的分类，完全是按照身体的部位和症状来区分，比如说五十种常见的疾病就是按此来分类，如鼻、喉、肺及胸部常见的疾病有：过敏、气喘、鼻窦炎、感冒、流行性感冒、喉咙炎、喉咙痛、急性支气管炎；胃、腹部及消化系统常见的疾病有：恶心和呕吐、腹泻、便秘、痔疮、胃溃疡与胃炎、胃病所引起的胸闷或上腹部不舒服、肠躁症 胀气与胀痛。这种分类有一个好处，那就是简单明了而且十分具体。

因此讨论到这里，我们又遇到了一个极为重要的问题，那就是中医为什么要从疾病的来源上区分疾病呢？关于这个问题，由于《内经》中没有明确说明，我们只能推测。

首先，它证明了我们的假设是正确的。中医是以藏象生命为核心的医学，它的疾病分类中没有考虑形体的因素，因为藏象生命结构与解剖形体差异甚大，不能以形体的部位来划分疾病。同时，藏象生命与形体生命生理功能不同，也不能按疾病的症状来分类。

其次，它说明的疾病的基本原因。现代医学中的病因有很多，如高血脂的原因基本上有两条，高胆固醇、高甘油三酯；过敏性鼻炎的病因就更多了，有花粉、粉尘、化妆品等等。中医用疾病的来源，一下子就指明了病因。天下病虽然种类众多，但都是不正常的宇宙之精惹的祸，具有去繁驭简之效。

何为疾病

有人曾将疾病定义为："疾病是一种正常功能、能力受到损害或由环境因素造成功能、能力受到限制的一种内在的状态。"但这是一种很哲学化的定义，对于临床实践没有什么实际意义，对于理解遗传变异也没有帮助。

所以临床上通常是用对疾病的描述来为疾病定义，如"疾病是病人所处的一种具有不利结果的、具有危险性增加的状态"。这就是一种疾病状态的描述。随着基因科学的发展，人们又试图从基因的角度来为疾病定义："病人基因型或者表现型上要有潜在的不良后果时才能称其为疾病。"

但以上这些定义，并没有得到大家的一致认可，可见疾病的定义不太好下。于是也有人主张不要给疾病下定义，医生治病就行，管它疾病是什么东西。

大家可以看出，上面的这几种定义，都是站在形体疾病的角度来说的，基本上以体述为主，就是身体的自我感觉为主。中医对人类生命的认识与现代医学截然不同，它最大的不同点就是不太重视体述的感觉，比如说，当中医说病人阴阳失调时，可能病人此时并没有明显的不利结果或者危险性，但阴阳失调本身就是一种疾病。

当然，《黄帝内经》中并没有给疾病下过明确的定义，但从其讨论疾病的分类中可以看出，两套生命系统失去平衡，即为疾病。《素问·阴阳应象大论》曰："阴胜则阳病，阳胜则阴病，阳胜则热，阴胜则寒。"无论是阴病还是阳病，一旦发生，都会破坏两套生命系统的平衡。这是《内经》对疾病的基本观点，中医的一切治疗都围绕这个核心。

《素问·阴阳应象大论》曰："阴阳者，天地之道也，万物之纲纪，变化之父母，生杀之本始，神明之府也。治病必求于本。"尽管大家对这个"本"还有不同意见，但通观《内经》，这个"本"一定指的就是阴阳，即两套生命系统的平衡。换句话说，阴阳即是中医治疗的对象。所以八纲辨证中首推阴阳，其次才是表里、虚实、寒热。

一般而言，两套生命系统失去平衡，可能有三种情况：第一种是源于藏象生命系统本身的原因，比如说像风湿类疾病，痛在关节，病在藏象，都是因为元阳不足造成的，所以张仲景将其归于太阳病；第二种是源于解剖形体的原因，比如太阴病，《伤寒论》说："太阴之为病，腹满而吐，食不下，自利益甚，时腹自痛，若下之，必胸下结硬。"此类疾病多由器官炎症造成；第三种是两套生命系统结合的原因，此类疾病最多，比如说瘀滞，有气血瘀滞、湿热瘀滞、经络淤滞……

找对了治疗的对象，那么治疗的目的呢？有人说治病以病好为标准。但何为好呢？这就很难回答了。《素问·至真要大论》中给了我们一个治疗标准："谨察阴阳所在而调之，以平为期。"两套生命系统谁强谁弱都不好，最好的状态是平衡。《素问·调经论》曰："阴阳均平……命曰平人。"平人平气，才能平平安安。

如何治疗呢？中医不讲攻，而讲"调"，"虚则补之，实则泻之"，"寒者热之，热者寒之"，不足则补之，有余则去之。"调"即纠正的意思，纠正两套生命系统偏盛偏衰的情况，使之相对平衡稳定。

但大家必须明白一个道理，"调"不是治病，而是协调两套生命系统的能量，以达到平衡的目的。从来没有一种病是吃药吃好的，大多数都是养好的，"三分治，七分养"。以药调理都是"中病即止"，剩下的就交给藏象生命体了。有的人一旦得病，完全相信药物，想一鼓作气把病治好，药是越吃越多，早忘记了"中病即止"的训条。现在许多中医也是不负责任，一开药就是几十副。患者以后精明点，如果五副中药不能"中病"，这个药方一定有问题，不必再吃。

第二节　何为阴病？

关于阴病的定义，现代中医并没有取得一致的意见，人们常将虚寒两症称为阴病。但这个说法与《内经》阴阳病的定义并不吻合，尤其是寒症，明显属于六淫的范围，它应该属于阳病，而非阴病。

阴病辨证

按照我们两套生命系统的假设，所谓的阴病就是源于解剖系统的疾病。例如，《太阴阳明论》曰："食饮不节，起居不时者，阴受之。"可以直观地说阴病是吃出来的病、折腾出来的病、综合因素的病，简称阴病三源。但在中医里，单纯的阴病或者阳病并不多见，病于阴者，必损及阳，病于阳者，必损及阴。当太阳经受伤害时，太阴经也就同时出现病症，它们是同步的。比如说感冒，它是太阳经感受六淫所致，但同时也会有咳嗽的症状。阴阳辨证更多的是为我们追寻病因提供线索。

比如说，肾阴虚即是形体之病，要么肾脏先天不足，要么久病伤到了肾脏，要么房事不节对肾脏造成了损伤。症见眩晕耳鸣、视力减退、健忘少寐、腰膝酸软、形体消瘦、咽干舌燥、五心烦热或午后潮热、盗汗颧红、男子遗精早泄、女子经少经闭或见崩漏、舌红苔少而干或无苔。

阴病久之必损阳。如肾阴虚久之，必会导致肾阳虚，所以出现一些怕冷的症状，中医有句话，阳虚生外寒，这样的人面色比较虚白，比较畏寒怕冷，手脚冰凉，小便清长，大便溏薄。

再比如说，单纯的肺阴虚是形体器官的疾病。《素问·脏气法时论》曰："肺病者……虚则少气，不能报息，耳聋，嗌干。"咳无痰或痰少而粘，或痰中带血，或声音嘶哑，腰膝痠软，男子遗精，女子月经量少或闭经或崩漏，形体消瘦，口燥咽干，潮热，五心烦热，盗汗，舌红少苔或无苔。

肺阴虚久之必及肺阳，导致肺阳虚之症。人们习惯认为，肺属太阴，本就阴多而阳少，少一些没啥关系，所以形成了一种认识，肺无阳症。其实不然，有阴必有阳。常见肺病患者肢寒体冷、面白神疲、气短息微、咳吐涎沫，其实就是肺阳虚之证。

为什么会阴虚及阳呢？这个很好理解。我们是个两套生命系统的综合体，藏象生命体需要将我们的肉体作为采集宇宙精气的搜集器。当解剖形体器官有疾病时，必然会影响到"精"的提取，从而导致藏象生命体的疾病。

这就好比生产加工，当一台压面条机正常时，我们得到适合的面条，如果它不正常，我们得到的可能就不是面条，而是面团。虽然藏象生命体利用形体器官采集宇宙精气时有一个修正的程序，但如果我们给提供的都是变型的产品，还是会影响到最终的产品。

比如说，近些年呼吸道感染的疾病越来越多，几次大的传染病，都与呼吸道感染有关。究其原因，就与空气质量密切相关。工业发展造成了大气污染，引发了越来越多的肺部疾病，北京等大城市，肺癌的发病率直线上升，都与空气污染有关。污染的空气不但损害了我们的肺部，并波及藏象生命体采集宇宙精气的质量。同时，飘浮在空气中的污染物，也改变了宇宙精气的品质，使得藏象生命体越来越难以获得高质量的精气。

再比如说，饮食是藏象生命体采集宇宙精气的重要来源。在正常情况下，我们的饮食不会伤害到器官，但如果饮食中有了大量毒素，那就另当别论了。大凡能伤到形体器官的饮食，都会伤害到藏象生命体。然而，如今的情况有了大变化，我们的饮食中已经不自然单纯了，而是掺加了大量非自然的元素，像现在的环境污染，水、土地都遭到了化学污染，甚至食品中也常被添加了大量添加剂。这些污染物和添加剂，不但会伤及形体器官，而且会改变饮食中宇宙精气的品质，造成形体疾病与藏象疾病暴增。

最重要的是，阴病会消耗过多的精气，最终损及两套生命系统的平衡。我们前面说到，为了维护两套生命系统的平衡稳定，藏象生命体将采集到的部分宇宙之精转化为气血津液，用于维护平衡上。这样一来，此多则彼少，彼多则此少。为平衡消耗的精气量越大，藏象生命体所得精气就越少，就会变得虚弱不甚，结果就会走向恶性循环。

比如说，营卫二气环绕身体，卫气多外行昼夜五十周，营气内行昼夜循环五十周，为身体建立起一道保护墙。一旦藏象生命体虚弱，转化不出足够量的营卫二气，防护网洞开，外邪、内忧一时并作，想健康长寿就无希望了。

一般来说，阴病有三层含义：第一层，解剖系统不显示疾病，但藏象生命体却因解剖系统的原因而发生疾病。此类病有很多，比如我们已上举出的肝气横逆、气结等疾病，都是藏象生命体的疾病，而解剖系统却查不出病因。这种病一般是源于人类的情志过激，消耗了大量宇宙精气，造成藏象生命体采集到的精气不足用。

这种情况在我们的生活中多有发生，比如说，过度的房事就会消耗大量精气。中国有句经验之谈，"年过二十，不宜连连；年过三十，不宜天天；年过四十，要像数钱（古人数钱以五为基数，每五天一次）；年过五十，进山拜庙（初一、十五拜庙，每半月一次）；年过六十，要像过年（每年一次）"。若有人房事不节，年过三十还天天冲动，致使精气大量消耗掉，就会出现肾阴虚的早期症状，如耳鸣、骨蒸的现象。

第二层，两个系统同时显现疾病状态，这是经常性的疾病表现，不论是由解剖传至藏象，还是由藏象传至解剖系统，我们经常是同荣共荣，同辱共辱。比如病在少阴时，我们就会四肢逆冷、饮食入口即吐、下利清谷，两个系统同时见到病症。

第三层，解剖系统疾病而藏象生命体无病，比如我们经常性的外伤、中毒等疾病，它们可能会对解剖系统造成巨大伤害，却短时间不影响藏象生命体。

阴病之源

中医里还有一类病最为普遍，那就是由情志变化引起的疾病。按照《内经》"阴病得之外"的划分，此类疾病也属于阴病，"喜怒不节则伤脏"，甚至可以说是阴病之源，《举痛论》曰："余知百病生于气也。"

《三国演义》中有个诸葛亮骂死王朗的故事：武侯伐魏，取天水、安定、南郡三城。魏命曹真为大都督、郭淮为副都督、王朗为军师起兵相迎。王朗本属汉朝元老，现官魏之司徒，年已七十有六。自诩口才便给，欲以一席话折服武侯。待到两军相遇，诸葛亮历数王朗反助逆贼、谋篡帝位的丑态，尽情丑诋。随着一句"皓首匹夫，苍髯老贼"的怒骂，王朗气满胸膛，大叫一声，撞死于马下。

王朗是怎么死的？气死的。《黄帝内经》说"怒则气逆"，逆气上涌，封喉堵心，不死才怪。这是典型情志激变要命的例子。此类病例历史上多有，伍子胥悲愤而一夜白头，牛皋欢笑而亡，中举的范进喜极而疯……《素问·举痛论》："余知百病生于气也。怒则气上，喜则气缓，悲则气消，恐则气下，惊则气乱，思则气结。"

有情与无情是区分好坏人的标准，我们人类正是因为有了情感的变化，才创造出了丰富多彩的生活，如果这个世界上缺少了情，那将是一片荒漠。然而如果我们换一个角度，从中医的角度去看问题，无情比有情可能更有利于健康。

但要注意的是，由情志引发的疾病虽属阴病，但初起则好似阳症，先伤气，再伤形。它不直接冲击藏象生命体，但却直接冲击两套生命系统的结合部，"怒则气上，喜则气缓，悲则气消，恐则气下，惊则气乱，思则气结"。一旦冲击力过猛，也会影响到藏象生命体，例如中医说"惊则气乱"，而在临床上，精神疾病患者的气就是乱的，因此突然的惊吓往往往会导致精神失常，生活中这样的例子很多，尤其是小孩子，突然的惊吓，轻者萎靡不振，重则精神失常。

所以，对藏象生命体来说，控制人类的情志是最紧要的任务，它危害太大。后面我们将会看到，藏象生命体与人类唯一的沟通平台是梦，而梦的核心就是化解心理冲突，避免情志过激。

第三节　什么是阳病?

假设这样一个场景：在远离太阳系的仙女座大星云中，一颗比太阳还大百倍的恒星燃尽了它内部最后一点能量，炽热的气体开始脱离引力向外膨胀，从远处看，它变成了一颗巨大的红巨星，吞噬了它所有的行星。突然，这颗红巨星发生了爆炸，它附近的行星也被巨大的爆炸撕成了碎片，不可思议的能量裹挟着星际物质，冲破它所有星系的引力，向四处传播。

不知过了多少年，地球上突然爆发了一场流感（也可能是其他传染病），许多人为此失去了生命。病理学家将这些流感病毒取回化验，发现它们是一种很普通的流感病毒，但是他们并不知道为什么这种病毒会引发这样大的一场灾难。

这是一种什么病呢？是阳病！是藏象生命体的疾病。那场遥远星系的大爆炸，其巨大的能量影响到了宇宙精气的运行，甚至改变了宇宙精气的品质。当这股宇宙精气到达地球轨道的时候，被藏象生命体采集，最终引发了疾病。

感冒，在中医里就被称为阳病，在张仲景的《伤寒论》中属于太阳病，其主要症状是脉浮、头项强痛、恶寒、发热等。太阳经脉从头走足，行于人的背部，太阳经出了问题，就会头项强痛。凡是阳病者多有发热的现象，这是因为藏象生命体自我调节机制在起作用，阳气奋力将病邪驱逐出系统外，故而人会感到有热象。

不要认为我们上面假设的场景像科幻小说，其实它正是千百年来中医病因缺的一环。理解中医不能将眼光局限在地球系统，甚至是太阳系，而要有宇宙的眼光。

六气与六淫

中医认为，阳病都来自身体以外，即是指我们地球以外的宇宙空间，故言"其生于阳者，得之风雨寒暑"，指的就是天之六气，即风、寒、暑、湿、燥、火。我们在"五运六气"一节中已经说明，这六气并非指地球气候的变化，而是指到达地球轨道的宇宙精气，它本身并没有好坏之分。但对于藏象生命体的五藏而言，却有接收的好与坏之分。当接收好的时候，我们称它们为"六气"，当接收不好的时候，我们则称它们为"六淫"。

对精气本身而言，它由于来的时间、空间的不同，会呈现出对人有利或者有害的一面。对藏象生命体不利的宇宙精气属于不正常的气，《内经》称"至而至者和（该来的气来了，称为和）；至而不至，来气不及（该来的气没有来，称为不及）；未至而至，来气有余也（不该来的气却来了，称为有余）"，我们将不正常的宇宙精气总结为下面三种：

①来的时间不正常的气，应该夏至来的气，偏偏推迟了节气；

②来的方位不正常的气，本应从东来，偏偏从东南来；

③来的多少不正常的气，来的多称为太过，来的少称为不及。

这些对藏象生命不利的宇宙精气，在病理上被称为邪气，或者称六淫之气，它从每天开合的经络穴位进入藏象生命体中，也就是从体表进入体内，故"阳病得之外"。

《内经》将阳病统称为伤寒，因为伤寒都是由外感时邪引发的病症，《难经》说："伤寒有五，有中风，有伤寒，有湿温，有热病，有温病"，这五类病，基本与天之六气相应。后来张仲景将这一思想进一步系统完善，最终写成了《伤寒论》一书。

人体五藏有盛衰之分，宇宙精气也有太过与不及之分。当六淫气（太过与不及之气）侵入藏象系统后，在本藏盛衰的先决条件之下，病一般发于衰藏，首当其冲是天刑之藏，其次是不和、小逆之藏。当然，六淫气入侵，是通过经络系统侵入五藏的，因此病首见于经络之疾病，然后渐次深入，侵入五藏。

同样，当我们大幅度改变自己的空间位置的时候，也可以影响到宇宙精气对人体的关系，从而导致疾病的产生。例如，宇航员在进入轨道以后，相对于地表的位置发生了很大的改变，也就改变了人与宇宙精气的相互关系，所以宇航员会患十分严重的空间运动病，临床表现为食欲减退、精神不振、头痛、恶心、呕吐等。据调查，苏联宇航员的空间运动病患病率在 50% 左右。

从中医的角度讲，这是阳病，是因为我们自动改变了空间位置，也就改变了人与宇宙精气的关系，从而导致此种疾病的发生。目前西方一般采用胆碱药——东莨菪碱，其实这是一种中药，早在 800 年前宋代的《本草图经》内就有记载，它可以改变阴虚火旺等体能状态。航天工业是 20 世纪的新生事物，中国古代人不太可能有失重状态下身体的各种反应经验，因此按道理中医学也不可能治疗由于航天引发的人体疾病。但事实却正好相反，中医临床学可以治疗这类疾病，因为此类疾病恰好处于中医阳病因之下，符合中医的理论框架。

同样的道理，当我们在地球表面的某一点大幅度改变了某种物理环境，也可以影响到人与宇宙精气的关系，它产生的疾病同样可以划归阳病的范畴。例如，1945 年 8 月，美国为了尽快结束第二次世界大战，也为了实验新型原子弹的性能，在日本投下了二颗原子弹。原子弹的物理性质属于核裂变反应，它能在瞬间产生强大的能量，在能量波及的范围内，宇宙的正常精气被改变，人也就患上了相应的辐射病。这也属于中医的阳病范畴，中医是能够治疗此类疾病的。事实证明，原子弹爆炸产生了强大的辐射，严重影响了劫后余生的人的健康，许多人得了白血病及其他源于强辐射的疾病。战后，在西医治疗效果不佳的情况下，许多人开始用中医治疗，结果效果都不错。

中国古代人绝对没有航天飞行和原子弹，这一点是肯定的，但古代人发明的中医却可以治疗这种新的疾病。因为中医不是单纯从肉体考虑健康，而是从藏象生命系统与宇宙自然的关系中考察健康，航天飞行与原子弹都在某种程度改变了人体藏象与宇宙精气，恰好处于中医的理论框架之内。所以，中医的理论体系具有无限的伸缩性。

在目前的中医实践中，疗效不稳定、不确切是个大问题，它阻碍了中医的进一步发展。究其原因，不能不说与运气学有很大的关系。现在许多中医师在讲述病因时，很少有人去考虑宇宙精气与人体疾病的关系，这就意味着我们舍去了一个中医病因，在治疗上必然会缺少一个途径，原本是藏象生命体的疾病，被当成了生理解剖系统的疾病来治，这是中医疗效不稳定、不确定的原因之一。

阴阳病辨证

我们曾反复讲，全世界辨证法的老祖宗在中国，西方是没有辨证法的，像黑格尔之流的辨证法，只不过是炒炒中国的冷饭而已。比如说，中医里面就充满了辨证法，稍不留神，就会走向歪路上去。

我们上面讲过，阳病有两个重要特征，一是阳病得之外，"得之风雨寒暑"，因为从经络的层次上看，阳经一般走头部，在人体的最外表，比如太阳经就是阳经最外面的经络，所以外来的病邪首先侵入的就是太阳经，然后才渐次深传；二是从症状上说"发热恶寒者发于阳"，也就是说，阳病大多数伴有热证。

但中医是辨证的，"阴病阳病"的分类只是基于人有两套生命这个大体系之下，因此我们绝不可能机械地将凡是外入的病邪都称为阳病。其实外来病邪侵入阳经后又可再分阴阳。为什么呢？

我们举个例子，"六淫"中有湿一症，它是属于一种体外而来的病症，如热汗当风时，湿气就有可能从外而入，首先侵害太阳经，发为阳病；但湿气同样也可以由内而入，比如脾湿症就是如此，它发为阴病。

因此，阴病阳病的关键，要看最后病邪落在两套生命系统的哪一部分。当落于藏象生命体，不论在阴经还是阳经，都可称为阳病，而当落于解剖形体，不论在阴经还是阳经，都可称为阴病。故而，凡寒、湿、燥为阴邪，凡风、暑、火为阳邪。前者病在阴气部分，后者病在阳气部分。

理解中医学需要十分丰富的想象与联想的能力，因为中医的理论毕竟离我们太远，当时人的语言习惯、思维特点与我们今天的人都不相同。而且我们怀疑，记载中医的那个时期的人们，已经对这套理论有认识偏差，为了便于后世的理解，当时人们使用了许多类比的手法，中医的"六淫"就是这样的手法。

我们在上面已经讲过，所谓的"六淫"其实就是进入藏象生命体不正常的宇宙精气，但借用了我们生活中最熟悉的六种事物，一方面用来描述它们的性状，这就是寒、湿、燥、风、暑、火；一方面方便于分类，寒、湿、燥为阴邪，凡风、暑、火为阳邪。

中医讲的是阴阳平衡，主要是两套生命系统的平衡，再具体指经络中阴气和阳气的和谐，这也是中医的基本治疗原则。当然这种平衡不能理解为半斤八两，五五分账。太阳经中，阳气多一点阴气少一点，少阳经中，阴气多一点阳气少一点，这才叫平衡。任何一方或多或少，也就是偏盛偏虚，都可以引发疾病。

因此，中医确定了一条治疗原则"阴病治阳，阳病治阴"，为什么会这样呢？

藏象生命体是一个高度的自稳定系统，它有强烈的自我调节倾向，而且这种调节是双向的，即阴调阳，阳调阴。"阴病治阳，阳病治阴"就是利用藏象的这一特性，借力打力，"用阴和阳，用阳和阴"，达到治疗疾病的目的。说白了，就是用阳去纠正阴之偏，或者用阴去纠正阳之偏。

打个比方说，两个棋手下棋总会有输赢，但我们重新制定了游戏规则，要求每盘棋必须是和棋。为了达到这个目的，我们就会打破"观棋不语真君子"的古训，看到甲方形势严重，就会给甲方支招，看到乙方处于下风，就会给乙方支招。

在这一总原则下，《伤寒论》中又提出了具体的做法，比如在"阳盛阴虚"的情况下，不可用桂枝汤，即不可发汗。为什么呢？"桂枝汤"有激发阳气逼邪外出的作用，此时本来就"阳盛而阴虚"，甲方已经占了主动，再去用桂枝汤帮助它，如火烧干锅，你不去撤火或者向锅里添水，反而要再加一把火，那就成了两个打一个，不是治病而是杀人。

同样，在"阴盛阳虚"的情况下，不可用承气汤。"承气汤"大下而伤阳，而此时内有实邪，灼津伤阳，这是落井下石，又成了两个打一个。

伏气温病

《黄帝内经》之所以称为经典，有一个理由就是：我们看不太懂！它的每一条经文，短短的一句话，就可以让后辈子孙争论个几千年，直到今天，许多经文我们还是在争论当中，即无法证明，也不敢轻易否定。

《内经》说："冬伤于寒，春必病温""凡病伤寒而成温者，先夏至日者为病温，后夏至日者为病暑"，即藏象的许多疾病都是因为我们感受到了这股邪气潜伏下来引发的。《伤寒论》更是将这一理论进一步发展为"伏寒化温说",并引发了一场千年的大争论。争论的焦点有三个:伏邪温病是否存在?伏邪的性质是什么?伏邪的部位在哪里?关于这个观点,我们认为,否定它绝对是不明智的,因为我们的智力水平远远低于中医的发明者们。

理解这条经文,关键在一个时间的把握上。《内经》中给出的时间十分明确,那就是"冬"。只有冬天的外邪才可以潜伏下来,造成温病。但为什么是冬天呢?这还要从五运六气说起。

我们在以前曾介绍过五气图,在这张图中,我们要特别注意宇宙中的"玄天之气"。此气从娄、胃而至翼、张,用现代天文学名词说,它在天蝎座与双子座之间。从时间上看,它横扫秋天至冬天的地球轨道,时间上处于下半年。

为什么要特别注意它呢?

首先,玄天之气在横扫地球轨道时,与其他四气截然不同,它完全处于地球下半年的轨道上,而不涉及地球上半年的轨道。中医将宇宙精气的气头,一般叫司天之气,而将气尾称为在泉之气。如果上半年是阴司天,那么下半年必定阳在泉;如丑年太阴司天则太阳在泉,申年少阳司天则厥阴在泉,这阴阳之间就有某种互补平衡。而玄天之气则不能阴阳互补,它完全处于地球下半年的轨道,故此气对藏象生命体可能有巨大的伤害,故《内经》才说:"冬伤于寒,春必病温。"

其次,玄天之气为金气,在中国文化中,金有肃杀之意。从时间上看,此气大致在立秋到立冬之间,秋冬两季万物萧条,大地一派肃杀之象。故此气本为凶气,即易于侵入藏象,又很难被藏象化解,一旦潜伏下来,必为病根。

再者,肺属金,当对应玄天之气,故此气一旦发作,必先伤肺。而在临床上,温病首发也一般发于肺,《温病条辨》说:"凡病温者,始于上焦，在手太阴（肺）。"

其实从广义而言，不光是"伏寒"可以潜伏下来，任何外来的病邪都可以在藏象系统中潜伏下来，故而此类病应该是"伏邪"更为确切，所以《内经》说："四时之气，更伤五藏。"但在所有的邪气中，"冬伤于寒"可能是最为严重的一种，这与此气的走向有关，因此才特别受到重视。由于藏象生命体是一个不断自我运行的系统，当病邪潜伏下来以后，随着系统的运行，它们也可以移动，或居于阳经，或居于阴经。因此，"伏邪"引发的病症有放射性特征，属于全身性的。

综合上述三个理由，"伏气温病说"确实成立，应该好好研究玄天之气运行的规律，而不应该轻易怀疑。可见《内经》中的每一句话，都是经典，暗藏无数奥秘。

第
十
一
章

欺
骗
时
间

第一节　人能活多少岁？

《素问·上古天真论》曰："余闻上古之人，春秋皆度百岁，而动作不衰；今时之人，年半百而动作皆衰者，时世异耶，人将失之耶。"这里很明显在说上古时代人的平均寿命"皆度百岁"，然后又说，"今时之人，年半百而动作皆衰。"

《内经》开篇就提了一个很有意思的问题：古代的时候人们的寿命长，现在人寿命短。人类的寿命越来越短。真的，还是假的？人究竟能活多少岁？

长生的愿望

公元前 220 左右，秦始皇统一了中国，"普天之下，莫非王土"，这是何等的功业。望着这片大好的河山，秦始皇心里却很不是个滋味，因为他想到了死。不论他再伟大，生命还是一点一滴随风而去。"死去原知万事空"，他的丰功伟绩带不到死后的世界。秦始皇心想：我能灭六国一统天下，难道就不能摆脱生死、实现永生吗？于是，秦始皇开始了他荒唐的长生追求。

其实在人类历史的早期，并非仅有秦始皇梦想长生不老，几乎世界所有民族中都有关于长生的记载。美洲印第安人、非洲祖鲁人、巴干达族人都认为，人类本来不应该死，因为某种错误，后来神才被改变了设计，才有了生与死。所以人类一直梦想着能够找回神人最初废弃的设计方案，使生命不要这样短暂。于是，世界各民族几乎都有关系长生不死的神话。

但无论哪一个民族的长生不老愿望都不如中国强烈。比如说，除中国以外，世界任何宗教都在向人推销美好的天堂，上帝曾一本正经地说：你只要信我，我就让你入天堂。那天堂好美丽呀！我就不用多说了，你们自己想象去吧。这说明了一个问题，西方宗教主要研究人死以后的问题。

而中国的民间宗教根本不研究人死以后如何如何，而是在努力研究人怎样才能不死呢！为了不死，中国人几乎把办法想尽了，炼金丹、求仙药、房中术、辟谷食气，甚至，连中国本土医学——中医，也是一种养生医学。当然，在现实生活中人不可能不死，祖辈死了，父辈死了，人就是在死亡当中延续下来的。但是，一代又一代人死亡的事实，并没有削弱中国人求生的愿望。在肉体不能长生的情况下，中国人转而追求精神上的长生。

除此之外，世界上几乎都有术士的存在，而这些术士都在火炉旁烧些东西，但中国的术士在主流上与西方不同。西方术士们孜孜不倦是为了黄金，所以炼金术曾经迷倒了无数的人，连大科学家也不能幸免。中国的术士千百年来，在熊熊的炉火旁度过了无数个不眠之夜，经历了数不清的各种考验，他们梦想得到的却不是黄金，而是从红汞或白汞中得到长生不死的仙药。

说起来很奇怪，其实人们每天都在面对着生与死，而且越是古代，生死选择的矛盾越是尖锐，一次偶然的割伤，就可能引发破伤风而死；一次平常的感冒，也许就会并发肺炎而亡。考古学证明，旧石器时代的人大约寿命仅有 15 岁左右。至少，没有人看见过长生不死之人。那么为什么人类竟然有如此强烈的长生愿望呢？

我们先来看《圣经》里面人物的寿命情况，并分为洪水前和洪水后：

大洪水前：

亚当：930 岁

塞特（亚当之子）：912 岁

以挪士（亚当之孙）：905 岁

该南（亚当曾孙）：910 岁

玛勒列：895 岁

雅列：960 岁

以诺：365 岁

玛士撒拉：969 岁

拉麦：777 岁

挪亚：950 岁

平均 857 岁

大洪水后早期：

闪：600 岁

亚法撒：438 岁

沙拉：433 岁

希伯：464 岁

法勒：239 岁

拉吴：293 岁

西鹿：230 岁

拿鹤：148 岁

他拉：205 岁

平均：343 岁

也就是说大洪水前与大洪水后的一阶段时间，人类的寿命在明显变化，而且一直在持续不断地减少，平均寿命减少了 514 岁，下降幅度达30%。

《黄帝内经》里的记载，是不是与这个趋势相吻合呢？"上古"有真人，"寿敝天地，无有终时"，活得相当长，好几百岁肯定是有；"中古"时有至人，"其寿命而强者也，亦归于真人"，也能活几百年。再往后有圣人，只能活个一百多岁。

将这些资料对比来看，人的寿命真的是越来越短，这不仅仅是《黄帝内经》的记载，也是《圣经》里的记载，说明东西方都经历了这样一个过程。至少说明这个观点不是孤证。

下面我们摘取中国历史上几位著名人物的寿命，并与现代人进行对比，同样可以看出这个趋势：五帝到商朝这一阶段，人的寿命都在百岁之上，例如尧帝活了 117 岁，舜帝活了 100 多岁，大禹活了 100—140 岁之间，商汤活了一百多岁，都在百岁以上。

西周以后，活到百岁的人就不多了：周文王活了 97 岁，周穆王活了 104 岁，管仲活了 80 岁，老子活了 84 岁，庄子活了 83 岁，孔子活了 73 岁。

可见《黄帝内经》里说"上古之人，春秋皆度百岁"，说的是对的，一点没有骗人。而尧、舜、禹以下，活过百岁的人并不多，是不是"人类的寿命越来越短"？

那么，现在的人应该活多少岁呢？

天年极限

1965 年，在法国的阿莱斯，一位 90 岁的老妇人珍妮·路易丝·卡尔门特与一位律师签订了一份合同，合同的内容如下：卡尔门特老妇人将她的房子出租给这位律师，而这位律师每月支付给卡尔门特夫人 500 法郎作为生活费，而老妇人如果死了，则律师将继承她对房产的所有权。精于算计的律师认为他签订了一份极为有利的合同，90 岁的老人随时都有可能告老归西，到时他将以十分合算的价格继承老人的房产。然而，世界上的事情无奇不有，事实证明这位律师将为这份合同付出惨重代价。

卡尔门特夫人生于 1872 年 2 月 12 日，死于 1997 年 8 月 4 日，整整活了 122 岁近 6 个月，而那位与其签订合同的律师死于 1995 年，他生前整整为老人支付了 30 年的生活费，其费用是老人房产价格的一倍还多。这位律师死后，他的继承人又为卡尔门特夫人支付了近 3 年的生活费用。

卡尔门特夫人是至今所知活得最长久的人，但能不能说她就代表了人类寿命的极限呢？看来还不能，因为卡尔门特夫人毕竟是个例，活到她这个岁数的人太少了，几乎没有统计学意义。我们所说的人类寿命极限是指对大多数人都有意义的参数，这个参数不能取自极个别的事例。

科学界也一直在探讨人类的自然寿命问题，但一直没有统一的结论，现在的最新研究一般都限定在以下几个领域：基因、蛋白、大脑、免疫、内分泌。而比较有代表性的理论有以下四种：

1.1961 年，美国科学家海弗利克提出了"海氏极限理论"，他在实验中发现，人体细胞分裂的极限是 50 次，分裂的周期是 2.4 年。一般成年人细胞分裂已经达到 40 次左右，而一个 70 岁的老人他的细胞分裂将近 50 次。由此他得出结论：细胞核的寿命是固定的，它有自己的时控系统，由此得出了计算人类寿命的公式：

细胞分裂次数（50）乘以细胞分裂周期（2.5）等于人类的自然寿命。

这样算下来，人类自然寿命的上限应该是120岁。但海氏理论几乎在一提出来，就遭到了许多科学家的反对，如东京大学医学教授田富雄证实，正常人体细胞可以无限分裂，超过极限后，分裂的周期可长达7年之久。其他科学实验也有一些证据，例如人们发现了一种特殊细胞，这种特殊细胞称为"不死细胞"，但这种细胞常被人体免疫系统杀死，目前还不知道原因。在现实生活中也有一些事例，比如返老还童现象，许多老人会出现头发变黑、牙齿重生等生命现象。由此也可以证明，细胞有特定时控系统的说法不很准确。

2. 还有的生物学家提出，自然界中哺乳动物的寿命应该与它的生长期长短有关，通过对自然界哺乳动物的统计，寿命一般为生长期的5—7倍。人类的生长期大约是20—25年，因此人类的寿命也就在100—175岁之间。

3. 也有的学者认为，人类的自然寿命应该与性成熟期的长短有关，哺乳动物的寿命一般是性成熟期的8—10倍，人类的性成熟期大约是14—15年，如此算来，人类的寿命应该在112—150岁之间。

4. 还有一种理论是苏联科学家阿列克塞·日尔蒙斯基在1983年提出的，他认为，自然界存在一种演化间隔的变异数15.5，而每11年人生都要发生一次大变异，将这两个数乘起来就是人类的自然寿命数，为167岁。但这一理论太牵强，两个数的得出都有些莫名其妙。

以上四种理论基本上都可以称为"生命时钟说"，即人类的衰老早在生命产生的瞬间就已经被安排好了，生命就如同钟表的指针，顺时旋转到预定的时刻，但不能超越，更不能改变。这有点像命运学说。

随着基因科学的发展，人们又发现人的寿命与遗传物质有关，长寿家族的人一般都有长寿基因，它可以保证这个家族的后代活得更长久些。有的科学家曾用抑制基因的方法来提高实验动物的寿命，但此类研究目前还只有一些片段的结论，究竟基因在人类自然寿命中起多大作用、是否可以改变等问题还远没有解决。

我们对此项研究表示怀疑，因为还有的统计资料表明，生于 19 世纪和生于 20 世纪的人的最长寿命看上去没有不同，其实在过去的 5000 年里，人类的最长寿命也没有发生过大的变化，变化的仅仅是平均寿命。

新中国刚成立时，我国的人均寿命仅为 40 多岁，到 80 年代末期，达到了 67 岁，接近中等发达国家水平。从 60 年代开始到现在，美国人的平均寿命已从 69.7 岁增加到 75.2 岁。这是事实。但平均寿命的增加并不是没有限度的，如果说以前我们增加比较快，那是因为我们欠债太多，以美国为例，1910—1950 年平均寿命每 10 年增加 7%，但 1950 年至 20 世纪末，平均寿命每 10 年只增加 3%。

其实，人类平均的寿命的增加，固然与医疗技术的发展有关，比如说，随着医疗技术的进步，婴儿的死亡率在下降，这对提升整体平均寿命意义重大。但是，平均寿命的增加，更大程度上依赖于社会的进步，比如经济的发展、农业的进步、战争的减少、社会财富的平均程度……但即使是如此，人类的平均寿命增加也不会是永无止境的。

对于"人究竟能活多少岁？"的问题，既然现代科学没有确切的结论，我们不妨听一听远古时代人的看法，也许会有些启发。

中国古代人认为，人可以活到 120 岁左右。《灵枢》中明确地说："人百岁，五藏皆虚，神气皆去，形骸独居而终矣。"所谓的百岁并非指恰好 100 岁，它是个约数，那么这个约数有没有一个比较明确的数字呢？有。《尚书·洪范》里说："一曰寿，百二十岁也。"看来中国古人认为，人的自然寿命在 120 岁左右，这是人类生命的上限。

其实，不但中国古代人认为人的自然寿命应该在 120 岁，在人类文明的早期，这一观念几乎是所有民族共同的。例如，在埃及、印度、犹太人早期文明中就有类似的说法，都说历史上曾经有过一段黄金时期，当时人的寿限在120岁。《圣经》中记载亚卫的话说："人类既然属于肉体，我的灵就不能永远住在他们里面，他们的寿命只能到120岁。"说得十分明确。这几乎与现代科学得出的结论不谋而合。

但《黄帝内经》里还隐藏着另外一个观点：活到"天年"的人都是不会活的人，如果会活，方法得当，人完全有可能超越"天年"极限。

第二节 为什么衰老？

既然人的自然寿命是120岁左右，此寿命虽然离长生不死很遥远，但如能达到，我们已经很满意了。而且按照中国道家、印度佛家的理论，人类完全可以活得更长久些，为什么一般人只能活到70—80岁？回答是源于生命的逐渐衰老。

那么衰老又是如何发生的呢？

科学如是说

人类是大自然的杰作，总想占尽一切好事，所以大家一直有个困惑：既然自然进化是科学的、完美的，为什么大自然不将人类衰老的基因进化掉呢？让如此优秀的生物，时时面临死亡的抉择，这太不公平了。

人类的自然寿命与衰老有关，这不需要科学的证明，人们从自身的变化中就能感觉得到。从40岁开始，人们突然发现精力不如从前了，老是忘记一些重要的事情；心脏有时会搞出些小花样，让人心烦意乱；爱美的女人们，也会突然发现脸上的皱纹不论用多少化妆品也无法掩饰……这说明你已经开始衰老了。

所以如何才能阻止衰老是走向长生不死的关键一步。为此人类从一开始就在研究这个问题，现代科学更是不竭余力地研究探讨，目前关于衰老的科学理论就有 300 多种。分歧的多样性，说明我们对衰老一无所知，它就像一片笼罩在人类心头的阴云一样，挥之不去，并且刻骨铭心。

在衰老研究领域，科学家已经取得了一些看法，其中有四种观点对理解人类的寿命、衰老等问题很有启发性：

一、早期益处的基因引起衰老

此观点的发明人是美国生物学家乔治·威廉斯。例如，假设一个基因因为能够改变钙的代谢，促进钙的吸收、沉积，从而使骨折更快地愈合。但这一基因也会慢慢增加血管壁上的钙沉积，引发人们的动脉疾病。这一基因之所以能够通过自然选择保留下来，是因为许多个体青年时受益于它，而这些个体很少能活到由钙沉积导致的动脉疾病的年龄。

再比如说，1988 年美国密执安大学医生阿尔宾发现，有一类肝病可以导致成年人的死亡，其患病原因就是铁在肝脏中沉积过多，破坏了肝的功能。但在人类生命的早期，摄取铁的基因却可以使人避免缺铁性贫血疾病的发生，这一有益的特点压倒了后来的损失。阿尔宾医生注意到，这种基因在人群中出现的概率高达 10%。这个基因之所以被保留下来，也可能是性别选择的结果：它对女性有利，女性需要铁来弥补她们月经中的损失，但它对中年男性有害，男性只是积累了过多的铁。

还有一些实验证据说明"早期益处的基因引起衰老"。比如，决定生死的基因对动物早期的繁殖有利，但此类基因却有促使动物衰老的特点。

苏联生物学家苏卡养育了一批家蝇，选育的都是家蝇在生命周期中最早繁殖的后代们。如此繁殖 40 代之后，被选出的家蝇确实能够在早期产生更多的后代，但它们也同时老得快些，死得快些。生物学家罗斯和查里斯韦斯从另外一角度做同样的实验，他们培育的都是家蝇在生命周期中最晚繁殖的后代。这种果蝇不仅在生命后期繁殖较多，而且也活得久些，但是后代总数较少。

二、过度的热量摄入加速衰老

美国康奈尔大学营养学家克莱夫·麦凯在20个世纪30年代的实验告诉我们，过于丰富的饮食对生物的整体寿命是极为不利的。麦凯将大鼠分为两组，一组大鼠的饮食不加限制，另一组大鼠却只能得到同样食物的一半。观察表明，吃不饱的大鼠在形体上比营养丰富的大鼠要小一些，看上去十分健康，皮毛很漂亮，患病的概率也比另一组大鼠小得多，它们总是精力充沛。更重要的是，吃不饱的大鼠平均寿命与最高寿命都比对照组增加了50%—80%，例如一组实验资料证明，喂饱了的大鼠平均寿命为29个月，而饮食热量受到限制大鼠的平均寿命却高达49个月。

从20世纪20年代开始到70年代，世界上许多实验室都在重复这个实验，实验的对象也扩展到许多生物种类中，但结论基本相同。1987年美国马里兰州国立健康研究所用30只恒河猴分成少年组、青年组、老年组，再将少年组与青年组分为两个亚组，一个亚组得到正常的全部饮食，一个亚组得到总热量减少30%的饮食。实验一直持续到现在还没有结束。但从现有观察看，吃不饱的猴子身体极为健康，而且免疫功能要高于正常饮食的猴子。但世界上目前还没有一个完整的用人做的实验，因为周期太长，而且人总比动物难于管理。

在用鼠类做的实验中，研究人员给两组小鼠同时喂一种致癌剂，这种致癌剂可以导致膀胱癌，并对周围组织具有高度侵入性。结果发现，饮食热量不加限制的小鼠膀胱中都出现了此类癌症，而且正如人们预料的那样，此癌侵入了周围的组织中。而在进食热量有限制的小鼠中，只有少数的小鼠膀胱里发现了癌症，而且这些癌不侵入周围的组织。

以上实验虽然没有以人为实验对象的，但似乎结果有某种可比性。古代埃及人曾说：我们吃进的东西有三分之一养活了我们自己，三分之二养活了医生。意思是人类的疾病绝大多数都源于平常的饮食，所以中医也说：六气伤阳，五味伤阴。

三、温度的变化可以影响寿命

美国生理学家雅克·洛布曾用昆虫研究了温度对于衰老的影响。以果蝇为例，当环境温度在 26 度时，果蝇只能活 30—50 天；在 18 度时，可以活 100 天；而在 10 度时，则能活 200 天。这样，在合理的限度内，温度每降低 8 度，果蝇的寿命则增长 1 倍。有的科学家认为，生物的一生在其诞生之时就已经被细胞核内的遗传密码程序决定好了，细胞内的生命时钟，是在化学变化支配下缓慢行走的。而温度的变化可以直接影响生命时钟的行走速度，随着温度的下降，生命时钟会变缓，当温度达到零下 196 度时，生命之钟则会完全停止下来。

四、生殖的压力是减少寿命的重要原因

1985 年，美国曾经进行过一次统计，男婴预期平均寿命比女婴少 7 年，类似的差别也见于别的国家。为什么男人比女人更容易衰老呢？

现代生物学已经证明，生殖之精是个体寿命差异的根本内因。英国生物学家弋斯登曾在澳大利亚研究过一种名为袋鼬的小动物，这种小动物的雄性一般只能存活一个繁殖期，每年的 8 月，这些雄袋鼬都疯狂地与雌性交配，"一旦准备就绪，雄鼠会一口气干上 12 个小时，偶尔才停下来喘口气。在完成一次交配后，雄性马上会寻找下一个交配对象，毫不顾忌其他雄性。一只被捕获的雄袋鼬曾连续与 16 只雌袋鼬交配，其中有 2 只交配过 2 次，而且每一次都是全过程"。但这些疯狂的雄性在交配期迅速衰老，毛皮脱落，形容枯槁。等 1 个月的交配期结束，大地上都

是这些雄性的尸体。

而雌性的寿命却是雄性的2—3倍，它们会存活到下一个交配期，与更年轻的雄性交配。如果将发育成熟还未进行交配的雄性隔离起来，它们会延长寿命一倍，会存活到下一个交配期到来。但代价也是巨大的，它们已经完全丧失了交配的能力，永远也不会有后代出生。

求爱的雄性舞蛛会很快衰老，有些人认为它们是被雌蛛吃掉了，其实不然，它们一般死于衰老，在求爱过后迅速衰老而死亡，而雌舞蛛却能活几十年，与更多的年轻雄性交配。

早在畜牧业时期人们就发现，如果在性成熟开始前阉割雄性动物，会使它们的寿命大大延长。剥夺动物们的性激素及交配，它们的寿命可以达到原来的2倍左右。可见性事对个体寿命有直接的影响。

此外科学家还发现，形体的大小与衰老的速度成正比，形体越大的动物、植物，衰老越是缓慢。在大脑与形体的比重中，脑比重越大的动物活得越长。比如，在我们所知的哺乳类动物当中，人类由于大脑的比重最高，所以活得最长，可达120年；印度象能活70年以上，黑猩猩能活50年以上。但此结论并非绝对，加拉帕戈斯象龟，体形与脑比重都不算大，却可活到175年以上。

还有许多人是从社会的角度研究衰老，认为社会财富程度，文明进步程度等，都可以影响人类的衰老。一些实验证实，生活水平的提高对人类寿命的增长有一定的好处，人类的寿命随着社会的进步而提高，就是一个有利的证据，但这种好处是复杂的。比如说，实验证明，丰富的饮食其实对寿命的提高几乎没有作用，相反还有许多害处。处于实验室中的动物，大量充足的食物并没有提高它们的寿命，相反却使它们易于生病，生殖能力大幅度降低。

其次，社会人群寿命的长短与社会财富的多少好像也没有什么关系，但它却与财富分配的平均程度有关。比如，美国是世界上最富有的国家，但美国人的平均寿命却只处于世界排名的第 15 位，名列前茅的是瑞士、瑞典等国。究其原因，是因为美国虽然富有，但财富的分配并不平均，社会贫富差距极大。而排名前几位的国家，社会保障做得很完善，贫富间的对立不太明显。

19 世纪，一位爱丁堡精算师冈珀茨发现，人体的衰老存在一个 8 年的周期性，此发现被称为"死亡斜率"：在成人生活过程中，死于自然原因的概率每 8 年翻一番。有趣的是，对全球所有不同人种而言，这个数字几乎是恒定的。死亡斜率证明，生命随着成长而变得脆弱，比如，一个人 46 岁时的死亡概率是 38 岁时的 2 倍，如果他能活到 54 岁时，死亡概率又会翻一番。

事实上，对于不同生物而言，死亡斜率是不一样的，老鼠的死亡斜是 80 天，果蝇则为 8 天，人类则为 8 年，许多动物都实际存在 8 这个循环数。

过用则老

衰老研究的困境，我认为是源于对生命的看法。现代科学的生命观不符全人体生命的真相，它仅从一个方面，即生命的物质构成方面揭示生命的本质，而完全排除其他可能。这样一来，目前的衰老理论研究走的就是一条歪路，本想顺着京沪线到上海去，结果走到京包线上，越是努力，离目的地越远。

按照我们"人类是共生体"的假设，我们认为，人体衰老的关键不在阴——解剖生理系统上，而在于阳——藏象生命体系统。虽然《内经》中没有直接论及衰老的理论，但从中我们可以得到一个结论：过用则老，老则死矣！

在养生的过程中，我们一定要记住：藏象食精，形体用气。精多则神足，神足则寿；气多则精少，精少则神疲，神疲则死。《本神》总结得好："失神者死，得神者生也。"所以养生不是养形，而是养神，养人体内的藏象生命体。

怎么来养神呢？用精来养神，因为只有四气（宇宙精气）可调神。好啦！问题转了一大圈又回到了原点上：如何减少形体使用精气的数量呢？其实《内经》中早有论述：

《上古天真论》曰："上古之人，其知道者，法于阴阳，和于术数，食饮有节，起居有常，不妄作劳，故能形与神俱，而尽终其天年，度百岁乃去。"

养神是不是很简单？不需要你服太上老君的金丹，也无须饮用月亮上的不老泉，你只要管住自己的心，"知其常"，不妄作，不要着急就行。

长得慢必定活得久。自然界中活得久的东西，一定成长很慢。红杉树长得慢，但能活几千年。乌龟长得也慢，但活得久。《太平广记》里一分类就叫"定数"，虽然我们不迷信，但自然界中确有定数存在，动物一生心跳多少下，那是有定数的，跳得快，死得也快。定数就如同口袋里的钱，为什么要急着花完呢？

形体用气也是有定数的，气血都是由宇宙之精生化而来最后被形体消耗掉的。但我们一生能化取多少精气，那是有个大数管着的，不是想化取多少就化取多少，天之六气有太过、有不及，人之五藏也有盛衰之分，这都是先天之数，再努力也是没用的。

现代人急功近利，什么都要求速成，一夜暴富才过瘾。学个《黄帝内经》，恨不得明天就成一代名医。买个股票，恨不得明天就涨停。快成了一种社会文化，你只要慢下来，别人会说你不求上进，说你能力不够。结果呢？现代人一身都是病，老年日子很难过，努力半天，能活个七八十就很不错了。

所以《黄帝内经》告诉你，要"恬淡虚无""志闲而少欲"，不要想着一夜成名，把生活慢下来，要懂得从容。任凭风吹浪打，我自岿然不动。

你一着急不要紧，宝贵的精气就哗哗流走了。知道人为什么不生病吗？"正气存内，邪不可干"，正气就是阳气，指的是精气的丰盈程度。精足神旺的时候，藏象生命体会在人的身表外形成一堵气墙，《奥义书》里说，最厚的气墙有好几肘厚。有了这层气墙，六淫就不能伤身，所以《上古天真论》曰："凡阴阳之要，阳密乃固……阳强不能密，阴气乃绝。"

一旦形体用气太多，精气消耗太大，这层气墙就不能"强、密"，六淫随时能会长驱直入，侵入人的身体。而且一旦侵入，就会突破藏象生命体的外层防御圈，避开太阴太阳，甚至会避开阳明厥阴，直入少阴少阳。到那时，人也就半死半活。

在《移精变气论》里，岐伯详细论述了这一观点："往古人居禽兽之间，动作以避寒，阴居以避暑，内无眷慕之累，外无伸宦之形，此恬淡之世，邪不能深入也。故毒药不能治其内，针石不能治其外，故可移精祝由而已。当今之世不然，忧患缘其内，苦形伤其外，又失四时之从，逆寒暑之宜，贼风数至，虚邪朝夕，内至五脏骨髓，外伤空窍肌肤；所以小病必甚，大病必死，故祝由不能已也。"

只要精足神旺心不乱，"邪不能深入也"，这种人基本不会得病，即使得病，也是些小病、浅病，根本就不用治，喝些五谷之液，祝由一下就行了。如果精少神疲，防御的气墙被洞穿，疾病就会"内至五脏骨髓，外伤空窍肌肤"，最后的结果必然是"小病必甚，大病必死"。

再好的车也是一件死物，宝马也好，奔驰也罢，没人管的车烂得快。关键看那个开车的人，车主勤劳一些，养护就会好一些，老爷车也能像新车。形体就是那个车，车好不好，车说了不算。开车的藏象生命体才是关键，它如果无力养护形体，形体破烂得就快些。

因此，我们也可以这样来理解衰老：衰老是藏象生命系统的一种预防性机制，防止形体用气过多。

上古之人因为"恬淡虚无"，形体几乎用不了多少气，所以百岁开外而"动作不衰"。今世这人，心乱如麻，忽忽如狂，来个小目标也要一个亿。怒则伤肝，思过伤脾，喜大伤心……宝贵的精气就这样哗哗流走，早就超出可使用的额度，过用则老。你管不住自己，自然有人来管，藏象生命体让你五十岁就"动作皆衰"。

第三节 "我"只是一个协议

一切宗教问题、哲学问题，本质上都是医学问题。

《黄帝内经》的意义，绝不仅仅在于中医，它是一部生命之书，它揭示了人类生命结构的真相——人有两套生命系统，它为一切宗教理论提供了一个全面的生理基础，在这个基础上谈修为，讲境界，那才是真的，否则都是空的。同时，它也为哲学问题的讨论推开了一扇新的大门。

读完《黄帝内经》，让我们思考这样一个问题：如果人类都有两套生命系统，那么"我"在哪里？"我"又是谁？

结论只能有一个："我"只是两套生命过程中的一份"协议"而已。

达成协议

这个问题的起因是这样的：在整个《黄帝内经》的理论体系下，涉及三个独立的对象，一是藏象生命体，二是解剖形体，三就是具有情志的"我"。

藏象生命体是一个独立、完整的生命实体，它由五藏、经络两部分构成，控制着人类的形体，采集着来自宇宙深处的精气。

解剖形体也是一个完整、独立的生命实体，它由四肢、大脑、躯干、骨骼、神经、肌肤、皮肤等等组成，它转化地球表面的有机质作为生存的基础。

那么"我"是什么？"我"是藏象生命体吗？不完全是！"我"是解剖形体吗？也不完全是！其实"我"没有实体，只是由一堆念头构成，像电影明星一样漂亮，像比尔·盖茨一样有钱……都是念头。这些念头团团缠绕，最好构成了一个"我"。

"我"需要藏象生命体吗？不完全需要！"百岁，五藏皆虚，神气皆去，形骸独居而终矣"，藏象生命体离开了肉体，"我"依然是存在的，儿女惹我生气了，今天想吃肉……各种念头依然纠缠在一起。

"我"需要解剖形体吗？也不完全需要！当失去一半的解剖形体，甚至失去一半大脑的情况下，"我"依然是完整的。英国天文学家霍金失去了相当一部分形体功能，但霍金的"我"是完整的，我想去夜总会，我想思考黑洞问题，我想对人类提出警告……通过这些念头，我们了解了一个鲜活的霍金。

但是，"我"又是藏象生命体，因为"我"会思考完全与生存无关的形而上的问题，"我"会信仰佛陀，"我"相信灵魂存在……这些猴子不会想。同时，"我"也是解剖形体，饿了想吃，困了要睡，看见美女生理会有反应……这些猴子也会有。

所以，"我"是虚无的，只是一些念头而已，只要念头在，"我"就在，"我思故我在"；如果念头不存在了，那么"我"就消失了。但是，在这些念头中，"我"既代表了藏象生命体的利益，也代表了解剖形体的利益。

怎么来理解"我"呢？只有一个词最贴切，那就是"协议"。

甲乙双方都是一家实体公司，一家是金融公司，一家是影视公司，原本相互不认识。影视公司想拍一部电影，金融公司想找个好项目，两家公司遇到了一起。金融公司看上了电影公司的剧本，影视公司认可了金融公司的资本实力。两家一拍即合，随即签订了一份协议。任何协议关键在利益，这份协议照顾到了双方的利益，大家都有利可图。由于种种的原因，任何协议都不是完全平等的，所以在执行的过程中，协议的条款也在不断修改当中。

藏象生命体与解剖形体都是独立、完整的实体，当它们各自独立时，"我"并不存在。只有双方相遇，并打算共同渡过生命的一段时光时，为了两套生命系统平衡稳定发展，于是双方签订了一份协议，而这个协议就是"我"。所以，"我"只能是条款、宗旨、印迹、念头……非实体的存在，是个虚体。

这个协议是怎么达成的呢？在梦里，具体地说在婴儿的梦里。藏象生命体入住解剖形体后，开始装修这间新房，而装修的过程，就是达成协议的过程。"五藏始定"，代表协议完成，"我"就这样诞生了。

难道"五藏始定"之前没有"我"？当然有！但那时的"我"只代表形体的利益，而不代表藏象生命体的利益，只知道吃饱睡足，不会思考形而上的问题，只有生存之思，没有形而上之思，是一个不完整的"我"。只有"五藏始定"，协议达成，"我"才是一个完整意义的"我"，所以《内经》里说，气血和、营卫通、魂魄具的时候"乃为成人"。

这里有个非常重要的问题：这份协议的原版是什么样子呢？

现在思考协议问题的这个"我"，其实都是修改协议后的"我"，而不是原版的"我"，从中很难读出原版协议的原文。怎么才能透过已经改得面目全非的协议，窥视一下原版本协议的内容呢？

首先，我们已经知道了达成这份协议的目的。对藏象生命体而言，利用解剖形体的目的只有一个，那就是将解剖形体作为充电器，从中获得宇宙之精。而解剖形体与藏象生命体达成这份协议完全是被迫的，它只想自己利益的最大化，而完全不想为别人服务。

于是，这份协议的原版精神就不难推猜：一切都围绕"宇宙之精"

这个圆点，藏象生命体要最大限度地得到宇宙之精，解剖形体要最小限度地减少宇宙之精的使用。所以原版协议的精神只能有一个，那就是"阴阳平衡"。

我们意外发现，《上古天真论》里对真人、圣人的论述，其实就是这份协议的原版："上古之人，其知道者，法于阴阳，和于术数，食饮有节，起居有常，不妄作劳，故能形与神俱"，上古之人"恬淡虚无，真气从之，精神内守，病安从来。是以志闲而少欲，心安而不惧，形劳而不倦，气从以顺，各从其欲，皆得所愿"。

因为宇宙精气来自星际的深处，在横扫地球轨道时，暗合"五日为候，三候为气，六气为时，四时为岁"的节律，所以人活着就是要"法于阴阳，和于术数"。不违气之时，不逆气之数，这就是"食饮有节，起居有常"。但最关键的一点是，活着要"恬淡虚无""淳德全道"，内心不乱。

从这些原则中获利的不但是藏象生命体，其实解剖形体获利也很大。如果按照这些原则来生活，藏象生命体与解剖形体就能"各从其欲，皆得所愿"，解剖形体活百年，甚至几百年以上不成问题。一旦违背了这些原则，气血的运行就会被打乱，解剖形体就会出现疾病，病病歪歪，也就活个七八十年。

这份协议对解剖形体有诸多的限制，比如说"恬淡虚无""志闲而少欲，心安而不惧，形劳而不倦"等等，却没有对藏象生命体提出任何的限制。这也符合达成协议双方的地位。在中医里，藏象生命体一直处于强势的地位，解剖形体不过是个工具而已，所以这份协议原本就不可能是平等协议。

为什么要对解剖形体设诸多的限制呢？其实就是为了减少宇宙精气的消耗。人的一切行为，思想、情志、劳作、欲望、生殖……都在消耗着由宇宙之精转化来的气血，气多则精少，精少则神疲，所以必须加以限制。

其实用不着引经据典，只要看一看"五藏始定"时孩子的生活状态，就可以推知原版协议的一些内容。如果不考虑"不要输在起跑线"的误导，大多数孩子的生活都比较原生态，困了就睡，睡到自然醒为止；饿了就吃，吃到饱为止；累了就休息，休到精神足为止；快乐就笑，痛苦就叫……无须刻意，自然过着"法于阴阳，和于术数"的生活，藏象生命体与解剖形体"皆得所愿"。

其实原版协议中还有一条，如果按照原协议生活，解剖形体就可以上"通神明"，与藏象生命体无障碍沟通，"形与神俱"，人类的大脑就可以更多反射藏象生命体的智慧之光，甚至解剖形体还可以跨越生理的极限，具备特异功能。

关于这一点，我们还得向小孩子学习。实验证明，最容易诱导出特异功能的人群是孩子，而且是"五藏始定"之前的孩子，因为他们天然遵守原版协议而生活。一旦"五藏始定"，人就开始偏离了原协议，原本简单的"我"变得复杂起来，各种念头纷至沓来，就渐渐失去了与藏象自主沟通的能力。

维护协议

可惜的是，解剖形体按照原协议生活的时期很短，接下来的数十年，解剖形体一直在单方面偷偷修改这份协议。《内经》里经常提到的几个时间段，上古、中古、现在，从论述中我们可以感觉到，上古时期人们一般都能遵守这份协议；从中古时代开始就不行了，人们开始破坏协议，偷偷篡改协议；到写《黄帝内经》的那个时期，只有很少人能遵守原协议，这些人也成了中国历史上最后一批伟大的智者。

所谓的修改协议，是指"我"更靠近谁，是代表解剖形体的利益多一些，还是代表藏象生命体的利益更多一些。再具体一点说，就是在"我"的这些念头中，"动物之思"多一些，还是"形而上之思"多一些。

解剖形体为什么要修改原协议呢？如果将《上古天真论》里的论述看成是原协议，那么最令解剖形体不满意的地方就是受到了限制。为什么要"恬淡虚无"呢？志存高远不行吗！为什么非要"起居有常"呢？美女这么多，口袋里这么有钱，"起居"无常又有何妨！……一旦有了欲望，就有了修改协议的动力，而每一个成年后的"我"，都是修改后的协议。

为了达到修改协议的目的，人类创造了自己的文明，用文明这堵高墙阻断与藏象生命体的联系，摆脱其控制，争取到了独立自主。随后，通过教育的形式，将这堵高墙一代一代移植到每个人的脑海里，让修改后的"我"合理化。

但是，"我"毕竟是双方合作的协议，不可能完全代表单方的利益，否则这个协议就彻底解体了，"我"也会消失得无影无踪。所以，无论解剖形体如何修改，"我"依然有维护藏象生命体利益的天然使命，这是"我"之所以神圣、不可多得的根本原因。

于是乎，无论是人类的发展，还是每个人的一生，"我"时时都在斗争当中，解剖形体要无限地修改协议，藏象生命体要维护原协议。在这无休止的斗争当中，"我"常常被撕裂，无所适从，成了一切痛苦的根源。

就在这无休止的斗争中，宗教产生了，个人修行行为产生，许多人响应内心的呼唤，自觉选择一种遵守原协议的生活。无论是有为的宗教，还是无为宗教，其实核心只有一个，那就是维护原协议，减少内心的冲突。所以一切"修行"，其实都是维护原协议的尝试，让"我"更多代表藏象生命体的利益。

道家的修行：重在"积精"，妙在"虚无"。道家的修为无论形式如何变化，最后都要落在"宇宙之精"上，通过有意识的大小周天训练，提高气血的运行的效率，达到"积精全神"的目的，即将节约下来的气血，再转化成宇宙之精，返还给藏象生命体。为了达到这一目的，道家遵守《内经》"恬淡虚无，真气从之，精神内守"的原则，提倡"虚无"的境界，老子曰："致虚极，守静笃。见素抱朴，少私寡欲"，走的完全是《黄帝内经》的路子。

儒家的修行：重在"道德"，妙在"中庸"。儒家原出于巫师，孔子自己说："吾与史、巫同涂而殊归也。"后世的儒家脱离了巫、术士的范围，成为现行世界的限制者，用"礼、乐、仁、义"等道德规范限制人的社会行为，限制欲望的过度膨胀，子思说："喜怒哀乐之未发，谓之中；发而皆中节，谓之和。"

如果从维护原协议的角度考量，儒家强烈的入世愿望，其实与原协议并不一致。只能说儒家是主观为社会，客观为维护协议。

佛家的修行：重在"止欲"，妙在"禅定"。佛家修行的法门虽然很多，但核心只有一个，那就是"止欲"，用强大的逻辑推理，告诉人们现世的一切都是虚无的，不要沦落成受物欲牵引的人，而要跳出这些假象，用"禅定"的方式，无限接近那个"不生不灭，不垢不净，不增不减"的实相。

但佛家的修为太重视逻辑推理。据《金刚针奥义书》记载，当时印度的北部地区出现了许多"大仙人"，其中"乔答摩家族"就出现过"大仙人"，而乔答摩·悉达多（佛陀）正是这个家庭杰出的一员。此家族在印度文化史中居有重要的地位，比如说，印度的"因明学"，即逻辑学就是此家族开创的。所以像"七处征心"等的论述，完全就是概念推导，没有生理基础做支撑。

如果抛开形式不谈，一切宗教都是为了一个目的，那就是"静心""止欲"，用老子话讲，就是"致虚极，守静笃"。但为什么一定要这样做呢？所有的宗教都没有讲明白，唯有《黄帝内经》里讲清楚了。

形体用气！气血是人生理的基础，气血败坏，大病至人将死。那么气血是从哪里来的呢？一切气血津液皆由宇宙之精气化。但人的一切行为，都在消耗着这些气血，而欲望则是气血消耗的一大主因。"静心""止欲"只是形式，而目的只有一个，那就是减少形体用气的数量，本质上是减少精气的消耗。

为什么要减少精气的消耗呢？因为藏象食精！

宇宙之精是藏象生命体的能量，而解剖形体却一直在与藏象生命体争夺宇宙之精。气血消耗过大，使用的宇宙精气就过多，相反藏象生命体所得精气就会减少。气多则精少，精少则神疲。这是一道简单的算术题，是加减法，小孩都会做。

为什么要增加藏象生命体的精气数量呢？为了沟通！即与"神"通。一切宗教的目的无非是个沟通的问题，道家的丹道，佛家的开悟，儒家的圣人之道，中国哲学的天人之学……其核心都落在了"沟通"上。跟谁沟通呢？所有的宗教都没讲清楚，唯有《黄帝内经》讲得很明白，跟藏象生命体沟通，它就是神、神明、神灵、五神的代表。

"静则神藏，躁则消亡"，精足则神强，精少则神疲，神疲的时候，一切沟通都是无效。精气不足，"魂魄飞扬、志意恍乱、智虑去身者"，"怵惕思虑则伤神，神伤则恐惧自失"，"悲哀动中则伤魂，魂伤则狂忘不精，不精则不正"，"喜乐无极则伤魄，魄伤则狂，狂者意不存人"，一个吃不饱、病恹恹的"神"，自顾不暇，懒得与你沟通。

所以，沟通的前提要养"神"！得神者昌，失神者亡。你不养"神"，"神"不理你。天天坐等顿悟，那只是一场春秋大梦。

怎么养"神"呢？必须明白，生气通天，只有宇宙精气可以养神，唯有四气可以调神。现在宗教的修为讲"静心""止欲"，这只是养"神"的方法之一，而且是一种比较间接的方法。提高藏象生命体获取精气的能力，才是根本大法。

《素问》七篇大论，用了三分之一的篇幅讲"五运六气"，就是教人们如何计算宇宙精气到来的时间，以及如何调整五藏的盛衰，目的就是为了提高藏象生命体获取宇宙精气的能力，在合适的位置、合适的时间、用合适的方法，承接更多的宇宙精气。其中，六经配六时，就暗含着一套大周天的运行法则。

所以，一切修行都是为了维护原协议，一切的宗教问题都是医学问题。养生不是养形，而是要养神，"失神者死，得神者生也"。而养神之法无它，一是要"静心""止欲"，减少精气的消耗；二是要知"五运六气"，提高精气的接受能力。

请记住一句话：嗜欲深者，天机浅！

图书在版编目（ＣＩＰ）数据

生命终极之门 / 李卫东著. —北京 ：
华夏出版社，2018.10
ISBN 978-7-5080-9584-4

Ⅰ. ①生… Ⅱ. ①李… Ⅲ. ①《内经》—研究
Ⅳ. ①R221.09

中国版本图书馆CIP数据核字(2018)第211894号

华夏出版社出版发行

（北京东直门外香河园北里4号　邮编：100028）

新华书店经销

北京华创印务有限公司

*

787×1092　1/16开本　28.25印张　359千字
2018年10月北京第1版　2018年10月北京第1次印刷
ISBN　978-7-5080-9584-4
定价　88.00元

本版图书凡印刷装订错误可及时向我社发行部调换

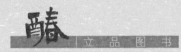

责任编辑：梅子

特约编辑：钱健

装帧设计：小渔

立品图书微信　　　辛庄师范微信